消化内科疾病临床诊治学

沙金平 等 主编

江西科学技术出版社

江西·南昌

图书在版编目（CIP）数据

消化内科疾病临床诊治学 / 沙金平等主编 . –– 南昌：
江西科学技术出版社，2020.6（2024.1 重印）

ISBN 978-7-5390-7323-1

Ⅰ . ①消… Ⅱ . ①沙… Ⅲ . ①消化系统疾病－诊疗
Ⅳ . ① R57

中国版本图书馆 CIP 数据核字 (2020) 第 086542 号

选题序号：ZK2019389

责任编辑：王凯勋

消化内科疾病临床诊治学
XIAOHUA NEIKE JIBING LINCHUANG ZHENZHIXUE

沙金平　等　主编

出版发行	江西科学技术出版社	
社　　址	南昌市蓼洲街 2 号附 1 号	
	邮编：330009　　电话：（0791）86623491　　86639342（传真）	
经　　销	全国新华书店	
印　　刷	三河市华东印刷有限公司	
开　　本	880mm×1230mm　　1/16	
字　　数	308 千字	
印　　张	9.5	
版　　次	2020 年 6 月第 1 版　　2024 年 1 月第 1 版第 2 次印刷	
书　　号	ISBN 978-7-5390-7323-1	
定　　价	88.00 元	

赣版权登字：-03-2020-177

编 委 会

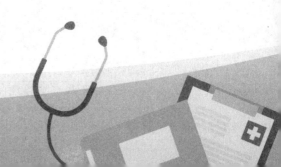

前　言

在各系统疾病中，消化系统疾病牵涉的器官最多，临床症状也最多，严重危害人们的健康。随着医学技术的不断创新、新药物的不断研发以及治疗方法的不断开拓，消化系统疾病的诊断治疗技术也取得了突飞猛进的发展。临床医师需不断学习、吸收现代医学的先进理论和经验，才能跟上时代发展，更好地为患者服务。为此，我们组织了一批具有丰富临床经验的医师、专家们编写了此书，希望能在广大临床医师学习新知识的过程中带来一定帮助。

本书首先介绍了消化系统疾病常见症状与体征、消化系统体格检查及影像学检查、消化系统内镜检查与诊断、消化系统疾病的内镜治疗等基础知识；接着重点讲述了食管疾病、胃部疾病、小肠疾病、结肠疾病、肝脏疾病、胆道疾病等消化内科常见病的病因病机、临床表现、辅助检查、诊断及治疗方法。本书内容翔实，资料新颖，条理清晰，科学实用，对消化疾病的诊断和治疗具有指导意义。

本书编者们以严谨的治学态度，为本书的编写倾注了大量的心血和精力，在此，一并致以衷心的感谢。由于编者们水平有限，且文笔风格不一，虽经多次审核、校对，但书中难免有疏漏与不足之处，望广大读者多提宝贵意见及建议，以便更好地总结经验，共同进步。

编　者

2020 年 6 月

目　录

第一章　消化系统疾病常见症状与体征 1
　第一节　慢性腹痛 1
　第二节　消化不良 4
　第三节　恶心和呕吐 7
第二章　消化系统体格检查及影像学检查 12
　第一节　体格检查 12
　第二节　胃肠道钡餐检查 15
第三章　消化系统内镜检查与诊断 21
　第一节　胃镜检查方法和技巧 21
　第二节　食管病的诊断 29
　第三节　胃病的诊断 40
第四章　消化系统疾病的内镜治疗 44
　第一节　静脉曲张性上消化道出血 44
　第二节　非静脉曲张性上消化道出血 51
第五章　食管疾病 57
　第一节　先天性食管疾病 57
　第二节　胃食管反流病 65
　第三节　食管裂孔疝 69
第六章　胃部疾病 72
　第一节　消化性溃疡 72
　第二节　急性胃炎 79
　第三节　慢性胃炎 81
第七章　小肠疾病 92
　第一节　小肠吸收不良综合征 92
　第二节　小肠动力障碍性疾病 96
　第三节　小肠菌群紊乱 100
第八章　结肠疾病 103
　第一节　结肠息肉 103
　第二节　结肠穿孔 108
　第三节　结肠梗阻 109

第四节　结肠瘘 ……………………………………………………………………………… 112

第九章　肝脏疾病 …………………………………………………………………………… 115

第一节　自身免疫性肝病 …………………………………………………………………… 115

第二节　脂肪性肝病 ………………………………………………………………………… 116

第三节　酒精性肝病 ………………………………………………………………………… 118

第四节　肝硬化 ……………………………………………………………………………… 119

第五节　肝性脑病 …………………………………………………………………………… 122

第六节　肝肾综合征 ………………………………………………………………………… 126

第七节　肝脓肿 ……………………………………………………………………………… 128

第八节　原发性肝癌 ………………………………………………………………………… 130

第十章　胆道疾病 …………………………………………………………………………… 132

第一节　急性胆囊炎 ………………………………………………………………………… 132

第二节　慢性胆囊炎 ………………………………………………………………………… 133

第三节　胆石症 ……………………………………………………………………………… 134

第四节　胆管癌 ……………………………………………………………………………… 140

第五节　胆囊癌 ……………………………………………………………………………… 142

参考文献 ……………………………………………………………………………………… 145

第一章　消化系统疾病常见症状与体征

第一节　慢性腹痛

腹痛为患者就诊最常见的症状之一。临床上根据腹痛的起病缓急、病程长短等分为急性腹痛和慢性腹痛。慢性腹痛是指起病缓慢、病程长，或急性发病后时发时愈的腹痛。

临床上对于慢性腹痛病例的诊断与鉴别诊断，首先可参考下列几方面的临床表现。

一、概述

（一）既往史

病人的急性阑尾炎、急性胆囊炎、急性胰腺炎，腹部手术等病史，对提供慢性腹痛的病因诊断有帮助，但仍须注意有无慢性腹痛的其他原因并存。

（二）腹痛的部位

慢性腹痛病人就诊时通常能明确指出腹痛的部位，这对病变的定位有一定的意义。

（三）腹痛的性质

溃疡病多呈节律性周期性中上腹痛；肝癌的疼痛常呈进行性加剧；肠寄生虫病多为发作性隐痛或绞痛，常可自行缓解；结肠、直肠疾病常为阵发性痉挛性腹痛，排便后疼痛常可缓解。直肠炎也常伴有里急后重。

（四）腹痛与体位的关系

胃黏膜脱垂症病人左侧卧位常可使疼痛减轻或缓解，而右侧卧位可使疼痛加剧；胃下垂、肾下垂与游走肾病人，站立过久及运动后疼痛出现或加剧，仰卧或垫高髋部仰卧时减轻或消失；胰体部疾病患者仰卧时疼痛加剧，在前倾坐位或俯卧位时减轻；膈疝病人的上腹痛在餐后卧位时出现，而在站立位时缓解；良性十二指肠梗阻或胰体癌时上腹胀痛可于俯卧位时缓解。

（五）腹痛与其他症状的关系

1. 慢性腹痛伴有发热

提示有炎症、脓肿或恶性肿瘤的可能性。

2. 慢性腹痛伴有呕吐

呕吐胃内容物，伴有宿食，伴或不伴有胆汁，常见于胃十二指肠的梗阻性病变，如消化性溃疡病合并梗阻、胃黏膜脱垂症、胃癌、十二指肠壅积症、胰腺肿瘤等。反射性呕吐可见于慢性胆道疾病、慢性盆腔疾病等。

3. 慢性腹痛伴有腹泻

多见于肠道慢性炎症，也可见于慢性肝与胰腺疾病。

4. 慢性腹痛伴有血便

脓血便者应多考虑慢性感染性肠炎（如慢性痢疾等）与慢性非特异性肠炎（如溃疡性结肠炎等）；便血者应注意肠肿瘤、肠结核、炎症性肠病等。

5. 慢性腹痛伴有包块

应注意炎症性包块、肿瘤、胃黏膜脱垂症、痉挛性结肠、慢性脏器扭转等疾病。

根据慢性腹痛的部位与特点，结合有关的病史、体征、实验室检查与器械检查，如大便常规＋隐血、胃液分析、十二指肠引流液、血清生化学检查和超声检查、各种方式的 X 线检查、电子胃镜与结肠镜、胶囊内镜、双气囊小肠镜、电子计算机 X 线体层扫描（CT）、磁共振（MRI）、正电子发射体层扫描（PET）检查等，必要时实行腹腔镜或剖腹探查，进行全面分析，对疑难慢性腹痛病人可做出正确的诊断。

二、慢性广泛性与不定性腹痛

从临床实际出发，根据疾病最常出现疼痛的位置，将慢性腹痛进行分类。这种分类有缺点存在，不少疾病的疼痛可不只在一个部位出现，甚至可变换部位。

现就慢性广泛性与不定位性腹痛进行简介。

（一）结核性腹膜炎

结核性腹膜炎是临床常见病之一，可发生于任何年龄，以 21 ～ 30 岁为多见。本病是继发性，原发病灶最多为肠系膜淋巴结结核、肠结核、输卵管结核、肺结核、胸膜结核等。

本病在病理学上可区分为渗出型、粘连型与干酪型 3 种类型，干酪型病情较重。本病起病可急可缓，缓起者占大多数。主要症状是发热、腹部包块、腹痛、腹泻，有时腹泻与便秘相交替。腹痛多呈持续性隐痛或钝痛，粘连型有时可出现剧烈的阵发性绞痛。约 1/3 病例有腹水征。

（二）腹型恶性淋巴瘤

腹型恶性淋巴瘤以发生于小肠者最多，也常引起慢性腹痛，多为钝痛或隐痛。如发生不完全性肠梗阻，则引起阵发性肠绞痛。本病主要须与癌性腹膜炎及结核性腹膜炎相鉴别，往往须经探查方能明确鉴别。

（三）消化道多发性息肉综合征

Peutz-Jeghers 综合征即色素沉着息肉综合征，约 40% 有家族史。癌变率 2% ～ 3.8%，可引起肠套叠、肠梗阻等并发症。

Canada-Cronkhite 综合征即卡纳达 - 克朗凯特综合征，常以慢性隐性腹痛为临床特点。本病特征为：①胃肠道错构瘤息肉病。②有外胚层病变（如脱发、指甲萎缩）。③无家族史。④成年发病。

Gardner 综合征（即加德纳综合征）三联征为：①大肠多发性息肉病。②骨瘤。③皮肤及皮下组织病变。本病为罕见的常染色体显性遗传疾病，肠外病变以皮肤及软组织肿瘤最多见，骨瘤次之。

（四）腹型肺吸虫病

腹型肺吸虫病症状以腹痛为主，有时腹部可触及肿块，可伴有腹泻、便血。当肺吸虫病病人有腹痛、压痛或肿块等症状时，应警惕腹型肺吸虫病的可能。如经肺吸虫病药物治疗无效，可考虑剖腹探查。

（五）胃肠血吸虫病

患者常有腹部隐痛，一旦出现剧痛，应考虑并发症存在。大肠血吸虫病癌变并发率高，癌破溃时有脓血便。

（六）腹膜粘连

手术后引起的肠粘连很常见，外伤后或腹膜炎后也常发生肠粘连。粘连程度可轻可重，轻者可无症状或仅有轻微的腹部不适，重者可发生机械性肠梗阻。腹膜粘连的腹痛，严重时为绞痛性，多在食后发作，发作时腹部听诊可发现肠鸣音亢进。X 线或腹腔镜检查有助于诊断。

（七）腹膜癌病

腹膜癌病是继发性，也可引起腹痛，但一般程度较轻。

（八）慢性假性肠梗阻

假性肠梗阻是一种无机械性肠腔阻塞而具有肠梗阻症状和体征的无效性肠推进运动造成的临床综合征，可呈急性或慢性起病。发病机制尚未明了。

慢性病例可为原发性或继发性。原发性者又称为慢性特发性假性肠梗阻（CIIP），继发性者则继发于进行性系统性硬皮病（PSS）、淀粉样变、Chagas 病、使用某些药物如氯丙嗪后等。CIIP 病程长，亦未发现有基础病，主要临床表现为中、上腹痛，腹胀，体重减轻，便秘或腹泻、呕吐等。腹部 X 线平片显示小肠和（或）结肠扩张，严重者可见液平面。

（九）血卟啉病

血卟啉病也可反复出现腹部疼痛，持续时间由几小时至数天甚至数周不等。间隔期可长可短。

（十）肠寄生虫病

钩虫、蛔虫、绦虫、姜片虫、粪类圆线虫、长膜壳绦虫等肠道寄生虫均可引起慢性不定位腹痛，腹痛性质可为隐痛或绞痛；后者由蛔虫性肠梗阻引起。

（十一）腹型过敏性紫癜

腹型过敏性紫癜可反复出现不定位的腹部疼痛。

（十二）内分泌功能紊乱

垂体前叶功能减退症与慢性肾上腺皮质功能减退症均可出现痉挛性腹痛。甲状旁腺功能亢进或减退症也可引起不同程度的痉挛性腹痛，有时与消化性溃疡病腹痛相似，但前者一般无规律性。

（十三）系统性肥大细胞增多症

系统性肥大细胞增多症亦称系统性肥大细胞病，病因不明。组织肥大细胞分布于全身各种组织，故患病时症状繁多。本病主要临床表现有：①皮肤症状：皮肤潮红、色素性荨麻疹等。②消化系症状：恶心、呕吐、腹痛、腹泻等，常伴有肝大。③心血管症状：心动过速、低血压等。④其他症状：发热、头痛、乏力、贫血、抽搐等。反复发作的不明原因腹痛（可蔓延及全腹）提示本病诊断的可能。骨髓呈组织嗜碱性细胞增生，血和尿液组胺浓度明显增高，可确定诊断。

（十四）结缔组织病

结节性多动脉炎引起腹痛者常见。系统性红斑狼疮约 50% 病例有腹痛，部位大多局限于脐周。

（十五）Castleman 病

Castleman 病是一种临床较为罕见的疾病，极易误诊。组织学特点主要为血管玻璃体样改变的血管透明型（HV 型），以浆细胞增生为主的浆细胞型（PC 型）及混合型（MIX 型）。主要以间歇性腹痛伴反复不完全性肠梗阻为特点（肠镜检查未发现异常），查体腹部无肿块，仅有压痛。腹腔淋巴结行免疫组化可确诊 Castleman 病。

（十六）肠易激综合征

肠易激综合征是一组包括腹痛、腹胀、排便习惯和大便形状异常，常伴有黏液便，持续存在或反复发作，而又缺乏形态学和生化学异常者的症候群，其发病原因尚未完全明了。病程呈慢性经过，常长期反复发作，但对病人健康情况一般无大影响。主要症状是阵发性痉挛性肠绞痛，部位通常在左下腹与下腹部，而甚少在脐周。情绪激动、劳累可诱发腹痛发作，排气或排便后症状缓解。腹痛发作时常伴有大便形状和（或）次数的改变，可表现为便秘或腹泻，或便秘与腹泻交替。结肠镜检查、X 线钡剂灌肠检查正常或仅见局部肠痉挛而无其他异常。值得注意的是，本病的诊断需先排除其他消化系统和全身器质性疾病所致的这一症候群。

（十七）功能性腹痛

功能性腹痛综合征（FAPS）是一种以腹痛为主要表现、与胃肠道功能异常无关或关系不大的功能性疾病。国外流行病学研究报道其发病率为 0.5% ~ 2%，女性患者多见。在"罗马Ⅲ标准"中，FAPS 患者的总病程为确立诊断前症状出现至少 6 个月，目前符合 FAPS 诊断标准的症状持续存在超过 3 个月。FAPS 的诊断必须符合以下所有条件：①持续或近乎基本持续的腹痛。②疼痛与生理事件（如进食、排便或月经）无关或仅偶尔有关。③日常活动能力部分丧失。④疼痛并非伪装（如诈病）。⑤症状不满足其他能解释疼痛的功能性胃肠病的诊断标准。

由于排除诊断较烦琐，且消耗大量医疗资源，对符合上述 FAPS 诊断标准、临床上找不到其他能解释其症状的疾病且无报警症状的患者，目前国外多建议采用经济的排除诊断方法，主要检查内容包括血常规、红细胞沉降率、血生化、C- 反应蛋白和大便隐血。

在治疗上要建立成功的医患关系并制订治疗计划。如果疼痛持续存在并且严重，有中枢镇痛作用的影响精神行为的药物［例如，三环类抗抑郁药物（TCAs）如阿米替林，或选择性 5- 羟色胺再摄取抑制药（SSRIs）如氟西汀］可能有所帮助。心理干预作为治疗疼痛并减轻症状的方法是最好的治疗措施。

第二节　消化不良

一、流行病学

消化不良影响了全球 1/4 以上的人口。尽管很多患者的消化不良症状可以改善或缓解，但是一半以上患者慢性间断发作，其中大部分患者最终会去寻求药物治疗。据国外统计，1995 年，在美国市场上用于治疗消化不良的处方药物达 1.3 亿美元，据估计每年每人用于诊治消化不良的费用为 230 ~ 430 美元。

纵向研究提示，仅有不到一半患者的消化不良症状会随时间改善或缓解。病史较长、受教育程度低或有心理社会应激的患者症状缓解的概率较低。消化不良的发病率在女性中略高，而且随年龄增长而下降。每年有 1% ~ 6% 既往无消化不良症状的人群会新发消化不良症状。

二、定义

"消化不良"这一术语用于描述各类不同的上腹部症状。患者很少真的使用消化不良来描述他们的腹部症状，而更常使用诸如"不适""疼痛反酸""胀气""胀满""烧灼感"或"不消化"等字眼。

功能性消化不良（functional dyspepsia，FD）不是一个症状，而是一组症状。每个患者各不相同，在不同的情况下出现。消化不良通常是指上腹部出现的疼痛或不适，可同时伴有胀气、早饱、餐后胀满感、恶心、纳差、胃灼热、反胃和嗳气，患者常常主诉数个症状。即使在临床研究中，消化不良的定义也各不相同，影响了研究进展。对于功能性胃肠道疾病有一个全面的分类系统，即"罗马Ⅲ标准"，已被全球的临床研究者所接受，并在不断更新。根据罗马Ⅲ标准，消化不良为"定位在上腹部的疼痛或不适"；不适可表现为上腹饱满、早饱、胀气或恶心，上腹痛或上腹烧灼感；消化不良患者可有胃灼热，即胸骨后的烧灼感，可作为症候群的一部分，胃灼热如果成为主要症状，那么应该归类到胃食管反流病（GERD）而不是消化不良，即使存在其他消化不良症状。尽管如此，对于同时具有消化不良和胃灼热症状者，将 GERD 患者从其他原因的消化不良中准确区分出来是比较困难的。

三、病因

消化不良可由很多食物、药物、系统疾病和胃肠道疾病引起。约 40% 前来就诊的消化不良患者可以找到"器质性"（结构或生理）病因。常见病因包括消化性溃疡和 GERD，比较少见的病因是胃癌。一半以上的患者不能找到明显的原因，这种消化不良被定义为特发性或"功能性"。

四、FD 的病理生理学

根据罗马Ⅲ的诊断标准，病人有以下一点以上：①餐后饱胀不适。②早饱。③上腹痛。④上腹烧灼感，经过内镜及其他检查并没有发现有可以解释症状的器质性疾病，诊断前症状出现至少 6 个月，近 3 个月有症状。这部分患者被定义为功能性消化不良。在罗马Ⅱ诊断标准中 FD 分为溃疡样消化不良、动力障碍样消化不良、非特异性消化不良 3 个亚型。在罗马Ⅲ诊断标准中改为 2 个亚型，餐后不适综合征和上腹疼痛综合征。餐后不适综合征的主要表现为早饱及餐后饱胀感，而上腹痛综合征主要为位于上腹部的疼痛或烧灼感，FD 是一种排他性诊断。

FD 的病理生理机制并不十分清楚，很多患者的症状与其他功能性胃肠道疾病如功能性胃灼热、肠易激综合征（IBS）和非心源性胸痛的症状相重叠。高达 2/3 的 IBS 患者有消化不良；与之相似，高达 2/3 的 FD 患者有 IBS 的症状。此外，功能性胃肠道疾病患者常常有肠外症状和疾病，如偏头痛、泌尿系或妇科不适。

与其他功能性胃肠道疾病一样，FD 如果采用疾病的生物—心理—社会模式可能更加容易理解，在这种模式下，症状的出现是由于胃肠道异常生理和社会心理因素之间复杂作用的结果，并最终引起胃肠道生理发生改变。通过"脑－肠轴"，高级神经中枢可能调整胃肠道的感觉、运动和分泌。为了评估 FD 患者，医生必须同时考虑可能导致症状的生理和心理因素。

1. 胃十二指肠动力异常

高达 60% 的 FD 患者存在胃蠕动功能异常。有数种试验方法可以检查胃排空、顺应性和肌电活动异常，但是这些异常对引起症状的重要性存在争议——部分是因为还没有在这些异常和症状之间建立比较一致的可靠关系。

胃排空延迟：胃排空检查评估了胃神经肌肉活动对一次进餐的整体作用。可以通过闪烁扫描术、呼吸试验或超声造影法进行检测，结果发现 25% ~ 40% 的消化不良患者有固体胃排空延迟。胃排空延迟更多见于女性和主诉有严重餐后胀满和呕吐的患者；尽管如此，其他研究并没有发现某些特殊的消化不良症状和胃排空延迟之间有何联系。治疗性的试验显示症状的改善和胃排空的改善之间关系不大，因此对于胃排空延迟在引起症状的重要性方面仍有疑虑。

胃顺应性受损：胃的顺应性是一种迷走神经介导的反射，指近端胃在进餐后出现的松弛来适应食物容积，避免胃内压力明显升高。这个反射的传入支位于分布在胃壁的机械性张力受体和胃或十二指肠的化学性受体。输出部分通过非肾上腺素非胆碱能抑制神经元释放的一氧化氮进行介导。这些神经元可以被结前交感 α_2 肾上腺素受体和血清素 5-羟色胺 1（5-HT$_1$）受体调节。超声造影、磁共振成像和胃内闪烁扫描术检查发现高达 40% 的 FD 患者的近端胃的顺应性受损。胃底松弛性受损或早期胃窦的充盈可能导致患者出现进餐后的消化不良。部分有胃顺应性受损的 FD 患者被证实存在迷走神经自主功能异常。

2. 内脏敏感性增高

来自胃肠道的主要刺激（源于顺应性、胃排空、扩张或收缩）并不会被有意识地感觉到，但是这种感觉域值可能在 FD 患者中降低，结果导致患者对一些微小刺激的敏感性增加。可以通过改变放置在胃内的恒压器气球的体积、压力或张力直到患者出现感觉来检查患者初始感觉、不适或疼痛的域值。40% 的 FD 患者存在对位于近端胃的气球扩张存在超敏现象。对十二指肠内注射酸或高脂营养液的敏感性也可能增加。通过在扩张胃或十二指肠气球的过程中，采用功能性磁共振成像和正电子发射断层成像（PET）扫描可以观察到脑干和大脑中枢的脑诱发电位和血流分布发生了改变，因此提示消化不良患者其中枢神经系统在处理内脏传入信息时发生了改变。目前，除了临床研究性试验，还没有可用于临床的内脏超敏性的试验方法。

3. 心理社会因素

据人格调查表评估，FD 患者与 IBS 患者类似，焦虑、抑郁、癔症和疑病的评分要高于正常人。心理疾病，包括焦虑、抑郁和躯体化症状在 FD 患者中的频率高于正常对照组。近期以人群为基础的社区调查显示，心理苦恼的基线可以预测慢性腹痛，但是与患者的就医行为无关。这一结果提示，心理苦恼可能是引起症状的一个重要因素。

急性生活应激在促发消化不良和其他胃肠道症状的过程中起重要作用。与健康无症状社区个体相比，消化不良患者在近 6 个月内发生应激性或威胁生命的生活事件的数量增加（如家庭成员死亡、失业、严重疾病、离婚），这些事件对个人的生活有负面影响。

4. 幽门螺杆菌（Helicobacter pylori，Hp）

Hp 感染与 FD 之间的关系一直存在争议。有的学者认为其在 FD 中并不起主要作用，因为 Hp 阳性的 FD 患者如果经内镜检查几乎均有慢性、活动性胃炎，但慢性胃炎患者多数可无任何症状，有症状者主要表现为非特异性消化不良，有无症状及其严重程度与内镜下所见和组织学分级无明显相关性。FD 患者 Hp 感染流行率与整个人群接近。另外还没有证实慢性 Hp 感染引起消化不良的病生理机制。

另一方面，根除 Hp 确实可改善一部分病人消化不良症状和胃黏膜组织学、预防消化性溃疡的发生，可有效防止萎缩和肠化生的进展，很大程度上降低胃癌的发病率。有些研究认为，感染"高毒力的" Hp 菌株，如 cagA 阳性菌株，可能与消化不良有关。美国胃肠病学会（AGA）在评估 FD 治疗方案时认为，根除 Hp 具有费用－疗效比优势。国内共识意见为 Hp 感染是慢性活动性胃炎的主要病因，有消化不良症状的 Hp 感染者可归属 FD 的范畴。《中国消化不良的诊治指南（2007. 大连）》认为，Hp 感染是慢性、活动性胃炎的主要病因，但是否为 FD 的发病因素尚存在争议。根除 Hp 可使部分 FD 患者的症状得到长期改善，对合并 Hp 感染的 FD 患者，若应用抑酸药、促动力药治疗无效时，建议向患者充分解释根除的利弊关系，在征得患者同意后予根除治疗。

5. 功能性消化不良（FD）与慢性胃炎

FD 是罗马 III 标准工作委员会通过循证医学的方法，经过严格的科学论证，提出的以症状学为主的诊断标准。

中国慢性胃炎共识意见（2006. 上海）指出，FD 患者可伴有或不伴有慢性胃炎，根除 Hp 后慢性胃炎的组织学改善显著，但多数组织学改善的消化不良症状并不能消除，提示慢性胃炎与 FD 症状并非密切相关。另外 FD 患者除了具有与慢性胃炎患者相似的餐后上腹饱胀、上腹痛、早饱及上腹疼痛等消化不良症状外，患者还具有不同程度的心理调节障碍，临床上表现为抑郁和（或）焦虑状态，在病理生理学方面具有中枢神经系统的高敏感性、脑－肠轴调控功能的异常和某些神经介质及神经肽类物质分泌的异常。同时，FD 患者还可能显示有遗传特征。

五、处理

1. 病史和体格检查

所有消化不良患者都应有完整的临床病史和体格检查，据此可区分消化不良和大多数胰腺或胆道疾病引起的疼痛。尽管如此，根据临床病史不能可靠地区分 FD 和某些器质性上消化道疾病如消化性溃疡病和 GERD，如果病人同时有明显胃灼热或反流的症状，那么患者很可能有 GERD。

应该询问患者下消化道和肠外症状。在 IBS 和其他功能性胃肠道疾病患者中常见消化不良。有慢性、无并发症的消化不良患者同时有下腹痛或不适和排便习惯改变时，应该考虑 IBS 的可能并给予相应治疗。肠外症状较多时，如乏力、头痛、肌痛和尿急等，常常提示为功能性疾病。

2. 排除刺激性药物

应该回顾使用处方和非处方药物的情况，如果可能，应该停用与消化不良有关的常见药物，尤其是阿司匹林、NSAIDs 或 COX$_2$ 抑制药等。对于不能停用阿司匹林或 NSAIDs 的患者，可以考虑给予小剂量 PPI 试验治疗。如果停药或抑酸治疗后症状无改善，或有提示合并溃疡的症状或体征时，应行内镜检查。

3. 寻找"报警"征象

对于有"报警"征象的消化不良患者应行内镜检查，以除外胃或食管的恶性肿瘤。报警征象包括非有意地体重减轻、进行性吞咽困难、持续呕吐、显性或隐性消化道出血、不能解释的贫血、黄疸、淋巴结肿大和腹部可触及的包块。90%～95% 的胃或食管癌具有至少一种报警征象。

4. 初步试验室检查

可以考虑全血细胞计数、常规白细胞检测、血清钙、血糖、肝、肾功生化试验和甲状腺功能检测；部分病例考虑其他检查如血清淀粉酶、口炎性腹泻抗体、粪找虫卵和寄生虫或贾第虫（Giardia）抗原和妊娠试验。

5. 内镜检查

胃镜检查可以直接看到消化性溃疡、食管炎和恶性肿瘤，诊断准确性较高。内镜检查可以指导有针对性的药物治疗。2/3 内镜检查正常的患者是 FD 或者 NERD（即没有食管炎的 GERD）。1/3 接受内镜检查的患者可能被发现有 GERD 或消化性溃疡病，也可给予一种 PPI。消化性溃疡患者应该接受胃黏膜活检，以检查是否存在 Hp 感染，阳性者应该给予根除治疗。

六、治疗

（一）药物治疗

1. 抑酸药物

荟萃分析表明，使用 H_2 受体阻断药进行治疗，54% 的病人消化不良症状有所改善，而安慰剂组缓解率是 40%，然而这些研究的总体质量较差，在质量较好的研究中改善不明显。

几项设计良好的随机对照双盲试验已经证实了 PPI 治疗 FD 是有效的，尤其是那些有反流样症状的消化不良患者。对于 PPI 治疗有效的病人，如果停药后症状常常复发，很可能需要长期或者间断服药。总体来说，对于有胃食管反流症状的消化不良患者，抑酸药物的治疗，无论 H_2 受体阻断药还是 PPI 都是有帮助的。对于症状缓解的病人，可以按需给病人间断或者长期处方抑酸药物。

2. 抗酸药物

抗酸药如氢氧化铝、铝碳酸镁等可减轻症状，但疗效不如抑酸药。铝碳酸镁除具有抗酸作用外，还具有吸附胆汁的功能，伴有胆汁反流者可选用。

3. 促动力药物

针对胃动力和胃容受性的药物可以改善胃排空和胃容受性，从而治疗 FD。两项近期的荟萃分析提示多潘利酮对于消化不良症状有明显的治疗效果。使用促动力药物后 61% 的病人症状总体有所改善，而安慰剂组仅有 40%。个别患者长期服用可出现乳房胀痛或溢乳现象。进一步分析提示促动力药物对于一些特定症状可能更有效，例如恶心、早饱、腹胀以及上腹痛。安全性方面，甲氧氯普胺是一种常用的促动力药物，但由于较容易出现中枢神经系统的不良反应以及锥体外系反应，故不适于长期使用；西沙必利的使用在美国受到严格限制，因它可以导致 Q-T 间期延长和快速型心动过速，已经不能再处方用于 FD。而替加色罗，是一种 $5-HT_4$ 受体激动药，也同样由于心血管不良反应而停止使用。在我国和亚洲的临床资料显示莫沙必利可显著改善 FD 患者早饱、腹胀、嗳气等症状。目前未见心脏等严重不良反应报道，但对 $5-HT_4$ 受体激动药引起的心血管不良反应仍应重视。

4. 胃黏膜保护药

FD 患者可能存在黏膜防御机制的减弱，可以使用对胃黏膜有保护作用的药物，如枸橼酸泌钾、硫糖铝、磷酸铝、麦滋林 –S。

5. 其他药物

消化酶和微生态制剂可作为治疗消化不良的辅助用药。复方消化酶和益生菌制剂可改善与进餐相关的腹胀、食欲缺乏等症状。实验中二甲硅油（80 ～ 125 mg，每日 3 次）证实效果要好于安慰剂，其机制是促进肠道内气体的推动和排出。

6. 治疗 Hp 感染

应用抑酸药、促动力药治疗无效时，如果患者有 Hp 感染，建议向患者充分解释根除治疗的利弊，在征得患者同意后予根除治疗，治疗方案见慢性胃炎章节。

（二）精神心理治疗

荟萃分析显示，抗焦虑、抑郁药对 FD 有一定疗效，对抑酸药和促动力药治疗无效且伴有明显精神心理障碍的患者可选择三环类抗抑郁药或 $5-HT_1$ 再摄取抑制药（SSRI）；除药物治疗外，通过群体支持放松训练，认知疗法心理治疗催眠术进行心理干预可以有短期疗效。精神心理治疗不但可缓解症状，还可提高患者的生活质量。

第三节　恶心和呕吐

恶心是一种想将胃内容物经口呕出的紧迫不适的主观感觉。呕吐是用力将胃或肠内容物经食管从口腔排出的半自主过程。恶心常是呕吐的前驱症状。如恶心同时伴有呕吐动作，但未将胃内容物吐出则称为干呕。恶心、干呕与呕吐可以单独发生，也可以伴随出现。呕吐反射需要呕吐中枢参与，而恶心和干呕单独出现时，不一定需要激活呕吐反射。

另外，必须区分呕吐与反食，后者是指胃内容物不经用力就反流到食管，有时到达口腔，通常不伴有恶心以及呕吐常见的喷射过程。反食与呕吐的临床意义不同。

一、病生理学

呕吐过程是需要中枢神经参与的复杂的反射动作。呕吐中枢位于延髓的外侧网状结构的背部，迷走神经核附近。接受来自包括皮质、脑干和前庭系统等中枢神经系统传入的冲动，以及来自心脏、消化系统、泌尿系统等内脏神经末梢的传入冲动，后者在孤束核中转后到达呕吐中枢，完成呕吐反射。

呕吐中枢也接受来自呕吐触发区（vomiting trigger zone，VTZ）传来的冲动。VTZ，也称化学感受器触发区（chemoreceptor trigger zone，CTZ），位于第四脑室底部的后极区，感受血液循环中的某些药物、化学或代谢物质信号，激活呕吐中枢。有些药物，如多巴胺受体激动药如阿扑吗啡、左旋多巴、溴隐亭等；某些代谢产物，如酮中毒或尿毒症时的代谢产物，均可以通过刺激VTZ引起呕吐。通过血液循环或直接作用VTZ的神经递质有多巴胺、5-羟色胺（5-HT）、去甲肾上腺素、γ-氨基丁酸、P物质、脑啡肽等。

呕吐反射的通路涉及多种受体。刺激$5-HT_3$受体引起多巴胺的释放，后者进一步激活呕吐中枢的多巴胺D_2受体，引发呕吐过程。临床中常用的昂丹司琼是$5-HT_3$受体的抑制药，用于治疗化疗引起的呕吐。另一临床常用的止吐药甲氧氯普胺是多巴胺D_2受体的拮抗药。前庭中枢和孤束核有大量的组胺H_1受体和毒蕈碱M_1受体，这为治疗晕动症、前庭性恶心和妊娠呕吐提供了一条极好的药理学途径。另外，大麻素（cannabinoid）CB_1受体也抑制呕吐反射。

呕吐中枢被激活后，通过传出神经，如支配咽、喉的迷走神经，支配食管和胃的内脏神经，支配膈肌的膈神经，支配肋间肌和腹肌的脊神经，将呕吐信号传至各有关效应器官，完成呕吐的全过程。恶心可发生在呕吐之前，常伴有胃张力降低、蠕动减弱、排空延缓、小肠逆蠕动等。接着腹肌、膈肌和肋间肌收缩，腹压增高，下食管括约肌松弛，空肠逆蠕动，胃窦收缩，使胃肠内容物逆流到食管经口腔排出体外。与此同时，保护性的反射也被激活，如软腭抬举防止胃内容物进入鼻腔；屏住呼吸、声门关闭以防止呼吸道吸入。其他伴随现象还包括唾液分泌增加、出汗、心率减慢等迷走神经兴奋的表现。

二、病因

恶心、呕吐的病因复杂多样，涉及多个系统，迅速确定病因对于正确施治十分重要。

（一）腹部病变

各种原因导致的消化道机械性梗阻、胃轻瘫、慢性假性肠梗阻、胃及十二指肠溃疡、胰腺炎和胰腺肿瘤、肝炎、胆囊炎及胆囊结石、阑尾炎、腹膜炎和腹膜肿瘤、肠系膜血管病变、肠系膜上动脉综合征、泌尿系统结石、卵巢囊肿扭转等。

（二）神经系统病变

偏头痛、颅内肿瘤、脑出血、脑梗死、脓肿、脑积水、脑膜炎、自主神经系统疾病、脱髓鞘疾病、迷路病症，如晕动症、迷路炎、梅尼埃病、中耳炎等。

（三）代谢和内分泌系统疾病

糖尿病、糖尿病酮症、甲状旁腺功能亢进、高钙血症、甲状旁腺功能减退、低钠血症、甲状腺功能亢进、肾上腺皮质功能低下、急性间歇性卟啉病、尿毒症等。

（四）感染

急性胃肠炎、全身感染性疾病、病毒性肝炎等。

（五）药物和毒物

肿瘤化疗药物、解热镇痛药、麻醉药、口服避孕药、心血管系统用药（如地高辛、抗心律失常药）、抗生素、中枢神经系统用药（如左旋多巴和其他多巴胺激动药等，治疗帕金森病的药物和抗癫痫药物）、茶碱类药物。其他还有酒精滥用、维生素A中毒、吸毒等。

（六）妊娠期恶心、呕吐

早期妊娠反应、妊娠剧吐、妊娠期急性脂肪肝。

（七）其他

术后状态、放射治疗、系统性红斑狼疮、硬皮病、心肌缺血、心肌梗死、饥饿以及精神疾患等。

（八）功能性恶心、呕吐

罗马Ⅲ型诊断标准将没有器质性病变（有明确的结构和生理学异常）的功能性恶心、呕吐，分为慢性特发性恶心、功能性呕吐及周期性呕吐综合征。

1. 慢性特发性恶心

慢性特发性恶心病因不明，但临床经验显示某些顽固恶心可能与中枢或精神疾病有关，对经验治疗无反应。其诊断必须符合以下所有条件：①每周至少发生数次恶心。②不经常伴有呕吐。③上消化道内镜检查无异常或没有可以解释恶心的代谢性疾病。诊断前症状出现至少 6 个月，近 3 个月症状符合以上标准。

2. 功能性呕吐

必须符合以下所有条件：①呕吐平均每周发生 1 次或 1 次以上。②无进食障碍、反刍或依据 DSM-Ⅳ 未发现主要精神疾病。③无自行诱导的呕吐和长期应用大麻史，没有可以解释反复呕吐的中枢神经系统疾病或代谢性疾病。诊断前症状出现至少 6 个月，近 3 个月症状符合以上标准。

3. 周期性呕吐综合征

必须符合以下所有条件：①同样的呕吐症状反复急性发作，每次发作持续不超过 1 周。②前 1 年间断发作 3 次或 3 次以上。③发作间期无恶心和呕吐。诊断前症状出现至少 6 个月，近 3 个月症状符合以上标准。支持诊断标准为有偏头痛病史或家族史。

周期性呕吐常见于儿童，成人也可发生，但发病率低，主要见于中年人群。该病以反复类似的发作而区别于功能性呕吐。约 1/4 的成人患者有偏头痛病史，约 20% 的患者合并焦虑或其他精神异常。

三、临床特点

不同病因所致的呕吐临床特点不同。应详细询问症状发生的时间、缓急；呕吐前是否伴有恶心；呕吐的持续时间、严重程度、与饮食的关系；呕吐的方式、呕吐物量、性质、气味；相关伴随症状；以往有无肝炎、肾疾病、糖尿病、心脏病、腹部手术、用药史等。育龄妇女应询问月经史。

（1）直接刺激呕吐中枢或 VTZ 所致的呕吐常发生在清晨或空腹时，呕吐物为黏液样物质或胃液。妊娠、药物、毒物（如酒精滥用）或代谢性疾病（糖尿病、尿毒症）通常引起这一类型的呕吐。

（2）前庭或小脑疾病以及晕动症相关的恶心、呕吐多发生于青壮年，可伴有眩晕、耳鸣、耳聋、眼球震颤、耳发胀。椎 – 基底动脉供血不足患者可伴有眩晕、视力障碍、共济失调、头痛、意识障碍，多发生于老年。偏头痛患者先有视觉改变、嗜睡等，随后出现一侧剧烈头痛，可伴有面色苍白、出冷汗，多发生于青春期，呈周期性发作。颅内病变或颅内压升高所致的呕吐多无恶心、干呕等前驱症状，突然发作，呈喷射性。患者同时伴有剧烈头痛，可出现意识障碍。

（3）各种急腹症在引起相应部位急性疼痛的同时，可以伴随恶心、呕吐。有时呕吐十分剧烈，甚至可能是唯一症状。肠系膜上动脉（SMA）综合征通常存在脊柱前凸增加、腹壁肌肉张力消失、体重迅速下降和腹部手术后长期卧床等诱发因素。呕吐物含有胆汁，伴餐后上腹胀满、脐区疼痛，部分患者采用俯卧或膝胸位后症状缓解。急性下壁心肌梗死，可引起顽固的恶心、呕吐，同时伴有胸痛、胸闷、心悸、呼吸困难、出冷汗等。慢性反复发作的呕吐可见于胃轻瘫、不完全肠梗阻、慢性假性肠梗阻等。

（4）幽门梗阻患者的胃明显扩张，呕吐通常在餐后一段时间后出现。呕吐物含有潴留的部分消化的食物或隔夜食物。胃肠吻合术后患者可呕吐胆汁。呕吐物有粪便味提示低位肠梗阻、肠麻痹或胃结肠瘘。

（5）早期妊娠呕吐通常发生于清晨进食以前，一般在妊娠第 9 周左右达到高峰，很少持续超过第 22 周。妊娠剧吐是指一种异常严重的恶心、呕吐，可引起脱水、电解质紊乱、营养不良等并发症。通常于孕早期出现，可持续超过妊娠的前 3 个月。妊娠急性脂肪肝发生于妊娠的末 3 个月，呕吐严重，常伴有头痛、全身不适和先兆子痫表现（高血压、水肿、蛋白尿），可以很快进展至肝衰竭和弥散性血管内凝血。肝活检可以发现典型的小泡性脂肪变性。

四、辅助检查

根据可能的不同病因选择以下检查，包括全血细胞计数、电解质、肝肾功能、血糖、甲状腺功能、血清淀粉酶和脂肪酶、血气分析、心电图、立卧位腹部 X 线平片、腹部超声、CT、消化道内镜、消化道造影、头颅 CT、MRI 及脑脊液检查等。必要时做药物毒物检测及血皮质醇、促肾上腺皮质激素释放因子和儿茶酚胺检测。建议所有育龄期急性呕吐妇女行尿妊娠检查（β–人绒毛膜促性腺激素）。

五、特殊检查

食管测压用于发现食管动力性疾病如弥漫性食管痉挛、贲门失弛缓等引起的假性呕吐。胃排空测定包括放射性闪烁扫描显像法、胃超声评价液体食物的排空，以及 ^{13}C 辛酸呼气试验。胃电图用于识别胃起搏点的节律异常，但存在信号不良、伪差、与临床症状相关性差等缺点。胃肠测压可能是评价上胃肠道动力异常的最可靠的生理学检查，但是这一检查烦琐、昂贵、操作困难。

六、并发症

（一）食管和胃损伤

（1）急性呕吐后患者常有胃灼热或胸骨后疼痛等食管炎症状；慢性迁延性呕吐所致的食管炎多累及食管较长节段。

（2）突然发生的干呕或呕吐可造成胃食管连接部位黏膜损伤，引起急性上消化道出血，导致呕血，即马洛里–魏斯综合征（Mallory–Weiss 综合征）。由于剧烈呕吐可导致食管壁破裂并穿孔和继发性纵隔炎，称为自发性食管破裂综合征（Boerhaave 综合征），其死亡率较高。

（3）长时间呕吐后，面部和颈部可以出现多发的皮下出血。慢性呕吐可以造成龋齿。

（二）声门痉挛和吸入性肺炎

酸性物质和胆汁对咽部的刺激，可以引起一过性声门痉挛和窒息。年老、意识障碍或咳嗽反射减弱者，易出现胃内容物误吸入气管，引起急性窒息和吸入性肺炎。

（三）水、电解质代谢失衡和营养不良

临床表现为脱水、低血压、血液浓缩、少尿、肌无力、心律失常、低钾血症、低钠血症、低氯性碱中毒。长期呕吐可导致营养不良。

七、治疗

治疗原则：①积极寻找病因，给予针对性的治疗。②止吐对症治疗。③纠正水、电解质代谢紊乱。④其他并发症治疗。用于治疗恶心、呕吐的药物分为以下两类：中枢止吐药和外周促动力药。有些药物同时具有这两种作用机制，以其中某一种起主要作用。

（一）中枢止吐药

1. 多巴胺 D_2 受体拮抗药

（1）苯甲酰胺类：甲氧氯普胺为多巴胺 2（D_2）受体拮抗药，同时还具有 5-HT_4 受体激动效应，对 5-HT_3 受体有轻度抑制作用。可作用于延髓催吐 CTZ 中多巴胺受体而提高 CTZ 的阈值，具有强大的中枢性镇吐作用。适应证为急性恶心、呕吐，如手术后以及放化疗引起的恶心呕吐。甲氧氯普胺可以通过血–脑屏障，可导致焦虑、嗜睡、严重锥体外系反应、心律失常等不良反应，大量长期应用增加不良反应发生率。

（2）苯并咪唑衍生物：代表药物多潘立酮为外周多巴胺 D_2 受体拮抗药，但可以阻断部分在血–脑屏障之外的中枢延髓最后区。能增强食管蠕动和食管下括约肌的张力，增加胃窦和十二指肠运动，协调幽门的收缩，促进胃排空，对结肠的作用很小。不通过血–脑屏障，对脑内多巴胺受体无拮抗作用。多

潘立酮（以及苯甲酰胺类）可能增加促乳素（催乳素）的释放，偶尔导致乳房压痛和溢乳。

2. 吩噻嗪类和丁酰苯类

吩噻嗪类（氯丙嗪、奋乃静、丙氯拉嗪、异丙嗪、硫乙拉嗪）和丁酰苯类（氟哌利多、氟哌啶醇）药物可以阻断多巴胺 D_2 受体，以及毒蕈碱 M_1 受体。吩噻嗪类对组胺 H_1 受体也有阻断作用。一般通过胃肠道外或栓剂给药，用于治疗眩晕、偏头痛、晕动症等引起的急性剧烈呕吐，对于继发于毒物、化疗和手术后的呕吐也有效。常见不良反应为锥体外系作用。

3. 抗组胺和抗毒蕈碱类药物

此类药物在中枢水平阻断组胺 H_1 受体（如赛克力嗪、苯海拉明、桂利嗪、美克洛嗪、羟嗪）和毒蕈碱 M_1 受体（东莨菪碱）。异丙嗪属于吩噻嗪类，但却有抗组胺抗毒蕈碱以及很强的镇静作用。赛克力嗪和苯海拉明通常用于治疗晕动症和前庭疾病所致的恶心、呕吐，赛克力嗪对术后以及其他原因的呕吐也有效。

4. $5-HT_3$ 受体拮抗药

$5-HT_3$ 受体拮抗药是强有力的止吐药，可选择性地阻断呕吐中枢和胃壁的 $5-HT_3$ 受体，因此除了抗呕吐作用外，还有轻微的促胃动力作用。这类药物的主要适应证是放化疗及手术后呕吐。临床用药包括昂丹司琼、托烷司琼。常见不良反应为头痛。

5. 糖皮质激素

糖皮质激素抗呕吐的作用机制尚不十分清楚。可能与抑制中枢前列腺素合成、内啡肽释放以及改变5-羟色胺的合成与释放有关。主要用于手术后或放化疗后的恶心、呕吐。糖皮质激素也用于减轻脑水肿从而缓解部分颅内高压引起的恶心、呕吐。最常用的是地塞米松，一般只短期使用，常与其他抗呕吐药，如甲氧氯普胺或 $5-HT_3$ 拮抗药联合使用。合并消化性溃疡或胃肠吻合术后的患者，建议同时使用抑酸药。

6. 大麻素类

大麻素类药物作用于呕吐中枢的大麻素 CB_1 受体。纳洛酮是一种合成的大麻素，具有抗呕吐和抗焦虑的作用。主要用于其他药物无法控制的化疗引起的呕吐。常见不良反应为低血压和精神反应。

7. 辅助药物与疗法

对于存在焦虑的病人可合用苯二氮卓类药物，针灸和按摩对于减轻某些晕动症以及化疗药所致的呕吐也有作用。

（二）促胃动力药

1. $5-HT_4$ 受体激动药

$5-HT_4$ 激动药类药物主要用于治疗胃轻瘫、假性肠梗阻和功能性消化不良所致的恶心、呕吐。目前临床上主要有莫沙比利。

2. 胃动素受体激动药

胃动素受体激动药包括红霉素等，作为平滑肌细胞和肠神经胃动素受体的配体发挥作用。药理作用呈剂量依赖性。低剂量（0.5～1 mg/kg 静脉推注）时，红霉素促进整个胃肠道的蠕动；高剂量（200 mg 静脉使用），胃窦收缩剧烈，加快胃排空。红霉素可用于糖尿病、手术后及特发性胃轻瘫所致的恶心、呕吐。低剂量用于治疗假性肠梗阻的患者。口服疗效不肯定。不适于长期使用。

（三）妊娠期呕吐用药

根据已发表的资料，在妊娠期可以安全使用的治疗恶心呕吐的药物包括维生素 B_6、昂丹司琼及相关的 $5-HT_3$ 拮抗药；多西拉敏是一种具有止吐作用的抗组胺药物，在某些欧洲国家应用。FDA 将甲氧氯普胺划为妊娠 B 类用药。其他抗组胺药物也可能是安全的，但缺乏支持其应用的证据。

第二章 消化系统体格检查及影像学检查

第一节 体格检查

一、一般和全身检查

对患者系统、全面、细致、准确的体格检查是进行正确诊断的必要条件，而查体手法不正确、不全面则常是导致漏诊、误诊的重要原因之一。人体是一个互相联系的、有机的整体，其他系统的疾病也常常会引起消化系统的表现，如肺心病引起右心衰竭可造成瘀血性肝大、肝区压痛等，因此我们必须进行全面、系统的体格检查，真正重视一般和全身检查的必要性。

（一）一般检查

一般检查以视诊为主要内容，包括患者的性别、年龄、体温、呼吸、脉搏、血压、发育与营养、面容表情、体位姿势、步态、皮肤、淋巴结。

1. 皮肤

皮肤的改变可以是全身性的，也可以是局部性的，应当注意全面检查。例如，面、颈、手背、上胸及肩背部的蜘蛛痣，可能是肝病的一个体征，也可见于健康的妊娠期妇女，面部，上胸部，手掌大、小鱼际及指端毛细血管血管扩张也多是肝病的皮肤表现。而皮肤、黏膜黄染可以是生理性的，也可以是病理性的；可能是先天性的，也可能是获得性的，应当结合病史具体考虑。

2. 淋巴结

注意有无全身性或局部性的淋巴结肿大。一般肺癌多向右侧锁骨上淋巴结转移，而胃癌、食管癌多向左侧转移，称为 Virchow 淋巴结。在淋巴结结核，淋巴结炎时可见局部淋巴结肿大，而白血病、淋巴瘤、传染性单核细胞增多症时，可见全身性淋巴结肿大。

3. 面容表情

在慢性肝病时，常见患者面色晦暗、憔悴，有不同程度的色素沉着，称为肝病面容。而在大出血或急性腹膜炎时患者面色苍白或铅灰，表情淡漠，称为病危面容或 Hippocrates 面容。

4. 体位

急性腹膜炎时可见强迫仰卧位，而在胆石症、胆管蛔虫症时可呈辗转体位。

（二）胸部检查

1. 视诊

注意胸部的外形、轮廓、呼吸运动及心前区有无异常搏动。

2. 触诊

检查呼吸动度、触觉语颤是否对称及有无胸膜摩擦音。

3. 叩诊

注意肺的上下界及移动范围、心界大小有无异常、是否有异常叩诊音存在。

4. 听诊

注意有无呼吸音增强或减弱及其他改变，是否存在管状呼吸音、干湿啰音、胸膜摩擦音、羊鸣音、耳语音等。心脏的听诊应当注意心率快慢、心律是否规整、有无心音改变、额外心音、杂音及心包摩擦音。

（三）肛门直肠检查

1. 视诊

视诊主要观察肛门及其周围皮肤的颜色，有无脓血、肛裂、外痔、瘘管、脱肛等病变。

2. 触诊

触诊即直肠指诊。应注意肛管及直肠内壁是否光滑，有无肿物及波动感，是否伴有触痛等。如有柔软光滑的肿物，多为直肠息肉；如果包块坚硬，并且表面凸凹不平，则考虑直肠癌；触痛则多见于肛裂、肛门直肠脓肿等。

二、腹部检查

整个腹部区域，常用九区法或四区法进行划分，九区法是分别由连接两侧第 10 肋下缘及两侧髂前上棘做两条连线，再通过两侧髂前上棘至前正中线之中点，做两条垂直线，从而将上、中、下腹部各分为左、中、右 3 部分，共 9 个区域。四区法则是以脐为中心，分别做垂直线与水平线，将腹部分为右上、右下、左上、左下四个区域。

（一）视诊

视诊包括腹部的外形、呼吸运动、腹壁静脉、胃肠型和蠕动波及其他情况。光线最好来自头方，医师站在患者的右侧，自上向下视诊。

1. 外形

正常人腹部平坦，两侧对称，平卧时稍凹陷，站立时稍隆起。当患者过度肥胖、大量腹水、急性胃扩张、腹腔胀气、腹腔内巨大肿块等时可见腹部膨隆，而患者极度消瘦或有严重脱水时，腹部凹陷，严重者呈"舟状腹"。

2. 呼吸运动

正常情况下，男性和小儿以腹式呼吸为主，而成年女性则以胸式呼吸为主。当腹腔内有炎症而刺激腹膜，或大量腹水及其他原因导致腹腔内压力上升，使膈肌运动受限时，可见腹式呼吸减弱或消失。

3. 腹壁静脉

正常人腹壁静脉一般不明显，当门静脉或上、下腔静脉回流受阻时，由于侧支循环形成，则可导致腹壁静脉显露或曲张。通过检查腹壁静脉的血流方向，可以初步判断出静脉阻塞的部位，检查方法为：将示指和中指并拢压在一段无分支的静脉上，然后保持一指不动，另一指压紧静脉血管向外滑动，挤出该段静脉内的血液，至适当距离后放松该手指；另一指紧压不动，观察静脉是否迅速充盈，即可判断出血流方向。门脉高压时曲张的静脉以脐为中心向四周伸展，血液的流向向上流入胸壁静脉和腋静脉，向下流入大隐静脉；下腔静脉阻塞时血液流向向上；上腔静脉阻塞时血流流向向下流入腹壁静脉和大隐静脉。

4. 胃肠型和蠕动波

正常时腹部一般看不到胃肠型和蠕动波，当胃肠道梗阻时，可见胃肠型，同时可见到蠕动波，但肠麻痹时蠕动波消失。

5. 其他情况

如左腰部皮肤发蓝、绿、棕及大片不规则瘀斑（Grey-Tumer 征）和（或）脐周皮肤发青蓝（Cullen 征）可见于急性出血坏死性胰腺炎。

（二）触诊

触诊为腹部检查的主要方法。触诊时应让患者仰面平卧，两手自然放于躯干两侧，双腿屈起并稍分开，使得腹肌松弛，采用平静腹式呼吸。医师检查时应当先轻后重，自左下腹开始逆时针检查腹部各区域，边触诊边观察患者的表情和反应。触诊的内容如下。

1. 腹壁紧张度

正常人腹壁柔软。在气腹或腹腔内大量积液时，腹壁张力增加，但无压痛和肌紧张，称为腹部饱满。急性腹膜炎时，腹肌痉挛导致腹壁强直、僵硬，称为"板状腹"；而结核性腹膜炎时，腹壁柔韧，有"揉面感"。局部性的腹壁紧张多由相应部位的脏器炎症所致。

2. 压痛和反跳痛

正常时腹壁无压痛，当腹腔内有炎症、肿瘤、破裂、出血、扭转等病变时，可出现压痛，如同时伴有反跳痛则表明腹膜壁层也受累及。

3. 肝脏

正常人的肝脏在肋缘下一般触不到，瘦长体型者，在深吸气时可能触及，但在右肋缘下 1 cm 以内，剑突下 3 cm 以内。如果超出上述范围，而肝上界正常或下移，则为肝大。触摸肝脏时，应当注意肝脏的质地、表面、边缘、有无压痛及搏动，是否有摩擦感及肝震颤，综合做出判断。用力压迫肿大的肝脏时，如果颈静脉怒张更明显，则称为肝颈静脉回流征阳性，是右心衰竭的体征之一。

4. 脾脏

脾脏正常时触不到，如触到则至少已经增大 1 倍。深吸气时，脾下缘不超过肋下 2 cm，称为轻度脾肿大；如超过 2 cm，但在脐水平线以上，称为中度肿大；而超过脐水平线或前正中线则称重度脾肿大或巨脾。触及脾时，也应当注意其质地、表面及有无压痛、摩擦感等。

5. 胆囊

胆囊正常时位于肝脏之后，因此触不到。当肿大时，可在右肋下腹直肌外缘处（即胆囊点）触及。如胆囊尚未肿大至肋缘以下，可将左手掌平放于患者右肋下，以拇指指腹勾压于胆囊点，嘱患者缓慢深吸气，如在吸气过程中因疼痛而停止，则称为莫菲征阳性，是急性胆囊炎的表现。当胰头癌时，如有胆囊的无痛性肿大伴渐进性黄疸加深，则称为 Courvoisier 征。

6. 胰腺

胰腺正常时不能触及，但在急性胰腺炎时，上腹中部及左上腹可有横行的带状压痛区；而在慢性胰腺炎时，可能在该部触及横行索条状质硬肿物，移动性差。由于胰腺在胃后方，因此应注意与胃壁肿物相鉴别。

7. 肾脏

肾脏正常时不易触及。如深吸气时，可触及 1/2 以上的肾，则称为肾下垂。

8. 腹部包块

首先应当正确区分腹腔脏器和病理性包块，后者主要包括炎性肿块、肿瘤、囊肿、肿大的淋巴结及扭转的肠管或异物等。在触摸上述包块时，应当注意判断包块的位置、大小、形态、质地等，及有无压痛、搏动及移动度如何等。

9. 液波震颤

液波震颤仅当存在 3 000 ~ 4 000 mL 以上的大量腹水时才出现。

（三）叩诊

直接叩诊法可用于判断大量腹水的存在，而间接叩诊法则能比较可靠地叩知某些脏器的大小及腹腔内积气、积液和包块的情况等。

1. 肝脏及胆囊的叩诊

分别沿右锁骨中线、右腋中线和右肩胛线，自肺区向下叩诊，呈浊音处为肝上界（即肝脏相对浊音界），呈实音处为肺下界（即肝脏绝对浊音界）。由腹部鼓音区沿右锁骨中线和前正中线向上叩，呈浊音处，即为肝下界。一般叩得的肝下界比触得的肝下界高 1 ~ 2 cm。右锁骨中线上肝脏上下径正常值 9 ~ 11 cm。

正常情况下，叩诊不能确定胆囊大小，但胆囊区叩击痛为胆囊炎的重要表现之一。

2. 脾脏和胃泡鼓音区的叩诊

正常时，脾脏浊音区位于左腋中线第 9 ~ 11 肋，宽 4 ~ 7 cm，前方不超过腋前线，当脾肿大时，脾浊音界扩大。

胃泡鼓音区（Trallbe 区），是左前胸下部肋缘以上的一个半圆形鼓音区，其大小受胃泡含气量和周围器官病变的影响。

3. 移动性浊音

移动性浊音指仰卧时，腹部两侧为浊音，中部为鼓音，而侧卧时，有浊音区下移，鼓音区上移的现象。这种方法可查出腹腔内 500 ~ 1 000 mL 以上的游离腹水。

4. 肾区肋脊角处叩击痛

肾区肋脊角处叩击痛是肾炎、肾盂肾炎、肾周围炎及肾脏结核、结石等疾病的表现。

（四）听诊

1. 肠鸣音

正常时，4 ~ 5 次 /min，以脐部最明显。超过 10 次 /min，称为肠鸣音活跃，主要见于急性肠炎或胃肠道大出血时。如同时音调高亢、响亮，似气过水声，则称为肠鸣音亢进，可见于机械性肠梗阻。如果持续 3 ~ 5 min 仍然听不到肠鸣音，则称肠鸣音消失，见于肠麻痹或急性腹膜炎等。

2. 水坑征

患者取肘膝位，腹部以脐部最低，听诊器体件贴于脐部，用手指在一侧腹壁轻弹，同时将体件轻移向对侧腹部，当听到声音突然变响处，即为腹水边界。此法可查出 100 mL 左右的少量腹水。

3. 血管杂音

当门脉高压时，由于脐静脉开放，可在脐部听到连续嗡嗡样的静脉杂音，称为克鲍征。当肝右叶癌肿压迫腹主动脉或肝动脉时，可在包块上方听到收缩期吹风样血管杂音。

4. 摩擦音

在肝周周炎、脾周围炎、脾梗死或胆囊炎时，如果累及局部腹膜，可在相应部位闻及摩擦音。

5. 搔弹音

听诊器体件放在剑突下肝左叶上，右手指沿右锁骨中线自脐部向上轻弹或搔刮，声音明显增强处即为肝下界。

第二节 胃肠道钡餐检查

一、检查方法

由于消化道全部是软组织结构位于腹腔内。在 X 线下缺乏自然对比，目前普遍使用高密度的医用硫酸钡引入消化道形成人工对比，借以检出病变。因消化道的功能复杂、个体差异大、邻近器官多，受多种因素的影响，故熟练掌握解剖特点，检查方法和注意事项非常重要。较常用的方法如下。

（一）口服钡餐检查

钡餐检查因其简便易行、观察范围广、安全可靠，无痛苦，既可显示病变的形态结构，又可分析消化道的功能，故目前仍是检查胃肠道疾病的重要方法。

1. 检查前的准备

食管检查的患者一般不需要准备，但梗阻较重者检查前 6 h 内禁食水。胃肠道检查的患者应在 6 ~ 12 h 内禁食，并停服不透 X 线或影响胃肠道功能的药物，一般多在前一日晚饭后、午夜后不再进食，于次日晨至放射科检查室；下午检查者，可于清晨进少量易消化饮食后禁食。

2. 钡剂的配制

经多年实践证明，硫酸钡具有密度高、颗粒细、易生产、肠道基本不吸收、成本低、对肠道生理功能干扰小、化学性能稳定等优点，已被广泛应用。胃肠道造影检查的钡水比例，一般约为硫酸钡150 g：水 200 mL，并加入阿拉伯胶粉 2 g（应先将阿拉伯胶粉，用少量水调成糊，再用开水调匀，然后加入硫酸钡调匀即成），食管造影多用浓稠钡剂，钡水比例一般为 7：3，在实际工作中，由于检查部位和检查目的不同，配制比例可按要求而予适当增减。

3. 检查方法

在服钡剂检查之前，应先了解病史及做必要的体检，如做胸、腹部常规透视，目的是可以查出不透X 线的结石、钙化的肠系膜淋巴结和异物等。如果发现胃内有大量潴留液而不适于行钡餐检查时，可抽吸潴留液后或改日再做检查。若肠道有液平面或有气腹者，不适宜行钡餐检查，及时与临床取得联系，采取其他相应检查措施。对于病情危重、久病体弱、有急性胃肠道出血但又急需检查者，要求在检查前做好必要的抢救准备，检查过程中更应动作轻柔、准确，并力求在较短时间内得出结论。

患者在透视下口服钡剂后，应在不同体位有顺序地观察食管、胃、小肠等器官，根据需要在不同的间隔时间进行复查。在整个检查过程中，应详细观察胃肠道的位置、大小，黏膜皱襞形态、走行，胃肠道的蠕动、动力、张力，管壁的柔韧性、移动度及与周围脏器的关系等。既要观察黏膜像又要分析充盈像进行摄片，必要时还应在感兴趣区行局部摄片，以便了解局部的细节和以后复查时做对比。有时依据胃肠道的张力和功能需要，在造影检查中，还可以给予一定的药物，如肌注新斯的明可以增强胃的蠕动和紧张力，有助于判断病变的性质和促进钡剂的排泄。如果有贲门、幽门痉挛，胃内分泌液增多，胃张力过高，十二指肠激惹症等导致充盈不良时，可给予解除痉挛的药物，如皮下注射阿托品 0.3 ~ 0.5 mL或山莨菪碱（654-2）等药物，可获得较满意的诊断效果。近年来，应用高质量的双重对比（空气 – 高浓度钡剂）技术的精益求精使之在胃十二指肠方面的诊断敏感性达到最佳的内镜水平，同时具有定位精确、安全且经济、易被患者所接受等优点，提供了更多的信息。

4. 钡餐造影的禁忌证

高度怀疑肠梗阻及胃肠穿孔的患者。

（二）钡灌肠检查

用混合硫酸钡制剂自直肠逆行灌入结肠，用以观察结肠形态、黏膜、走行及与周围结构的关系改变和病变的一种方法。近年来的气钡双重造影对检出微小病变成为可能。

1. 检查前的准备

于检查前 1 ~ 2 d 食用少渣或无渣饮食，检查前的晚上口服缓泻药，当天上午再做 1 ~ 2 次清洁灌肠，待 1 ~ 2 h 肠道水分吸收、功能恢复后即可行钡灌肠检查。

2. 钡剂的配制

灌肠造影医用硫酸钡，一般钡：水之比约为 1：3 或 1：4，加用阿拉伯胶粉 10 g，与配制钡餐的方法相同，配好后将其盛于灌肠筒或灌肠器内。

3. 检查方法

对胸腹部进行常规透视，然后在透视下插入肛管或双腔气囊管，沿直肠、乙状结肠和降、横、升结肠由下而上的逐渐充盈方法，仔细观察全部结肠扩张情况，至钡剂到达盲肠或回肠末端为止。再让被检查者将钡剂排出后观察黏膜皱襞情况。气钡双重造影时，先注入少量钡剂，再注入空气，在透视下令患者转换体位使附着于肠壁的钡剂同肠腔内空气形成双重对比，特别有利于观察内腔和黏膜的细节。

4. 钡灌肠检查的禁忌证

气钡双重造影在溃疡性结肠炎急性发作时或疑有小肠坏死时不能应用，因有造成穿孔的危险。

二、正常 X 线表现

（一）食管

食管是咽部向下延续、前后扁形的肌形管道，沿脊柱下行，在第 4、5 胸椎以上，食管稍偏左，第4、5 胸椎以下则稍偏右，X 线上一般将食管分为上、中、下 3 段。上段自入口至主动脉弓水平；中段自主动脉弓至第 8 胸椎水平；下段自第 8 胸椎至膈裂孔水平。食管全长 25 ~ 30 cm。

食管充钡后，在正常情况下有 4 处生理狭窄和 3 个压迹。四处狭窄为：①咽与食管连接部，即食管入口处。②与主动脉交叉部。③左主支气管横过部。④食管下段膈肌裂孔部。其中以第一狭窄最显著，第四狭窄次之，第 2、3 狭窄是同局部压迹有关。食管的 3 个压迹为主动脉弓压迹、左主支气管压迹及左心房压迹。主动脉弓自左前壁推压食管形成半月形压迹，其压迫程度一般与年龄有关。左主支气管压迫食管左前壁，其深浅程度的变异较大。在主动脉弓和左主支气管两个压迹之间，食管往往相对地膨出，钡剂通过稍滞留，不可误认为食管憩室。左心房压迹呈浅而长的弧形，此压迹对二尖瓣疾病引起左心房扩大的诊断价值有一定帮助。吞咽的钡剂一般在膈上的食管下端暂停形成该部的一时性扩张，深吸气时由于膈降低，食管裂孔缩窄，使食管局部扩张更加显著，形状如壶腹，故称为"膈壶腹"部。正常食管黏膜皱襞通常表现为 2 ~ 5 条纵行长条状透明影，皱襞之间的缝隙充填钡剂，表现为致密的条状影。黏膜皱襞影在通过膈肌食管裂孔时互相聚拢，通过裂孔后再逐渐分开，与胃贲门及胃小弯和胃底的皱襞相连接。

（二）胃

1．胃的 X 线解剖

X 线上将胃划分为以下几个部分。

（1）食管末端与胃交界部的一段管腔为贲门，以贲门为半径 2.5 cm 的范围称之为贲门区。

（2）贲门水平线以上称为胃底，因经常含有气体故称为胃泡。

（3）胃的右上侧边缘叫胃小弯。

（4）外下侧边缘为胃大弯。

（5）胃小弯向下行再向右上的拐角处称为胃角（角切迹）。

（6）自胃角至幽门之间的区域称为胃窦。

（7）胃窦、胃底之间称为胃体。

（8）幽门肌处的内腔为一管状通路称为幽门管。

贲门区的黏膜皱襞较食管黏膜皱襞略粗且多，止于胃底交界处，和胃底呈辐射状的黏膜皱襞相续，在局部形成齿状线。齿状线一般于平静呼吸时位于膈下，当食管裂孔疝时，齿状线可出现膈上显影，为确诊该病的重要依据。

2．胃的形状

胃的形状、大小和位置变化很大。形状因体型而异，同一人在不同精神状态下胃的形状也可发生改变，主要决定于胃的紧张度，胃的形状分为四型。

（1）牛角型：多见于矮胖的体型，肌张力高，胃的上部宽而下部窄，比较横位，胃角不显著，胃下缘在脐以上。

（2）中间型：多见于中间体形的人，胃体垂直，胃角明确，胃下缘约在髂骨嵴水平，属于中度张力。

（3）无力型：见于瘦长体形的人，肌张力低，角切迹明显，胃体中部较细，胃下缘低于髂骨嵴水平。

（4）瀑布型：胃底位于胃体的上后方，胃泡甚大，胃体比较细小，胃下缘多在脐部以上或同脐平行。

3．黏膜皱襞

胃黏膜是一种具有独立活动功能的可塑性组织，在胃黏膜和肌层之间，有一层含血管、肌纤维和神经成分疏松的黏膜下层。由于这层组织的存在，黏膜层得以在没有肌层参与的情况下形成皱襞，并能独立地做收缩和舒张运动。在少量钡剂和适当加压下，形成透明影。根据消化食物的需要，胃的黏膜皱襞可以随时变形，虽然黏膜皱襞有着多种多样的改变，但在不同部位有较典型的形状。胃体部的黏膜皱襞同胃长轴平行，约四、五条纵行透光纹。靠近胃大弯侧的皱襞比较弯曲，在大弯边缘形成锯齿状影。胃体部的皱襞延续到胃窦部，常保持为纵行的平行透光纹理，但有时变为斜行，甚至同胃长轴垂直。胃底的黏膜皱襞呈不规则排列。正常黏膜皱襞在胃体部最为显著，其宽度一般为 0.5 cm，胃窦的黏膜纹多为 0.2 ~ 0.4 cm，胃大弯的黏膜纹 < 0.5 cm，若 > 1.4 cm 为异常。

4．蠕动和排空

胃蠕动是一种波浪式的运动，由胃壁肌层有节律的收缩从胃体上部向幽门方向推进，蠕动波也逐渐加深，至胃窦部时蠕动波最明显。大弯侧的蠕动波幅比小弯侧更深，每波出现的间隔为 18 ~ 22 s，全胃同时可见 2 ~ 3 个蠕动波。

（三）十二指肠

十二指肠的 X 线解剖：在 X 线上十二指肠呈 C 字形，分为球部、降部和升部。

1. 球部

球部为边缘整齐的三角形或伞状，顶部向上，靠幽门的一边称为球底部，中间与幽门管相连。黏膜皱襞可表现为纵形、花纹形或横形，未充盈时也可呈不规则形。

2. 降部和升部

十二指肠降部的中下部的内壁或后壁有一圆形隆起，称为 Vater 乳头（乏特氏壶腹），是胆总管和胰管的开口。在十二指肠充钡的情况下，胆总管和胰管或其汇合处（乏特氏壶腹）一般是不显影的。

3. 黏膜皱襞

十二指肠的黏膜皱襞在松弛状态下呈环形或羽毛状，有时呈纵行或横行，随十二指肠的功能运动而变化。球部蠕动多为整体收缩，将钡剂呈波浪式挤出。降部和升部表现波浪式前进的蠕动波，有时可见逆蠕动，十二指肠不是每次蠕动都将钡剂推入空肠，而是充满后才排入空肠。

三、胃肠道病变的 X 线表现

（一）管腔的改变

在正常情况下胃肠道各部和管壁，因肌层的张力而使管腔维持一定的形态和一定的大小。任何管腔局部或全部超过正常限度的缩小或扩大都说明是病理现象。

1. 管腔狭窄

（1）先天性异常：胃肠道先天性闭锁，这类病变一般范围较短，边缘光滑。

（2）神经异常：由于神经功能紊乱导致消化道平滑肌痉挛，而本身无器质性病变，如贲门痉挛，胃窦部痉挛，但管壁柔软。

（3）增生性狭窄：可在胃肠道任何部位发生，其病因为炎性狭窄、肿瘤浸润或管外肿块的压迫等。管壁炎性，纤维组织增生或肿瘤浸润，向腔内突出导致管腔狭窄，X 线表现为范围较长，边缘不规则，如增殖型肠结核或溃疡性结肠炎的愈合阶段。

（4）牵拉收缩：器官周围病变的粘连包绕，瘢痕，表现为管壁不规则，管腔缩小。

2. 管腔扩大

（1）原发性扩大：如神经紊乱导致的急性胃扩张，肠道功能紊乱，老年人肌张力降低呈现的无力型胃，贲门痉挛上部被动性扩张。

（2）继发性扩大：病理基础可以是梗阻性病变，梗阻部位以上的管腔呈机械性扩张，并有腔内积气和积液。

（二）轮廓的改变

正常情况下胃肠道的轮廓整齐，黏膜皱襞虽不平滑，但其结构规则。当管腔被钡剂充盈时，其边缘也较光滑，固定的轮廓改变，为器质性病变的特征。

1. 龛影

为向腔外突出的病变，是胃肠道管壁遭到破坏或某一区管壁薄弱向外膨出钡剂充填形成的影像。

（1）溃疡：组织溃烂引起局部缺损，黏膜破坏，不规则。

（2）憩室：憩室一般呈袋状，为全层管壁的外突，黏膜规则。

（3）牵扯性外突：邻近的组织、器官炎症纤维粘连将局部管腔轮廓向外牵引。X 线表现为充盈的高密度钡剂影，病变与 X 线呈切线位。

（4）壁内肿瘤向外生长时，管腔轮廓虽无明显变化，但在 X 线造影片上，可见管壁的外缘向外隆起。

2. 充盈缺损

增生性病变向腔内伸入时钡剂不能充填，X 线表现为透光区，称为充盈缺损。多见于肿瘤或炎性组织所形成的肿块。

（1）良性肿瘤：息肉、纤维瘤等体积较小，所造成的充盈缺损多为圆形或椭圆形，边缘光滑整齐。

（2）恶性肿瘤：如癌肿，所造成的充盈缺损，形状不一，边缘不规则。严重时，由于瘤组织浸润扩展而同周围组织或器官粘连固定，管壁僵硬。

（3）炎性病变：如肉芽组织也能形成假息肉状隆起，其X线表现同息肉相似，但表面不规则，形态较大。

（4）周围压迫：由于邻近器官增大或占位性病变而压迫胃肠道管壁时，也可以导致胃肠道轮廓向腔内移伸，但黏膜完整无破坏。

（三）黏膜皱襞的改变

虽然胃肠道黏膜皱襞具有可塑性，但一般X线所见的黏膜皱襞仍然具有一定的规则和形状。黏膜皱襞的检查很重要，对早期发现病变或鉴别诊断有很大帮助。

1. 黏膜皱襞的肥厚和萎缩

（1）黏膜皱襞肥厚：X线表现为皱襞的峰部粗厚卷曲，影像呈粗大的透光区状如脑回，局部黏膜肥大一般代表慢性炎症性病变，如肥厚性胃炎。广泛性黏膜肥大通常是全身疾病的反应，如贫血、白血病、结缔组织病等。

（2）黏膜皱襞萎缩：黏膜皱襞萎缩，X线表现为黏膜影像出现不同程度的平坦而沟部增宽，严重时黏膜皱襞消失，如萎缩性胃炎。应该指出的是X线检查所显示的黏膜皱襞肥厚或萎缩，有时同实际情况不完全符合，因黏膜皱襞的X线显影同钡剂的黏稠度、钡剂的多少、腔内黏液的有无和加压的轻重等因素都有密切关系，故在实践中解释影像时须加以注意。

2. 黏膜皱襞的破坏

由于恶性肿瘤的侵蚀或炎性溃疡、糜烂以致黏膜皱襞的正常结构遭受破坏，在钡剂的对比下表现为紊乱、不规则、凹凸不平的黏膜面。

（1）肿瘤：肿瘤引起的破坏一般比较局限，恶性肿瘤对黏膜的破坏可有早期表现（当充盈缺损尚不明显时），故仔细检查黏膜变化对早期癌肿诊断具有重要意义。黏膜皱襞中断或消失，多为恶性肿瘤浸润黏膜层和黏膜下层的结果，这些变化往往出现在肿瘤破坏区的周围，因瘤组织浸润导致黏膜增厚，黏膜皱襞沟、峰的差距逐渐减小，最后导致黏膜皱襞的消失。肥厚或部分平坦的皱襞影即在黏膜破坏区或皱襞消失区的边缘处出现，皱襞的沟部呈中断现象，同时可显示出肿瘤形成的充盈缺损。

（2）溃疡：黏膜面的糜烂形成溃疡，可向消化道深层发展，表现为龛影。周围因组织炎性水肿而使黏膜皱襞平坦，造成皱襞影的消失，但往往范围较小，表现不明显。

（四）黏膜皱襞的聚集

黏膜皱襞的聚集是溃疡病时局部瘢痕化的特有征象。由于慢性炎症侵犯黏膜层和黏膜下层而在愈合处产生瘢痕收缩，邻近黏膜组织的牵扯和向心性收缩所致。X线检查时可见黏膜皱襞从远处正常黏膜向病变处逐渐变细集中，呈星芒状或放射状排列，如胃或十二指肠溃疡愈合时此种征象显示极为典型。

（五）张力的改变

胃肠道的肌张力可以增高也可以降低。

1. 张力增高

刺激迷走神经则张力增强，当张力增高时蠕动增强增快，常见的引起张力增高的原因包括，局部刺激（化学性、机械性或组织破坏），张力增高可以表现为痉挛，痉挛可为局部性或为广泛性，局部痉挛常引起梗阻现象，例如胃幽门痉挛，引起管腔狭窄，病变上端扩张。胃窦部或结肠痉挛表现为轮廓的环形狭窄。

2. 张力减低

张力减低表现为管腔扩张，但扩张的管腔不一定张力低。例如肠梗阻其上部的肠腔扩张，在梗阻早期扩张肠曲的张力增高，蠕动强而快；到梗阻后期张力逐渐降低并伴有蠕动的减弱或消失。无力型胃是张力低、管腔扩张和蠕动减弱或消失的典型表现。张力增高和减低可以在同一器官同时存在，例如贲门痉挛的食管和吸收不良综合征的小肠。

（六）蠕动的改变

1. 蠕动减弱

蠕动减弱是消化道动力障碍的表现。X线透视下表现为低幅度和浅的蠕动波。

2. 蠕动增强

蠕动增强为消化道推动力亢进的表现，X线表现为高频率而且较深的蠕动波，速度快，常导致排空加快。

胃蠕动增强常发生在幽门或十二指肠溃疡，也可见于迷走神经兴奋时，在炎性病变区（特别是早期）蠕动常常增强，肿瘤浸润区则蠕动减退或消失。胃肠道任何部位发生梗阻时，梗阻以上部位的蠕动增强，同时可见逆蠕动。晚期代偿功能衰竭时，蠕动可以消失。怀疑胃器质性病变（癌、溃疡）时，观察胃壁某一阶段的蠕动情况极为重要，在胃癌浸润和溃疡处，胃壁的蠕动消失。

（七）运动力的改变

在炎性病变区，特别是溃疡型结核时，多有运动力增高，排空加快。局部的运动加快不一定导致整个胃肠道的过早排空。过敏性结肠炎，由于自主神经功能失调，迷走神经兴奋，结肠运动增快，小肠和胃的蠕动强而快，结果产生整个胃肠道的提早排空。胃肠道梗阻或张力严重减退时，排空延缓或停止。

（八）分泌功能的改变

溃疡病或胃炎时，胃酸分泌增加，表现为空腹潴留液增多。在吸收不良综合征的早期，X线检查显示小肠黏膜皱襞模糊的原因就是分泌液过多。各种小肠的功能性异常表现之一是当钡剂通过后，少量残留的钡剂分散地沉积在分泌液中，形成不规则的点片状致密影，称为沉淀现象。过敏性结肠炎黏液分泌增加，在钡剂、空气双重对比下表现出特有的线样X线征，是由于钡剂附着在成条的黏液上而形成的影像。

微信扫码
◆ 临床科研
◆ 医学前沿
◆ 临床资讯
◆ 临床笔记

第三章 消化系统内镜检查与诊断

第一节 胃镜检查方法和技巧

一、患者体位

患者取左侧卧位，两膝屈曲，咬住口圈，下颌微抬（图3-1、图3-2）。患者下颚稍向前上方抬起，此时患者的口、咽、食管入口处于同一水平直线，易于插镜（图3-3）。

注意：插镜时患者往往会因惧怕而改变头部位置，头向后仰；插入后有的患者会因难受而自己用手拔镜，这是非常危险的动作，因此应在插镜前向患者做好解释工作，避免发生上述状况。

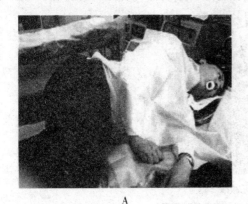
A

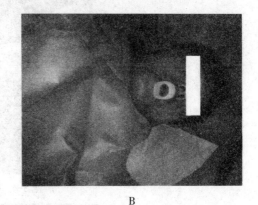
B

图 3-1 患者体位

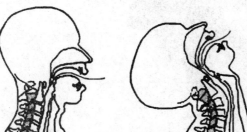

A. 收颌姿势不易插入　　　　　B. 过度后仰易插入气管　　　　C. 正确姿势，下颚稍向上

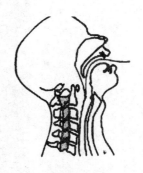

图 3-2 患者头颈部角度

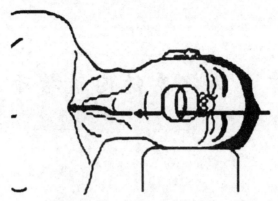

图 3-3　患者的口、咽、食管入口处于同一水平直线

二、医生注意事项

检查医生在胃镜检查过程中应注意以下几点：

（1）确认监控画面，内镜送气、送水无故障（图 3-4）。

（2）用硅油或润滑止痛胶涂抹镜身（勿涂在镜头前，以免影响视线）。

（3）左手持胃镜操作部，用拇指调节上下、左右旋钮（图 3-5）。

（4）右手以持握式或执笔式持镜身，手持部位距镜端约 25 cm（图 3-6）。

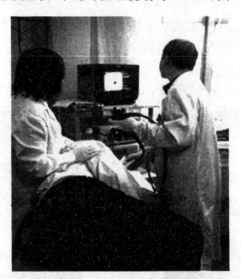

图 3-4　确认胃镜无故障

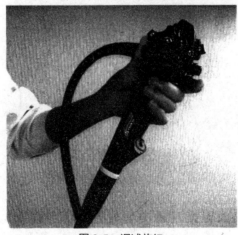

图 3-5　调试旋钮

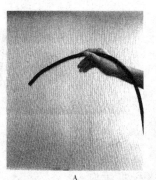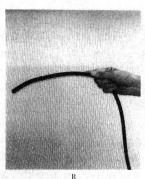

图3-6 持镜方法

三、胃镜插入方法

胃镜医生应面对患者口腔，胃镜的前端由舌根的左侧进入，通过犁状窝进入食管上口可让患者配合做吞咽动作（图3-7）。

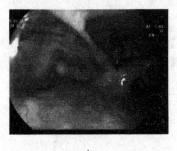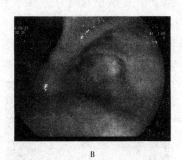

图3-7 食管入口处

四、观察方法

插入胃镜过程中如遇阻力不可强行进入，可以左手活动内镜操作部，调节镜端方向，由监控画面可知是否进入食管，有时也可改由右侧梨状窝进入。

注意：有时内镜会在食管内反折，此时不必拔镜，也不可在食管内解除反折，因有引起食管破裂的危险。可慢慢让弯曲的镜身引入胃内，在宽阔的胃腔内容易解除反折（图3-8）。

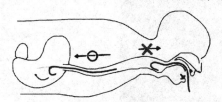

图3-8 镜身进入胃内解除反折

常规胃镜检查，要在最短时间内取得最好的效果，必须按一定顺序仔细观察，以免漏诊。

（1）进入食管后，边送气边进镜，首先观察食管胃连接部（图3-9），并进行记录。

（2）通过食管与胃连接部进胃后，送气量控制在最小量，进入胃窦和幽门部，观察并记录（图3-10）。

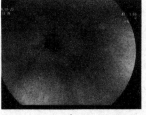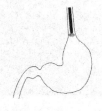

图3-9 胃食管连接部

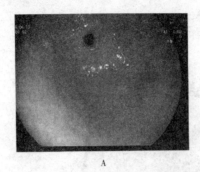
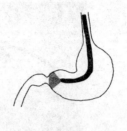

图 3-10　胃窦和幽门正面

注意：通过胃体时，左手操作部保持水平方向，至胃角附近变为垂直方向，并稍微调整控制钮的角度。

（3）调节上下、左右旋钮，使镜头端通过幽门进入十二指肠球部，进入球部后少量送气使球部展开，观察前壁和上壁（图 3-11）。

（4）稍退镜（勿退出球部），观察球后壁和下壁（图 3-12）。如镜退回胃内，应重新插入球部。

（5）向上向右调节角度钮，顺时针方向旋转操作部进入十二指肠降部（图 3-13），观察注意有无十二指肠炎症、Vater 乳头周围癌等病变。

（6）将内镜退至胃窦、幽门部，将操作部逆时针旋转，观察胃窦小弯侧和前壁（图 3-14）。

（7）继续稍退镜，操作部顺时针旋转，观察胃窦小弯侧和后壁（图 3-15）。

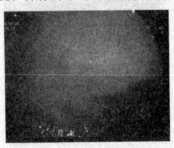
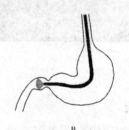

图 3-11　十二指肠球部前壁和上壁

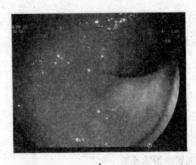
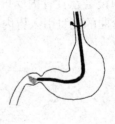

图 3-12　十二指肠球部下壁和后壁

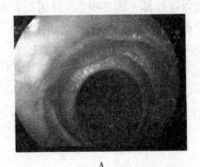
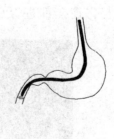

图 3-13　十二指肠降部

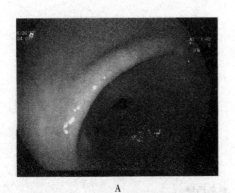
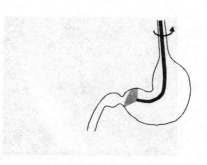

A   B

图 3-14 胃窦小弯侧和前壁

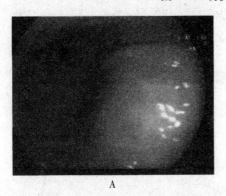
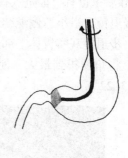

A   B

图 3-15 胃窦小弯侧和后壁

（8）将内镜向医生身前牵拉，调节钮不变，可观察胃角部（图 3-16）。

（9）调节内镜操作，观察胃角前壁和后壁（图 3-17、图 3-18）。

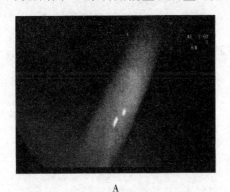
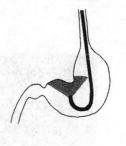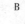

A   B

图 3-16 胃角部

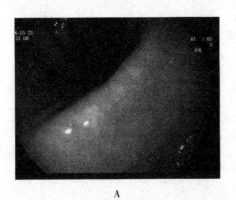
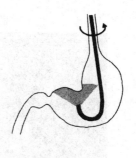

A   B

图 3-17 胃角前壁

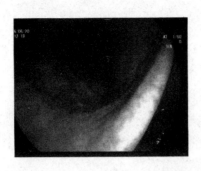
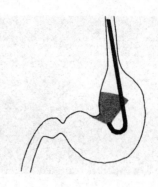

图 3-18　胃角后壁

（10）向上调节角度钮，沿胃角前壁侧面越过胃角，观察胃角垂直部和胃体下部小弯侧（图 3-19）。此时胃体前壁和后壁也有可能进入视野，可以同时观察。

（11）缓慢退镜，沿小弯侧继续观察（图 3-20）。

（12）进一步退镜观察胃体上部小弯侧（图 3-21）。

（13）向上将角度扭到最大，使操作部顺时针旋转 180°，镜端由"J"形变为"U"形，可正面观察贲门部（图 3-22）。

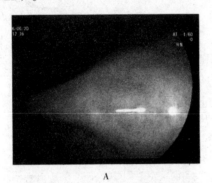
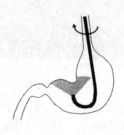

A   B

图 3-19　胃角垂直部和胃体下部小弯侧（镜端呈"J"形）

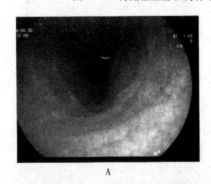
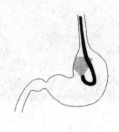

A   B

图 3-20　胃体中部小弯（镜端呈"J"形）

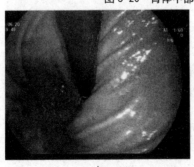
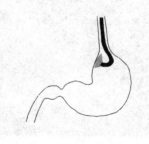

A   B

图 3-21　胃体上部小弯侧（镜端呈"J"形）

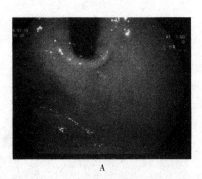
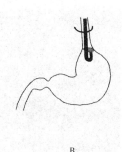

图 3-22　贲门部正面（镜端呈"U"形）

（14）送气使胃腔伸展，在胃体上部将操作部逆时针方向旋转几次，移动镜身可观察贲门部小弯侧（图 3-23）。

（15）稍向下调节角度钮，观察穹隆部（图 3-24），当胃黏液湖有液体潴留时，应予以吸引（图 3-25）。

（16）再次向上扭转角度，送气并使内镜操作部旋转 180°，恢复至原来位置，向下面移动观察，可看到幽门和胃角对侧大弯（图 3-26）。

（17）继续向上退镜，观察胃体下部以小弯为中心的前后壁（图 3-27）。

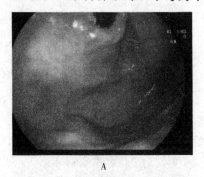
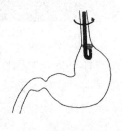

图 3-23　贲门部小弯侧（镜端呈"U"形）

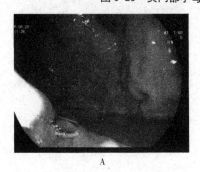
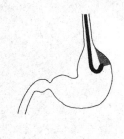

图 3-24　穹隆部

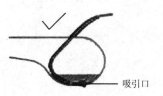
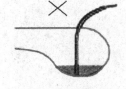

A.正确吸引法　　　　　　　　　　　　　　　B.不正确吸引法

图 3-25　吸引胃黏液湖液体

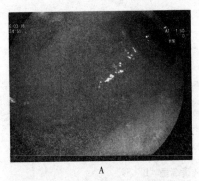
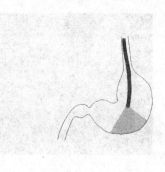

图 3-26　胃角对侧大弯

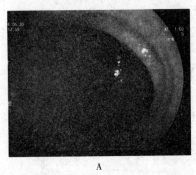
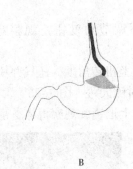

图 3-27　胃体下部

（18）将内镜由胃体下部向中部移动，操作部逆时针旋转，观察胃体中部前壁（图 3-28）。

（19）将操作部顺时针旋转，观察胃体中部后壁（图 3-29）。

（20）向胃体上部退镜，操作部逆时针旋转，观察胃体上部前壁（图 3-30）。

（21）将操作部顺时针旋转，观察胃体上部后壁（图 3-31）。观察完毕，吸引胃内空气，最后观察食管。

（22）食管为最后检查部位，注意勿漏诊食管病变，仔细观察食管下、中、上部（图 3-32、图 3-33）。

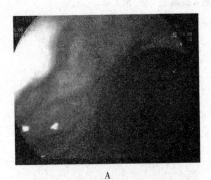
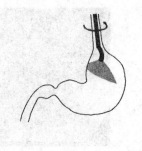

图 3-28　胃体中部前壁

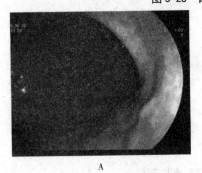
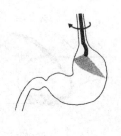

图 3-29　胃体中部后壁

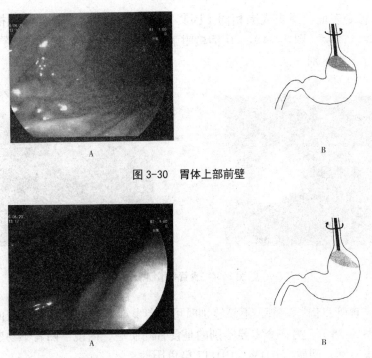

A　　B

图 3-30　胃体上部前壁

A　　B

图 3-31　胃体上部后壁

A　　B

图 3-32　食管中部

A　　B

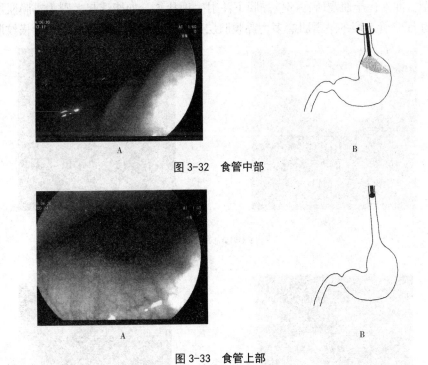

图 3-33　食管上部

第二节　食管病的诊断

一、食管平滑肌瘤

1．概念

食管平滑肌瘤为发生于黏膜下平滑肌组织的良性隆起性病变。可起源于黏膜肌层，也可起源于固有肌层。

2. 胃镜下特点

食管平滑肌瘤的病变表面色泽与周围相同（因其发生于黏膜下），有的可见桥状皱襞，有的可活动，少数表面可有糜烂、溃疡（图3-34）。用活检钳触之质地较硬，可与其他黏膜下隆起性病变（如囊肿、脂肪瘤、血管瘤等）相鉴别。

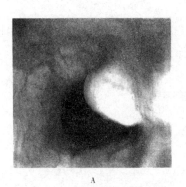 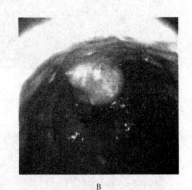

A   B

图3-34 食管平滑肌瘤

3. 鉴别诊断

与息肉的鉴别见"食管息肉"一节，不易鉴别时可用芦戈碘染色，真性息肉表面不着色，平滑肌瘤表面黏膜正常着色（图3-35）。另一个需要鉴别的是食管间质瘤，内镜下两者不易鉴别，常需行病理学检查及免疫组化染色来鉴别，间质瘤CD34、CD117染色阳性。

根据隆起形态大致可确定平滑肌瘤起源，一般来说，起源于黏膜肌层的平滑肌瘤隆起比较明显，多呈山田Ⅲ型或Ⅳ型。此外，于肌瘤所在部位黏膜下注射生理盐水，如能浮起，则为黏膜肌层来的平滑肌瘤（图3-36）。发生于食管上段的平滑肌瘤多为黏膜肌层来的，因食管上段固有肌层为横纹肌而非平滑肌。

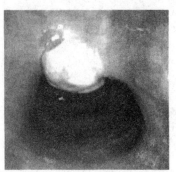 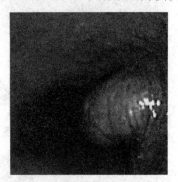

A.染色前   B.染色后

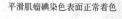
平滑肌瘤碘染色表面正常着色

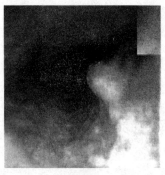 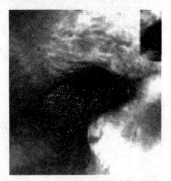

C.染色前   D.染色后

食管息肉碘染色表面不着色

图3-35 染色法鉴别食管平滑肌瘤与息肉

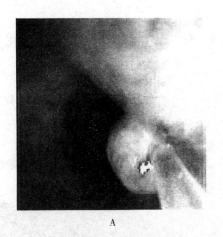
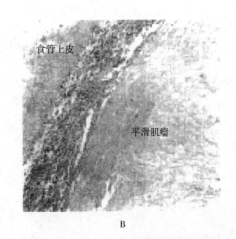

食管上皮

平滑肌瘤

A   B

图 3-36　食管平滑肌瘤，随着注射生理盐水浮起，病理证实为起源于黏膜肌层的平滑肌瘤

4. 治疗

一般认为，食管平滑肌瘤除瘤体较小无明显症状外，都应治疗。直径 < 2 cm、来源于黏膜肌层的平滑肌瘤，可采用内镜下治疗，常用方法为内镜下黏膜切除术及橡皮圈套扎术。直径 > 2 cm 的食管平滑肌瘤或来源于同有肌层的平滑肌瘤可采用内镜黏膜下挖出术、内镜经黏膜下隧道肿瘤切除术等方法切除。

二、食管间质瘤

1. 概念

食管间质瘤是一类少见的食管肿瘤，是消化道间叶组织源性肿瘤，其在胃肠间质瘤（GIST）中的发生率 < 5%。在食管间叶源性肿瘤中最常见的是食管平滑肌瘤，食管间质瘤占食管间叶源性肿瘤的12.5% ~ 25%。本病有以下几种临床特征：①多见于 50 岁以上患者。②好发于男性。③多见于食管下段，食管中段其次，食管上段最少见。④食管下段间质瘤多起源于固有肌层。⑤食管间质瘤伴平滑肌分化率高。⑥临床症状取决于肿瘤的部位和大小，最常见的症状是吞咽困难。

2. 胃镜下特点

食管间质瘤胃镜下表现为局部隆起性病变，黏膜表面光滑完整，色泽同周围黏膜；超声胃镜多提示病变位于黏膜下或固有肌层的低回声肿块，与平滑肌瘤不易鉴别。

3. 鉴别诊断

食管间质瘤应与平滑肌瘤、平滑肌肉瘤、食管癌等鉴别。与平滑肌瘤的鉴别主要依靠病理和免疫组化染色，本病常 CD34、CD117 表达阳性

超声内镜引导下穿刺活检确诊率高，可达到 90% 以上。

间质瘤的良恶性鉴别：肿瘤直径 < 2 cm，密度均匀，边界清晰，边缘无分叶，核分裂象小于5 个 /50 HPF，则多为良性，但具有恶性潜能；肿瘤直径 > 5 cm，密度不均匀，边界欠清晰，易出血坏死囊性变，核分裂象大于 10 个 /10 HPF，则多为恶性。最可靠的恶性征象是浸润邻近器官或转移。潜在恶性：直径 > 5.0 cm，核分裂象大于 5 个 /50 HPF，出现坏死瘤细胞有明显异型性。

4. 治疗

（1）内镜下治疗：病变直径 < 4 cm、边界清楚、质地均匀、无消化道外侵和转移恶性度低的间质瘤行内镜下切除成功率高。对于黏膜肌层 / 黏膜下层的食管间质瘤，采用 EMR 或 ESD 切除；起源于固有肌层的食管 GIST 首选 STER 治疗。

（2）对于内镜下不能切除及恶性度高者需手术和药物治疗。

三、食管脂肪瘤

1. 概念

来源于黏膜下脂肪组织形成的良性肿瘤称脂肪瘤。

2. 胃镜下特点

脂肪瘤为黏膜下肿瘤，表面黏膜色泽与周围黏膜同，有的稍发白或发黄，触之质地柔软（图3-37）。

3. 鉴别诊断

需与其他黏膜下肿瘤如平滑肌瘤相鉴别。用活检钳按压，脂肪瘤柔软，压之有凹陷，称软垫征阳性，平滑肌瘤压之硬，软垫征阴性。病理学可予确诊。

4. 治疗

肿瘤直径较小或带蒂的息肉样脂肪瘤，其蒂 < 2 cm 适合内镜下切除；如蒂 > 2cm，则增加出血、穿孔的危险性，应行外科手术治疗（图3-38）。

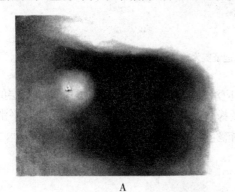

A   B

图 3-37　食管脂肪瘤

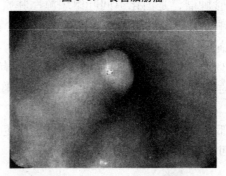

A.瘤体下注射生理盐水使之浮起

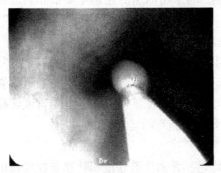

B.圈套器电切

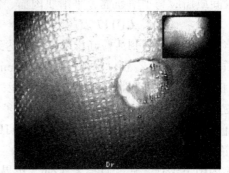

C.切除标本显示黄色脂肪组织

图 3-38　食管脂肪瘤的胃镜下黏膜切除术

四、食管血管瘤

1. 概念

本病为罕见的食管良性肿瘤，多数学者认为是由于胚胎时期血管网发育畸形所致，按组织结构可分为毛细血管瘤、海绵状血管瘤、混合型血管瘤等，以海绵状血管瘤多见。临床大多无症状，部分患者可有吞咽困难、呕血等表现。

2. 胃镜下特点

大多可见黏膜下有蓝紫色或紫红色包块，少数黏膜表面色泽无变化，质地柔软（图3-39）。超声内镜显示为低回声或等回声，并可确定血管瘤涉及范围，大多涉及黏膜层和黏膜下层，也可累及固有肌层。切忌活检诊断，活检或内镜擦伤有导致出血的危险。

3. 鉴别诊断

需与其他黏膜下肿瘤相鉴别，蓝紫色或紫红色的包块有助于血管瘤的诊断，表面色泽变化不明显者，需与脂肪瘤、囊肿等相鉴别，因两者质地也柔软，超声内镜有助于鉴别，脂肪瘤为高回声，囊肿无回声。平滑肌瘤质地较硬，与柔软的血管瘤不同。

4. 治疗

局限于黏膜下层的血管瘤可于胃镜下切除。切除时需注意完整切除，否则有可能引起出血。

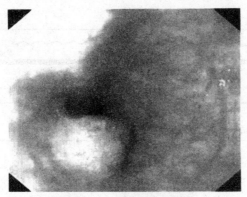

图3-39 食管海绵状血管瘤

五、食管乳头状瘤

1. 概念

本病为上皮性良性肿瘤，病理学检查显示上皮角化不全、角化过度及食管黏膜的增生性改变。因其常合并反流性食管炎和食管裂孔疝，推测慢性刺激可能与本病的发生有关；也有研究者认为人乳头瘤病毒感染可能是其病因之一。本病的临床症状很少，常在内镜检查时发现。

2. 胃镜下特点

可见有蒂或无蒂的小息肉样隆起，或呈直立的乳头状病变，表面呈分叶状或桑葚状，也可较平滑，色泽苍白或浅红色或略充血（图3-40）。用芦戈碘液染色可呈淡染或花斑状淡染。常需活检行病理学检查以助确诊。

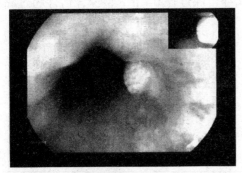
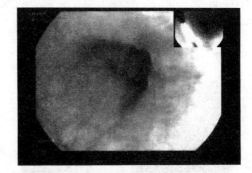

A.治疗前　　　　　　　　　　　　　　　　　　B.治疗后

图3-40 食管乳头状瘤的内镜下所见

3. 鉴别诊断

需与息肉、疣状癌等鉴别，病理学检查可予鉴别。

4. 治疗

瘤体＜5 mm者可直接用活检钳钳除，稍大者可在内镜下行高频电凝、氩气刀或微波等烧灼凝固，也可用内镜下黏膜切除术切除。

六、食管鳞状上皮癌

1. 概念

食管鳞状上皮癌为发生于食管黏膜上皮的恶性肿瘤，简称食管癌，在食管部肿瘤中占比例较大。严格来说食管癌还应包括食管腺癌，常发生在 BE。

食管壁可分黏膜层、黏膜下层、肌层、浆膜层 4 层，根据日本食管疾病研究会的定义，病变不超过黏膜下层（包括黏膜层和黏膜下层）者，不论其有无转移，都称表浅食管癌，其中无转移者称早期食管癌。一般来说，黏膜癌（m1、m2、m3）很少发生转移，属早癌；黏膜下层癌（sm1、sm2、sm3）部分可伴淋巴结转移，伴转移者属表浅癌，无转移者属早癌（图 3-41）。

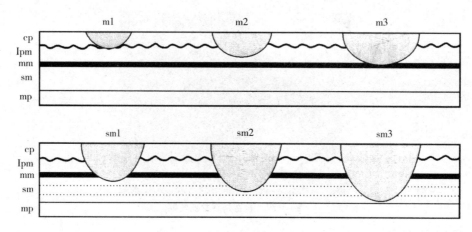

图 3-41　表浅食管癌的亚分类

2. 胃镜下特点

（1）表浅食管癌分为 3 型。

0-Ⅰ型为隆起型，0-Ⅱ型为平坦型，0-Ⅲ型为糜烂（溃疡）型。0-Ⅱ型又分 0-Ⅱa 型（平坦隆起型），0-Ⅱb 型（平坦型），0-Ⅱc 型（平坦凹陷型）。

①0-Ⅰ型（隆起型）：黏膜表面有息肉样或扁平隆起（图 3-42A）。

②0-Ⅱ型（平坦型）：其中 0-Ⅱa 型（平坦隆起型）：病变基本平坦，仔细看有轻微隆起，高度不超过 1 mm（图 3-42B）；0-Ⅱb 型（平坦型）：仅有黏膜色泽或纹理轻微变化，无隆起、凹陷（图 3-42C）；0-Ⅱc 型（平坦凹陷型）：可见糜烂样浅凹，估计深度不超过黏膜肌层（图 3-42D）。

③0-Ⅲ型［糜烂（溃疡）型］：镜下可见凹陷性病变，深度比 0-Ⅱc 型深，估计超过黏膜肌层（图 3-42E）。

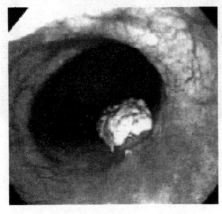

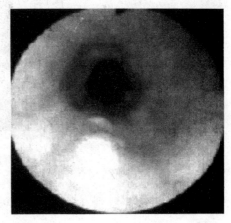

A.0-Ⅰ型　　　　　　　　　　　　　　　　B.0-Ⅱa 型

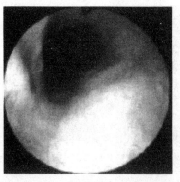

C.0-Ⅱb型

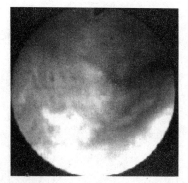

D.0-Ⅱc型

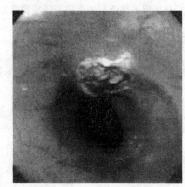

E.0-Ⅲ型

图 3-42　表浅食管癌

表浅食管癌，特别是平坦型需要借助芦戈碘染色和甲苯胺蓝染色来确定。特别是芦戈碘染色被认为是诊断早期食管癌不可缺少的方法。正常食管上皮细胞内含糖原，可与碘发生反应，使食管上皮染成茶褐色，因糖原含量不同，着色深浅也不同。上皮炎症、糜烂、瘢痕等染色不良，癌上皮不着色，且大多为 5 mm 以上不规则的明显不染色带（图 3-43）。甲苯胺蓝对正常食管上皮不染色，癌上皮可染成青紫色（图 3-44）。

（2）进展期食管癌。

肿瘤浸润超过黏膜下层者称进展期食管癌，进展期食管癌可呈肿块型、溃疡型、弥漫浸润型等多种形态（图 3-45）。

3. 鉴别诊断

表浅癌需与炎症、息肉等鉴别，溃疡型癌需与其他疾病引起的溃疡如药物性食管炎的溃疡、结核溃疡、克罗恩病溃疡等鉴别，病理检查是关键。

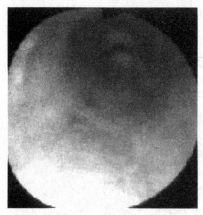

A.染色前

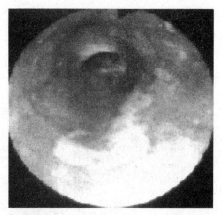

B.染色后

图 3-43　0-Ⅱb型芦戈碘染色呈不规则不染区

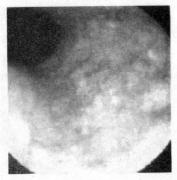
A.染色前

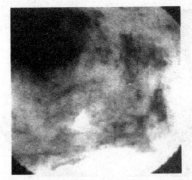
B.染色后

图 3-44　甲苯胺蓝对癌上皮可染成青紫色

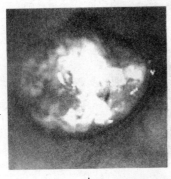
A

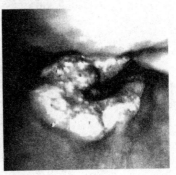
B

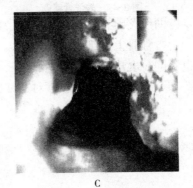
C

图 3-45　进展期食管癌

4. 治疗

对于早期食管癌可行内镜下食管黏膜切除术或食管黏膜剥离术，可参见有关章节和图 3-46、3-47，伴淋巴结转移者需行外科手术治疗。对于进展期食管癌可行外科手术、放疗、化疗、介入等综合治疗。对已无手术机会而食管狭窄者可行食管扩张及支架置入术以解决吞咽困难。

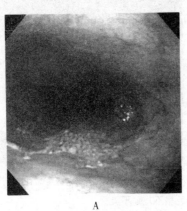
A

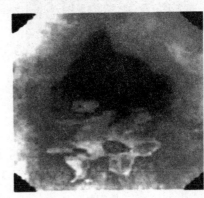
B

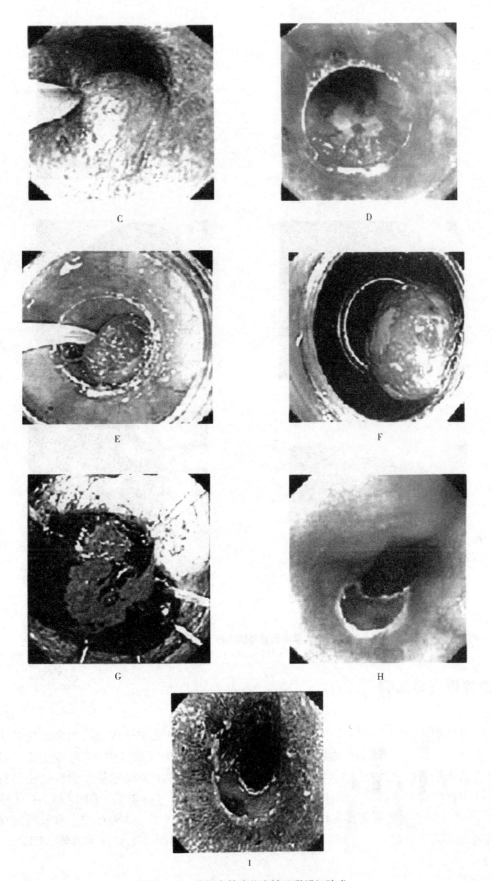

图 3-46 早期食管癌的内镜下黏膜切除术

A、B 染色确定病灶；C 注射盐水使之隆起；D 吸引病灶圈套切除；E 吸引病灶圈套切除；F、G 取出标本，染色观察是否完整切除；H、I 内镜下染色观察病灶是否完整切除

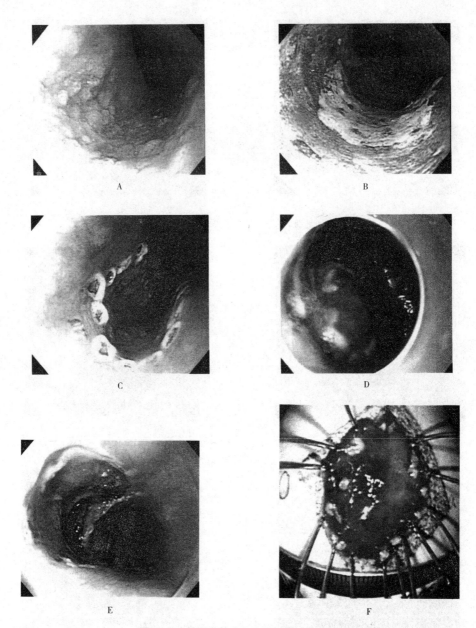

图 3-47　早期食管癌的内镜下黏膜剥离术
A. 观察病灶；B. 染色定位；C. 电针标记；D. 注射剥离；E. 完整剥离；F. 标本固定

七、食管胃交界部癌

1. 概念

食管胃交界部横跨食管、贲门两个部位，对于该部位范围尚无统一认识，大多研究者认为在胃食管连接线上下 2 ~ 3 cm 内。该部位为腺癌好发部位，有报道认为大部分由 BE 恶变而来，可诊断为食管腺癌；也有认为系胃的贲门癌，属胃癌的一部分。胃镜下往往不易确定是食管腺癌还是胃（贲门）癌，故可统称为食管胃交界部癌。临床上食管胃交界部癌有以下 5 种类型（图 3-48）：①癌灶位于食管侧（E）。②癌灶位于食管胃连接部两侧，主要位于食管侧（EC）。③癌灶位于食管胃连接部两侧，浸润范围两侧大致相同（E = C）。④癌灶位于食管胃连接部两侧，主要位于胃侧（CE）。⑤癌灶位于胃侧（C）。

2. 胃镜下特点

可见不规则肿块、糜烂、溃疡，常引起贲门部狭窄，触之易出血，严重者胃镜不能进入胃内，此时不易判别癌灶范围。如能使胃镜进入胃内，需用反转法观察癌灶浸润范围，详细记录食管胃交界部癌的类型（图 3-49），有利于医生对食管胃连接部肿瘤的研究和认识。需常规做病理组织学检查，本病以腺癌为主。

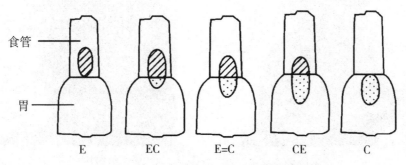

食管

胃

E EC E=C CE C

图 3-48 胃食管交界处癌的类型示意图

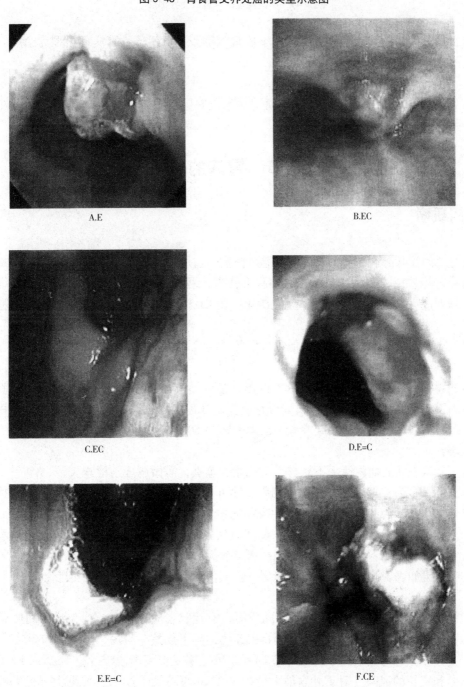

A.E

B.EC

C.EC

D.E=C

E.E=C

F.CE

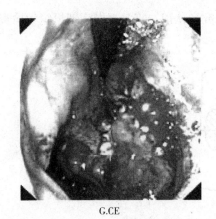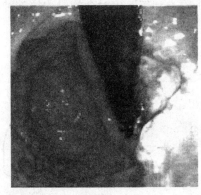

G.CE H.C

图 3-49 不同类型的食管胃交界部癌

3. 鉴别诊断

需与炎症、贲门失弛缓症相鉴别。需区别下段食管癌浸润贲门部，其病理类型为鳞癌。区别胃底、胃体癌累及贲门部，其癌灶主体不在贲门部。

4. 治疗

早期食管胃交界部癌可行内镜下癌灶黏膜切除术或黏膜剥离术，对中、晚期癌可行外科手术、放疗、化疗、中药、免疫等综合治疗。

第三节 胃病的诊断

一、胃间质瘤

1. 概念

胃间质瘤是胃的间叶源性肿瘤，具有潜存恶性倾向，占所有胃肠道间质瘤（GIST）的 60% ~ 70%，占全部消化道肿瘤的 2.2%，是胃内最常见的黏膜下肿瘤，组织学上多由梭形细胞、上皮样细胞、偶可见多形性细胞，排列成束状或弥漫状图像，免疫组化检测 CD34、CD117 或 DOG-1 等特异性肿瘤标志物表达阳性。

可以依据危险度分级区分为极低危、低危、中危、高危四个级别。

2. 胃镜下特点

胃间质瘤的胃镜下表现为向胃腔突出的类网形、半球形或结节融合形隆起，常有桥状皱襞，表面黏膜色泽与周围黏膜相同，> 2 cm 的病变顶端可有溃疡，可有典型的"脐状"表现。用活检钳触之质硬，黏膜肌层起源者有滑动感，固有肌层起源者不活动（图 3-50A、C）。

3. 鉴别诊断

近年来有学者认为间质瘤内镜下不易与平滑肌瘤相鉴别，需做病理学检查。

间质瘤病理学上多由梭形细胞、上皮样细胞、偶可见多形性细胞，排列成束状或弥漫状图像，免疫组化检测 CD34、CD117 或 DOG-1 等特异性肿瘤标记物表达阳性，有助于诊断。超声内镜下平滑肌瘤为均一低回声，多起源于黏膜肌层或固有肌层，而间质瘤多起源于固有肌层，多表现为边界清楚的低回声均质，大的病变内部可出现不均匀同声、高同声斑点或无回声坏死区（图 3-50B、D）。

间质瘤超声内镜如表现为边界不规整、溃疡、强回声和异质性，提示恶性可能。

4. 治疗

对于肿瘤最大径线 ≤ 2 cm 的可疑局限性间质瘤，有症状者应进行治疗。无症状间质瘤，一旦确诊后，应根据其表现确定超声内镜风险分级（不良因素为边界不规整、溃疡、强回声和异质性）。

如合并不良因素，应考虑切除；如无不良因素，可定期复查超声内镜或行 ESD 或 EFR 进行诊断和治疗，但有出血和穿孔的风险。对于肿瘤最大径线 > 2 cm 的局限性 GIST，原则上可行手术切除。近年

来对直径 > 2 cm 的无不良因素的间质瘤，也有大量报道进行 ESD 或 EFR 诊断和治疗，术后根据病理危险程度行进一步处理或定期随访。

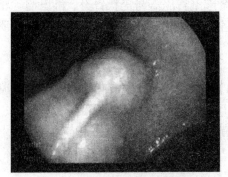

A.伴有桥状皱壁的黏膜下肿瘤

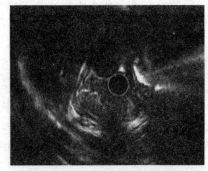

B.起源于固有肌层的不均匀低回声灶

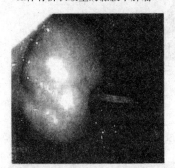

C.间质瘤中央溃疡形成

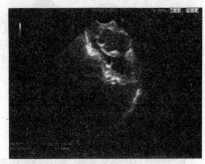

D.不均匀低回声灶，内有条索状高回声区

图 3-50　胃间质瘤的胃镜和超声内镜所见

二、胃癌

1. 概念

胃癌是上皮性恶性肿瘤，根据癌的浸润深度，可将胃癌分为早期胃癌和进展期胃癌（图 3-51），早期胃癌指癌浸润未超过黏膜下层，不论有无淋巴结转移，早期胃癌即使有淋巴结转移，一般范围也较小，有充分廓清手术的可能。因此此种分类有一定的临床意义，分类也具有一定的实用性。

2. 胃镜下特点

根据胃癌镜下形态，1999 年日本胃癌学会提出下列分型：①0 型，表浅型。②1 型，隆起型。③2 型，溃疡型。④3 型，溃疡浸润型。⑤4 型，弥漫浸润型。⑥5 型，不能分类型。上述 0 型相当于以前的早期胃癌，1 ~ 5 型为进展期胃癌的 Borrmann 分型。目前仍较常使用早期胃癌分型这一提法，本书中也沿用早期胃癌分型而未用表浅胃癌这一名称。

（1）早期胃癌分型（0 型）。

①0- Ⅰ 型：隆起型，可见明显的瘤状隆起（图 3-52A）。

②0- Ⅱ 型：表浅型，未见明显的隆起和凹陷。又可细分为 0- Ⅱa 型，即表浅隆起型：病变表浅，有低的隆起，隆起高度不超过正常黏膜的两倍（图 3-52B）；0- Ⅱb 型，即平坦型：未见超过正常黏膜的隆起或凹陷病变（图 3-52C），仅有色泽变化；0- Ⅱc 型，即表浅凹陷型：仅见糜烂或黏膜浅凹（图 3-52D）。

③0- Ⅲ 型：凹陷型，可见明显的凹陷性病变（图 3-52E）。

（2）进展期胃癌的 Borrmann 分型：Ⅰ 型（隆起型）：病变显示明显的隆起，与周围黏膜境界清楚（图 3-53A、B）；Ⅱ 型（溃疡型）：形成溃疡，周边有堤包围，堤与周围黏膜分界较清楚（图 3-53C、D）；Ⅲ 型（溃疡浸润型）：形成溃疡，包围溃疡的堤与周围黏膜分界不清（图 3-53E、F）；Ⅳ 型（弥漫浸润型）：形成或未形成明显的溃疡，无周堤，病灶与周围黏膜分界不清，胃壁肥厚、硬化（图 3-53G、H）；也有将进展期胃癌不能归入上述 4 型者定为 5 型。

3. 鉴别诊断

早期胃癌主要显示色调变化如发红、色淡，或黏膜微有凹凸变化，应与胃炎、淋巴瘤等相鉴别，用靛胭脂染色使病灶更加明显，组织病理学检查有助诊断。隆起型胃癌需与疣状胃炎、淋巴瘤等相鉴别。胃癌病灶常为单发，后两者常为多发病灶。溃疡型胃癌需注意黏膜集中征及其形态等，与良性溃疡进行鉴别。

4. 治疗

癌组织为乳头腺癌或管状腺癌，2 cm 以内隆起性早期胃癌或 1 cm 以内伴有浅凹而无明显溃疡者，适合做内镜下黏膜切除术（EMR）。随着 ESD 的推广，ESD 治疗早期胃癌的适用范围有所扩大：①分化型癌。②无脉管浸润。③无溃疡的黏膜内癌，大小不限；有溃疡但 < 30 mm 的黏膜内癌；黏膜下层上方侵犯 < 0.5 mm、直径 < 30 mm 且浸润部位无低分化成分。

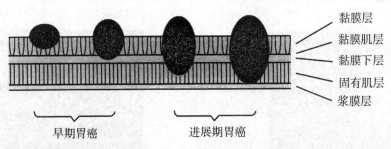

图 3-51　早期和进展期胃癌的区分

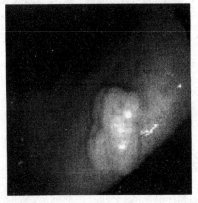

A.0-Ⅰ隆起型

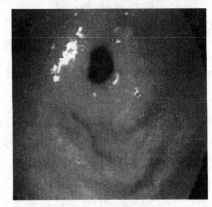

B.0-Ⅱa表浅隆起型

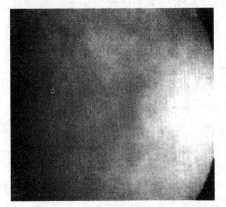

C.0-Ⅱb平坦型

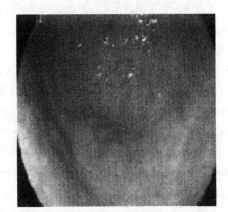

D.0-Ⅱc表浅凹陷型

图 3-52　早期胃癌的分型

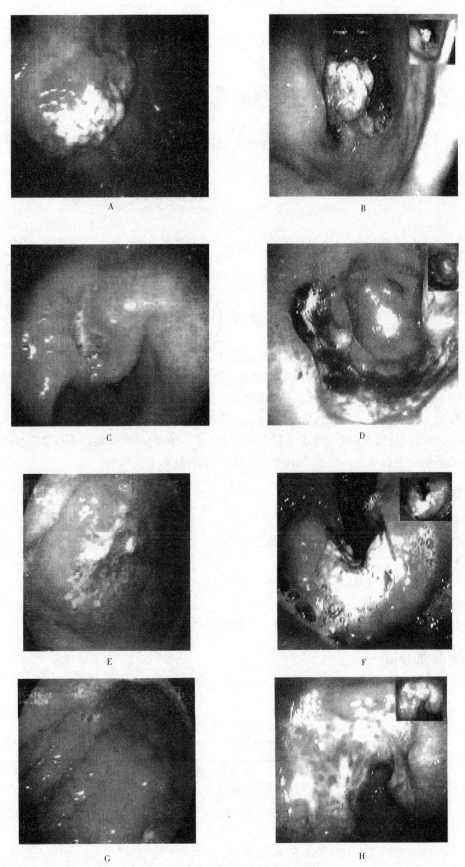

图 3-53 进展期胃癌的分型

A、B. Ⅰ型，隆起型；C、D. Ⅱ型，溃疡型；E、F. Ⅲ型，溃疡浸润型；G、H. Ⅳ型，弥漫浸润型

第四章 消化系统疾病的内镜治疗

第一节 静脉曲张性上消化道出血

食管胃底静脉曲张破裂出血是门脉高压症的并发症，各种原因导致的门脉高压皆可造成食管胃底静脉曲张，其中95%因各种原因的肝硬化所致，其他可见于肝癌、门静脉闭塞、脾静脉血栓及肿瘤压迫、各部位的动－门静脉瘘、Budd-Chiar综合征、缩窄性心包炎等。

静脉曲张破裂出血病情凶险，急性大量出血病死率高，短期内可再发出血，造成肝功能迅速衰竭，对手术耐受性小，所以急性出血很少考虑外科手术止血，传统的内科药物治疗和三腔二囊压迫止血仅能暂时控制出血，早期再出血率高，目前内镜治疗是最合适的选择。

一、静脉曲张分类

1. 食管静脉曲张

EV位于贲门齿状线以上的食管黏膜下的静脉曲张。

2. 胃底静脉曲张

反转内镜所观察到的贲门周围、胃底部黏膜下的静脉曲张。

3. 接合部静脉曲张

接合部静脉曲张位于贲门齿状线以下即胃－食管黏膜移行接合部黏膜下的静脉曲张。

二、静脉曲张分度

（1）根据静脉曲张的严重程度，Soehendra将曲张静脉分为三度，此分类法较简单明了，便于掌握（表4-1）。

表4-1 Soehendra食管、胃底曲张静脉分度法

分度	食管	胃底
一度	扩张的静脉直径＜5 mm，直径延伸，且局限于食管下段	扩张的静脉直径＜5 mm，与黏膜皱襞几乎无法区别
二度	扩张的静脉直径5～10 mm，蛇行状稠密分布，延伸至食管中段	扩张的静脉直径5～10 mm，呈单发状或片状
三度	扩大的静脉直径＞10 mm，丰满、密集、并排、簇状，伴有薄壁红色征（樱桃红征）	扩大的静脉直径＞10 mm，多为大而多的薄壁串珠样混合物

（2）国内将EV采用较简单并实用的分度方法为轻、中、重三度；轻度指曲张静脉直径＜3 mm，局限于食管下段，呈蛇行扩张；中度为曲张静脉直径3～6 mm，范围不超过食管中段，呈扭曲的结节状

隆起；重度是曲张静脉直径＞6 mm，范围延伸至食管上段，呈明显的结节状隆起以致阻塞部分食管腔。

（3）胃静脉曲张（gastric varices，GV）大多伴有食管静脉曲张，少数不伴有食管静脉曲张，称为孤立性胃静脉曲张（IGV），内镜下 GV 的分类方法尚无一致意见。

三、结扎治疗术

1986 年，Stiegmann 等首次报道了对食管静脉曲张患者成功地实施了经内镜结扎治疗（endoscopic variceal ligation，EVL），这一方法日益受到各国学者的注意。

（一）适应证

原则上各种原因所致肝硬化门静脉高压症引起的 EV 出血和可能发生出血的病例均为内镜结扎术的对象。

（1）食管静脉曲张急性出血时的紧急止血，即内镜结扎距离出血发作时间在 8 ～ 72 h，在积极复苏、输血、输液、应用加压素等治疗的同时，尽早予以 EVL 术。

（2）食管静脉曲张急性出血时的延迟止血，即非手术方法使出血得以暂时停止，病情初步稳定，此后逐渐恢复稳态水平，约需 3 个月，这段时间往往为时甚短而复发出血，因而在这个相对稳定的时间内施行延迟性 EVL 术很有必要。

（3）应用 EVL 术行 EV 根治性治疗后，为预防静脉曲张复发，可重复行 EVL 术。因为在结扎根治性治疗的终结时，总有部分静脉太小，以致不能被结扎器所抽吸，因而有小的静脉曲张复发出血率 5.6%，强调根治后定期强制性复查内镜，若发现静脉曲张复发即同时再予以结扎，这样始终维持患者为根治状态。

（4）外科手术再出血，因首次出血的病死率是 30% ～ 50%，EVL 术由于并发症发生率低，疗效肯定，在对预防 EVL 首次出血中的作用和地位受到越来越多学者的重视。尤其对出血高危患者预防首次出血时，可采用 EVL 术。对肝硬化食管静脉曲张首次出血的高危人群，一般先给予药物治疗，如心得安、硝酸异山梨醇。但在下列情况下应及时进行 EVL 术：①对 β 受体阻滞剂有反指征或有明显不良反应者。②对药物治疗不能耐受者。③对药物疗法反应不佳，用药品 HVPG ≥ 12 mmHg 者。目前，EVL 术主要应用于未经内镜硬化治疗的食管静脉曲张曾有出血史或正在出血的患者。

（二）禁忌证

（1）以往曾经进行过栓塞、硬化治疗的急性再发出血和再发曲张静脉形成，由于食管壁纤维化使结扎难以完成。

（2）食管狭窄扭曲，食管憩室者。

（3）二度以上胃底静脉曲张（出血或无出血）。

（4）凝血功能严重障碍，结扎 4 d 橡皮圈脱落后，有早期再发大出血的可能者。

（5）循环不稳定的患者。

（6）对乳胶过敏的患者。

（三）结扎器的使用方法

结扎器分单环发和多环发两大类。由于单环发在使用过程中需提前在食管内插入直径为 2 cm 外套管，患者不易耐受，故临床已很少应用。目前多使用连发结扎器，连发结扎器套柱上备有结扎橡胶圈 4 ～ 8 个不等，由于橡胶圈太多，外套柱加长，给操作带来不便，常用五连发或六连发结扎器。

1. 连发结扎器由 3 部分组成

（1）透明外套柱：使用时插入胃镜前端，其上备有多个橡胶圈。

（2）牵拉线：有丝线和金属线两种。

（3）操作手柄：安放在胃镜活检插孔内。旋转手柄，通过牵拉线作用于外套柱上的橡胶圈使其释放。

2. 操作方法

将安装好结扎器的胃镜送入食管齿状线附近，确定结扎部位，将内镜对准曲张静脉持续负压吸引，将曲张静脉吸入外套柱内，待视野一片红时旋转手柄释放圈套。套圈脱落后牢牢地将曲张静脉结扎为饱满球形，旋转退镜，重复上述操作，完成对所有曲张静脉结扎治疗。

3. EVL 治疗注意事项

（1）结扎区域以齿状线上 1 ~ 5 cm 区域为宜。

（2）结扎力求完全、彻底，结扎时一定要持续吸引待视野完全红时释放套圈。套扎不完全会导致橡胶圈早脱，影响疗效，甚至会导致出血。

（3）每条曲张静脉结扎 1 ~ 2 点即可。

（4）如遇到红色征或黏膜表面有糜烂，尽量避开，在其远端结扎，否则宜导致术后出血。

（5）如遇到吸引不利，视野不能变红往往是由于外套柱贴黏膜壁过紧，此时适当退镜或调整内镜前端方向可见视野突然变红，便于理想结扎。

（6）密集结扎术：即在每条曲张静脉套扎 3 ~ 4 点以获得较高的曲张静脉消失率。溃疡发生率增多，但曲张静脉消失率有所提高。

（7）低蛋白血症及血糖持续居高不下者，应择期治疗，否则术后近期出血率高。

（8）伴有重度胃底曲张静脉破裂出血者，不宜单纯进行食管静脉曲张结扎治疗，应采用联合治疗。

（9）硬化治疗术后患者及残存细小静脉曲张者，不宜首选结扎治疗。

（四）疗效判断

1. 活动性出血控制的判断

内镜结扎术后，吸尽食管腔内的血液，见无持续出血，术后 72 h 内无新的上消化道出血证据，表示活动性出血已控制。

2. 食管静脉曲张根治的判断

食管末端 5 cm 内及胃近端 1 ~ 2 cm 内无曲张静脉残留者，可判断为根治。

3. 远期疗效

采用内镜结扎治疗食管静脉曲张出血进行较长期的追踪，对再出血的频率、静脉曲张的复发和存活率进行研究已受到重视。EVL 术后静脉曲张复发率较高，达 35% ~ 47%，故往往需要 2 ~ 3 次结扎治疗方才可达到曲张静脉消失的目的。有少数患者即使连续 3 ~ 5 次治疗，亦很难达到曲张静脉消失之目的。

曲张静脉回缩情况以术后第 3 周最佳，侧支循环于术后 4 周开始建立，12 周时程度最重。所有 EVL 术后静脉消失不理想或术后复发率高的患者，大多是由于食管壁内深层静脉扩张或交通支的缘故。

术后单纯用胃镜复查食管静脉曲张之变化，判断治疗效果及预后有一定的局限性。看不到食管壁内深层静脉曲张的情况。对伴有食管壁深层静脉扩张或伴有交通支形成的患者单纯结扎治疗效果不理想。应改用食管静脉曲张硬化疗法或硬化与结扎并用联合治疗可收到良好的效果。微探头超声胃镜在食管静脉曲张治疗的临床应用，对选择食管静脉曲张的治疗方案及判断预后有一定的指导意义。

（五）并发症

动物实验及临床研究表明，由于结扎术后食管肌层是完整的，因而该治疗是安全的，并发症发生率较低。

1. 会咽 - 食管保护管置放相关并发症

此并发症主要包括食管撕裂伤及出血，挤压伤、食管静脉破裂出血及食管穿孔。导致食管静脉破裂出血的原因有两种：①保护管置入过程中直接损伤。②咽道管插入食管上段后，压迫曲张静脉使食管中段曲张静脉回流受阻，压力升高，导致破裂出血。使用扩张器置放保护管，较经内镜置放可以降低上述并发症的发生率，使用多连发结扎器则无此类并发症。一旦发生食管黏膜下损伤和食管穿孔，应终止进行内镜结扎治疗，必要时进行对比剂的食管造影，进一步证实有无黏膜下损伤，有无对比剂渗入纵隔现象，及有无纵隔气肿和颈部皮下组织积气。否则，应立即禁食、输液、抗生素治疗，并严密观察，必要时请胸科会诊，以便及时手术处理。

2. 结扎治疗相关并发症

此并发症主要包括：①胸痛：发生于术后 2 ~ 3 d，持续 2 ~ 3 d 后自行缓解，一般不需特殊处理。

②急性食管梗阻或出血：因结扎的曲张静脉阻塞食管腔而致狭窄，过早进非流质食物使结扎球过早脱落致出血。③食管瘢痕狭窄：因反复结扎脱落形成溃疡，愈合后瘢痕形成，导致食管狭窄。

（六）术后处理

（1）术后严密检测患者血压、脉搏及一般情况。术后不用鼻胃导管。

（2）术后禁食 72 h，以防结扎圈因进食过早脱落致大出血，禁食期间予以补液静脉营养支持。72 h 后可进流食，逐渐过渡到软食。

（3）结扎术后患者可出现短时间的胸骨后疼痛和吞咽不适，持续 2 ~ 3 d 可自行缓解，一般不需特殊处理。

（4）并发曲张静脉破裂出血，应改行硬化止血或栓塞止血。

（5）食管撕裂及出血可试用金属夹子钳夹止血。

（6）食管狭窄采用"内镜扩张术"或"Savary-Gilliard 扩张器扩张"。

（7）食管穿孔可采用手术或保守治疗。

（8）结扎团块 4 ~ 10 d 开始坏死，随后坏死组织腐脱、橡皮圈脱落，遗留基底部白色深 1 ~ 2 mm、直径 10 ~ 12 mm 的圆或椭圆的浅溃疡，2 ~ 3 周后覆盖上皮组织修复。故结扎后应休息 12 ~ 14 d 再行下一次结扎，直至曲张静脉根治，如经过 4 次结扎治疗仍见到二度曲张静脉，则应改换或联合使用硬化术。曲张静脉根治 1 ~ 2 年内应每 3 个月复查一次内镜，若有静脉曲张复发，即予以再结扎直至根治，随后 6 ~ 12 个月内镜随访一次，3 年后终生内镜随访，每年一次，只要发现食管曲张静脉就进入根治性结扎治疗，使之终生内镜随访。

四、硬化治疗

内镜下静脉曲张硬化疗法（endoscopic variceal sclerosis，EVS）的原理是使用注射局部黏膜和曲张的静脉发生化学性炎症，曲张的静脉内血栓形成，2 周后肉芽组织逐渐取代血栓，3 个月后肉芽组织逐渐机化，静脉周围黏膜凝固坏死形成纤维化，增强静脉的覆盖层，从而防止曲张静脉破裂出血，同时可以消除已经出现的曲张静脉。

（一）适应证

（1）急性食管及结合部曲张静脉出血，须立即止血。

（2）食管静脉曲张出血的间歇期。

（3）既往曾接受分流术或脾切除术后再出血。

（4）重度食管静脉曲张，有出血史者，全身情况不能耐受外科手术。

（5）结扎治疗术中并发大出血，可以快速盲目的再结扎，但成功率低，如再结扎失败，应立即改为硬化治疗。

（6）既往无曲张静脉出血史的患者，预防性内镜硬化治疗是相对适应证。

（二）禁忌证

（1）二度以上胃底静脉曲张。

（2）长期用三腔二囊管压迫可能造成较广泛的溃疡及坏死，EVS 疗效常不满意。

（三）手术方法

1. 硬化剂

有关硬化剂的选择和用量目前尚无统一规范，理想的硬化剂应是组织反应轻，黏度小并能迅速形成血栓，能收缩血管，引起无菌性组织坏死。常用的有：① 1% 乙氧硬化醇：本品较为理想，其特点是硬化剂效果可靠，局部及系统不良反应小，本品每点注射 1 ~ 2 mL，一次总量为每点 4 ~ 6 mL，一次总量不超过 20 mL。② 5% 鱼肝油酸钠：使用也较为普遍，注射量为每点 4 ~ 6 mL，一次总量不超过 20 mL。③ 5% 油酸氨基乙醇：本品刺激性较小，目前也较广泛采用，注射量每点 2 ~ 3 mL，一次总量不超过 25 mL。④ 0.5% ~ 1.5% 硫酸（sodium teradecylsulfate，STD）：每点注射 5 mL 左右，本品注射 5 mL 左右，本品组织损伤较大，已较少使用。

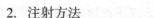

2. 注射方法

注射方法有三种，曲张静脉内注射、曲张静脉旁注射和联合注射。对小的曲张静脉做血管内注射，对大的曲张静脉采取联合注射法，即先注射在曲张静脉旁，以压迫曲张静脉使其管腔缩小，随后再行静脉腔内直接注射使之闭塞，因为纯静脉内较大量注入硬化剂可能导致系统不良反应，而只产生有限的局部作用。具体操作方法根据曲张静脉程度选择。

（1）曲张静脉硬化法：①常规内镜检查上消化道，排除其他病灶出血，记录食管静脉曲张的程度及范围，内镜对准食管－胃接合部以上 2 cm 的食管下段曲张静脉。②插入内镜注射针（针头处于套管内）并伸出镜端约 1.0 cm，使其前端对准待硬化的曲张静脉。③伸出注射针头，直接穿刺静脉，采用"运动注射法"，即在注射过程中不断做注射针的小幅度出入运动，目的是使硬化剂能够渗入静脉周围，高压快速推入 2 ~ 3 mL。

（2）二度 ~ 三度曲张静脉硬化法：①前两步同一度曲张静脉硬化法。②使食管腔足够充气，直视下伸出针头并迅速穿刺入曲张静脉旁的黏膜下。③采用"进针注射法"，即针头浅刺黏膜后即同时注射硬化剂，一边穿刺进针，一边缓慢推注硬化剂，注射量以使局部在镜下出现灰白色黏膜隆起为准，一般每点注射 1 ~ 2 mL，同样手法注射曲张静脉的另一侧。④在已被硬化的曲张静脉两旁注射针眼之间，直接穿刺曲张的静脉，在静脉腔内注入 1% 乙氧硬化醇。

（3）食管壁硬化法：每次曲张静脉硬化治疗后，对可见的食管下段静脉柱之间的黏膜采用"进针注射法"硬化食管壁。使镜下见灰色隆起。此法对提高治疗的长期效果、预防新生曲张静脉的形成和出血是十分必要的。

（4）镜下柱状出血硬化止血法：首先从出血点的远侧（胃腔侧）开始，环绕出血点静脉内、静脉旁注射止血是十分必要的。

（5）择期重复内镜硬化治疗：重复 EVS 治疗操作简单，损伤较小，且不影响肝功能，虽不一定能改善远期生存，但确能根除食管曲张静脉。是出血间歇期预防再出血的唯一有效途径。曲张静脉是通过连续多次的注射才能完全消失。重复治疗应在 1 ~ 2 周后施行，直至曲张之静脉完全消失或只留白色硬索状血管为止，这一点至关重要，实验及临床报告，多次注射者，病理性炎症及血栓明显，但不宜过频（< 1 周），间期过短止血效果不佳，不良反应发生的频度和严重不良反应的发生都要多。多数病例施行 3 ~ 5 次治疗可以使可见曲张静脉根除，第一次复查胃镜应在根除后 4 周，此后 1 ~ 2 年内每 3 个月内镜随访一次，随后 6 ~ 12 个月内镜随访一次，3 年后终生内镜随访每年一次，每次随访内镜只要有可见的曲张静脉消失，长期系统内镜随访是硬化治疗的基本环节，其目的在于通过反复注射完全消除可见的曲张静脉，使食管黏膜下层组织纤维化，从而降低晚期再发出血率。

（四）疗效判断

近 10 年来的前瞻性对照观察，EVS 急诊止血疗效为 75% ~ 94%。经过重复治疗的病例，再出血率明显减少，硬化组再出血率为 8% ~ 43%，对照组为 27% ~ 75%。大约 10% 的患者曲张静脉未根除之前持续出血，对于这些 EVS 无效的患者应及时采取其他的治疗反复，通常推荐外科分流或断流手术。

影响疗效的因素：①硬化剂注射次数：多数认为注射 4 次以上疗效好。②硬化治疗的时机：食管静脉曲张出血尤其是大出血的患者择期 EVS 术，较紧急 EVS 术效果好，且较安全。③肝病的严重程度：Sauerbruch 报道 96 例 EVS 术前瞻性研究证明预后与肝病严重程度密切相关，硬化剂治疗后 1 年生存率 Child A 级患者 100%，B 级 82%，而 C 级 38%。

EVS 术存在的主要问题是门脉高压症持续存在，曲张静脉终将复发或再出血，患者需终生随访、重复内镜检查或硬化治疗。

（五）并发症

发生率为 10% ~ 33%。其中 1/3 为严重并发症，病死率为 0 ~ 2.3%。

1. 出血

对穿刺点渗血，可用镜身或肾上腺素棉球压迫，一般就可止血，注射后几日再出血，主要是穿刺痂皮脱落，黏膜糜烂溃疡所致，溃疡引起出血大部分为渗血，用热凝、电凝等方法有时难以控制，常用止血夹子来控制出血。持续较大的出血来源于破裂的曲张静脉,最好的办法是使用组织黏合剂栓塞静脉,或再次行EVS术以控制出血。气囊压迫止血可使穿孔危险增大,应尽量减少使用。

2. 溃疡

溃疡发生率为22%~78%,有浅溃疡和深溃疡两类,一般多无症状,可在3~4周内自愈。发生原因与硬化剂的刺激性、注射次数、硬化剂黏膜下泄漏程度有关,大而深的溃疡可能并发出血,可予抗溃疡及止血药物治疗。

3. 穿孔

穿孔发生率通常很低,约<1%,可因注射针头过粗或过长、过深注射使硬化剂引起食管肌层广泛坏死而穿孔。一旦发生,应立即胃肠引流,必要时胸腔引流,全胃肠外营养和抗生素联合保守治疗,小穿孔可以愈合,大穿孔病死率高达75%~100%,操作中应高度重视。

4. 狭窄

狭窄发生率为3%,主要见于长期重复注射治疗的患者,血管旁注射法更易发生,系食管壁坏死过深的结果。早期在坏死愈合后,狭窄形成前,采用每周两次的单纯内镜扩张术,可以防止狭窄发生,后期对于已形成的狭窄可使用Savary-Gilliard扩张器进行扩张治疗,但最大扩张不宜超过12.8 mm,无须外科治疗。

5. 其他

如胸骨后疼痛、吞咽哽噎感、发热等较为常见,一般在术后2~3 d内自行消失,无须处理。此外尚可发生菌血症、吸入性肺炎、胸腔积液、脓胸、颈部气肿、纵隔炎、食管旁脓肿等。尽量用短的注射针(<5 mm)、尽量采用血管内注射法、及时应用抗生素可预防此类并发症的发生。

(六)术后处理

(1)密切检测患者的血压、脉搏及一般情况。

(2)禁食、补液1 d,此后温流质饮食2 d,一周内半流食,逐渐在8~10 d内过渡到软食。

(3)术后卧床休息1~2 d,然后可起床进行轻微的活动,原则上还是多卧床少活动,更忌做下蹲、屈身弯腰等较大的活动。

(4)酌情使用抗生素。特别是对一般状况差,有重要全身疾病和(或)有吸入可能者。

(5)口服黏膜保护剂。

五、栓塞治疗术

1981年,Gotlib首先使用了组织黏合剂(Histoacryl)行内镜下栓塞治疗术。组织黏合剂即N-J基-α-腈基丙烯酸酯,是一种快速固化的水溶性制剂,静脉注射后与血液接触能在几秒钟内发生聚合反应、硬化,迅速堵住出血的食管曲张静脉或胃曲张静脉。目前有学者认为栓塞疗法为食管静脉曲张活动性出血首选方法,也是胃静脉曲张出血内镜治疗唯一可选择的有效措施。

(一)适应证

组织黏合剂注射法的原理与硬化疗法是相似的,因而其适应证也基本相同,且可用于胃底静脉曲张的治疗,故较硬化治疗适应证更为广泛。

(1)急性活动性食管和胃底曲张静脉出血期,有人主张作为首选。

(2)三度红色征(+)的食管静脉曲张。

(3)二度以上的胃底静脉曲张。

(4)结扎治疗和硬化治疗术中并发大出血者。

(二)禁忌证

同一般内镜检查的禁忌证。

微信扫码
- 临床科研
- 医学前沿
- 临床资讯
- 临床笔记

(三)术前器械准备

1. 内镜

选择同硬化治疗,为了预防黏合剂与内镜前端黏合造成内镜损害,使用硅油涂抹内镜前端蛇骨管部位及镜面,形成硅油保护层。工作通道也应吸入硅油,使工作通道腔面内面形成硅油保护膜。

2. 注射针

不同于硬化治疗，适用于栓塞治疗的注射针头工作长度为 7 mm，直径 0.7 mm，注射针内芯塑料管长度 180 cm，直径为 4 F，过长的内芯导管将明显增加栓塞剂注射过程的难度。胃底曲张静脉栓塞时，针头可略长出 1 ~ 2 mm。注射前先用蒸馏水检查注射针是否通畅，同时计量注射针内芯容量，通常长 180 cm，外径为 4 F 的塑料导管内芯容量为 0.7 mL。检查注射针确实通畅后向内注入少许脂溶性碘剂，然后将其排出，目的是使 Liplodol 在针芯内层管壁形成一层膜，以防止组织黏合剂过快凝固。

3. 栓塞剂

目前广泛使用的栓塞剂为组织黏合剂——组织丙烯酸酯是氰基丙烯酸类高分子化合物的一种，由于其具有长烷基链的特点，因而组织毒性低，少量使用不会造成人体中毒反应。其为水溶性液体，空气中生理盐水环境下，20 s 完全固化，遇血则立即发生固化，因此限量情况下，将其直接注射到局部曲张静脉栓塞，不至于产生系统静脉栓塞的不良反应。为防止 Histoacryl 在注射针内芯导管内很快固化而黏堵住管腔，无法注射到曲张的静脉腔内，临床应用时主要采用两种方法：①稀释法：将 Histoacryl 与 Lipiodol 以 0.5 mL：0.8 mL 比例的注射器内混合备用，总量为 1.3 mL，其聚合时间可延长至 20 s。②"三明治夹心法"：即生理盐水 1 mL，Histoacryl 0.5 mL，生理盐水 0.5 mL，稀释的目的在于可以减缓组织黏合剂过快凝固，混合脂溶性碘剂可便于进行 X 线透视及拍片。与 Histoacryl 不同的是 D-TH 液采用"原液法"（即不做任何稀释注射），操作方便。目前临床上多采用稀释法。

4. 其他准备

装有混合液的注射器和备好的注射针分别放置于工作台备用，另备数个 2 mL 注射器，抽满蒸馏水，用于冲刷掉注射针管内残余的黏合剂及冲洗注射针。由于组织黏合剂的黏合性很强，每个操作者都应戴上保护眼镜，以防高压推注时不慎溅入眼睛。

（四）术前患者准备

患者的眼睛应采取保护措施，其余同结扎治疗术。

（五）操作方法

（1）常规内镜检查确定排除其他原因出血，寻找合适的注射部位，出血间歇期选曲张静脉最隆起点为注射部位，出血活动期注射部位以曲张静脉的部位不同而不同，食管曲张静脉尽可能于出血点或其近侧（近贲门侧）注射，结合部曲张静脉接近贲门出血点注射，当出血点直接注射困难时，可在出血点旁最容易注射处进针，胃底曲张静脉尽可能接近出血点注射，如不可能，可在出血点旁穿刺破裂出血的血管。

（2）插入备好内镜注射针（此时针头退入外管内），用注射针外管前端触探静脉，以判定确实为曲张静脉，并最后确定针头穿刺部位。

（3）将备好黏合剂混合液的注射器与注射针尾相连。

（4）注射针外管前端恰好接触注射部位，伸出针头并使之穿刺入血管腔内，应尽可能避免静脉旁过深注射至食管肌层，因为静脉旁组织黏合剂注射时会导致严重的局部黏膜深溃疡。

（5）快速、强力推入黏合剂混合液。三度食管曲张静脉从贲门到食管中段，每点注射 0.5 mL，最大量不超过 1.0 mL，一度胃底曲张静脉每点注射 0.5 mL，二度至三度胃底曲张静脉每点注射 1.0 mL，每根曲张静脉注射 2 ~ 3 点。于选择的被穿刺部位准确地进行静脉腔内注射组织黏合剂是栓塞技术的关键，如静脉旁黏膜下注射则出现蓝灰色黏膜隆起，而准确注入静脉腔内则无此现象，应尽可能绝对避免静脉旁注射，以免导致严重的局部黏膜深溃疡。

（6）快速更换注射器，注入 0.7 ~ 1.0 mL 蒸馏水（内镜注射针内芯容量），以确保所有黏合剂完全注入曲张静脉内，随即可见活动性出血立即停止。

（7）迅速将注射针头退入注射针外管内，并使整个注射针前端于食管腔中央向前插入，使针端远离镜面，以确保内镜镜面不被粘住。一次注射后至少 20 s 内避免吸引，以防从充血点注射部位漏出的未凝固的黏合剂被吸入内镜工作通道造成管腔阻塞。已经凝固的黏膜如被吸入工作通道，需要立即退出内镜，使用内镜刷清除。

（8）20 s 之后再以相同的方法进行其他部位的栓塞治疗。

（9）制订栓塞治疗计划：①食管曲张静脉出血急性期栓塞止血后，对其他可见的曲张静脉同时进行硬化治疗或结扎治疗，并进入根除治疗计划。三度红色征时，局部栓塞后，小的曲张静脉同时进入根除治疗计划。②接合部曲张静脉出血急性期栓塞治疗止血后，第 4 天随访，如有曲张静脉，可进行再次栓塞或配合硬化治疗。③胃底曲张静脉出血急性期栓塞止血后，对其他的曲张静脉也同时进行栓塞，术后第 4 天进行第一次内镜随访，确保是否有未被栓塞硬化的曲张静脉，如有则再次栓塞治疗，此后每周复查内镜一次，并视情况决定是否栓塞治疗，直到所有曲张静脉被完全栓塞。

（六）并发症

1. 大出血、食管狭窄、溃疡及穿孔

主要原因是栓塞技术错误和用量过大，技术的关键是掌握快速准确的静脉腔内阻塞，静脉旁、黏膜下或过深食管肌层注射及过量注射，是造成上述并发症的根本原因。一旦发生，同硬化剂并发症的治疗。

2. 异位栓塞

如单次注射组织黏合剂混合液的量不超过 1.0 mL，则无造成系统栓塞的危险。

（七）术后处理

（1）术后常规处理同硬化剂治疗。

（2）栓塞治疗期间应停止使用所有制酸剂，因为胃内低酸环境易诱发感染。

（3）注入的组织黏合剂本是一种异物，但在食管或胃壁内存在一至数日而不会造成任何出血或其他不良反应，以后逐渐被排入食管、胃腔内，必要时可以通过内镜异物取出方法加以取出。

第二节　非静脉曲张性上消化道出血

非静脉曲张性上消化道出血是临床上常见的类型，原因众多，常见的有溃疡、炎症、黏膜病变、黏膜撕裂、肿瘤及内镜治疗后出血，其中以消化性溃疡最常见。

分类：根据临床表现分类分为活动性出血、自限性出血和慢性出血。内镜下表现分类：目前世界范围内较为广泛应用的是改良 Forrest 分类法。

Forrest 分类法：

Forrest Ⅰ：活动性出血。

Ⅰ a：喷射性活动性出血（动脉性）。

Ⅰ b：渗出性活动性出血（静脉性或微小动脉性）。

Forrest Ⅱ：近期出血性病灶（黑色基底血块附着，突起血管）。

Ⅱ a：有"可见血管残端"。

Ⅱ b：无"可见血管残端"。

Forrest Ⅲ：单发病灶但无近期出血迹象。

对于消化道出血，传统的方法是药物或急诊手术止血，药物止血失败者也转为手术治疗。随着内镜技术的发展，内镜止血已成为目前消化道出血治疗的首选方法。

一、药物喷洒止血

1. 适应证及禁忌证

（1）适应证：①局限性的较表浅的黏膜面糜烂或溃疡面出血。②贲门黏膜撕裂。③内镜下黏膜活检术后及息肉切除术后出血。

（2）禁忌证：①弥漫性黏膜病变。②巨大血管瘤出血。③应激性溃疡。④食管、胃、肠滋养动脉破裂出血。

2. 术前药物准备

（1）去甲肾上腺素溶液：可收缩局部血管，浓度为 8 mg/100 mL，每次用量 20 ~ 40 mL，最多 100 ~ 200 mL。可用冰盐水来配制，收缩血管效果更好。

（2）凝血酶：直接作用于局部出血部位中的纤维蛋白原，使其成为纤维蛋白，加速血液的凝固达到止血。浓度 400 U/mL 为宜，临用时新鲜配制。

（3）孟氏液（Monsell）：即碱式硫酸亚铁溶液，系硫酸亚铁经硫酸和硝酸处理后加热制成，是一种强烈的表面收敛剂，遇血后使血液发生凝固，在出血创面形成一层棕黑色、牢固黏附在表面的收敛膜，5% ~ 10% 浓度最适宜，用量 20 ~ 40 mL。动物实验结果表明，Monsell 溶液能收缩出血灶周围组织的血管，甚至使血管痉挛使出血减少或停止，并有促使血液凝固的作用。本品主要用于溃疡边缘渗血、出血、糜烂性胃炎、息肉摘除术后表面渗血等，对动脉喷射性出血效果较差。本药可使胃肠道平滑肌强烈收缩，剂量过大时患者可有腹痛和呕吐等不良反应，个别患者由于食管和喉头痉挛，以致胃镜拔出困难。

3. 操作方法

（1）常规急诊内镜检查。

（2）先清除血凝块和胃肠内潴留液，暴露出血部位，自活检孔道插入冲洗管，直视下向出血病灶喷洒止血药，出血停止后退镜。

二、局部注射止血

20 世纪 70 年代初期，Soehendra 首次将内镜注射止血技术应用于临床，目前已成为治疗内镜基本技术之一。

（一）适应证

（1）溃疡面显露的小血管出血。

（2）贲门黏膜撕裂综合征。

（3）Dieulafoy 病变出血。

（4）局限性血管畸形出血。

（5）胃肠道早期癌或息肉内镜下切除术后出血。

（二）禁忌证

（1）广泛损伤性出血，如弥漫出血性胃炎、广泛的血管畸形、结肠血管发育不良。

（2）大而深的十二指肠球部和胃溃疡并出血。

（三）操作方法

1. 器械

内镜注射针，主要有金属和塑料注射针两种，塑料注射针较金属注射针更为实用，且易清洗消毒，目前还有一次性塑料注射针，实用更方便、安全。塑料注射针有外径 5 F（1.59 mm）和 7 F（2.23 mm）两种，分别适合于工作通道为 2.8 mm 和 3.7 mm 的内镜。注射针的外径 0.5 mm，长度应小于 7 mm，以防发生穿孔，针尖的斜坡面（马蹄面）应小。注射针管应可选用 1 mL、2 mL 或 5 mL 注射器，使用前应常规检查注射针头是否通畅。如注射油性或高黏度药液时，可用高压注射手枪。

2. 药物准备

（1）高渗盐水 – 肾上腺素溶液（hypertonic saline–epinephrine，HS–E）：该溶液止血机制为肾上腺素有强力的血管收缩作用，而高渗钠可延长作用时间。肾上腺素局部作用的时间，并使黏膜下组织肿胀，使血管发生纤维化变性及血管内血栓形成。局部注射 HS–E 液后，胃壁局部血流缓慢，有利于止血。为预防溃疡形成，该溶液配制为 1.5%NaCl 溶液 20 mL 加 0.1% 肾上腺素 1 mL，为了减少疼痛还可酌情加入 2% 利多卡因。

（2）1∶10 000 肾上腺素配制法：为 1 mL（含 1 mg）肾上腺素加生理盐水至 10 mL。

（3）95% ~ 100% 无水酒精：注射于出血的周围或基底部，可使其脱水、固定，引起血管收缩、管壁坏死或血栓形成达到止血目的，同时尚有刺激局部组织修复的作用。

（4）1% 乙氧硬化醇：可使局部组织水肿，出血灶周围压力增高，压迫血管，血管内血栓形成。

（5）高渗盐水或生理盐水：注射于出血血管的周围或基底部，使黏膜下组织肿胀，压迫血管，达到止血的目的。高渗盐水浓度多为 15% ~ 20%，总量 3 ~ 5 mL，生理盐水量为 10 ~ 20 mL。

3．操作方法

（1）根据出血部位选择使用前视或前斜视治疗内镜，有抬举器更好。

（2）常规插入内镜，行消化道急诊内镜检查，发现活动性出血灶后用蒸馏水冲去渗血。

（3）从活检管道插入注射针，注射针伸出内镜前端 3 cm 左右，以免伸出过长使操作失控，伸出过短使刺入部位发生裂伤。

（4）注射针头刺入出血灶应保持45°角，以免角度过大使针头刺入太深，过小使针头刺入太浅，针头刺入出血灶的深度一般是 3 ~ 5 mm，使针头刺入黏膜层、黏膜下层而不会进入肌层引起坏死、溃疡、穿孔。

（5）在距离出血病灶 1 ~ 2 mm 处分为 3 点 ~ 4 点注射，每点注射的量依止血药物的种类不同而不同。1：20 000 去甲肾上腺素和 HS-E 每点注射 1 ~ 2 mL，总量 5 ~ 10 mL。1：20 000 肾上腺素每点注射 0.5 mL，总量不超过 10 mL。无水酒精每点注射 0.1 ~ 0.2 mL（最好使用皮试注射器），注射速度应 < 0.2 mL/s，总量不超过 1.2 mL，以免引起黏膜坏死。凝血酶注射总量 10 ~ 15 mL，1% 乙氧硬化醇注射总量不超过 5 mL。

4．注射技术

（1）溃疡性出血：采用 3 种方式：①溃疡基底部直接注射。②出血血管周围注射。③可见血管直接注射。首先推荐单纯去甲肾上腺素注射，次选去甲肾上腺素 + 乙氧硬化醇联合注射，即在溃疡基底部黏膜下层环绕血管直接注射 5 ~ 10 mL 肾上腺素稀溶液，待上述部位出血停止后，视野清楚情况下，再注射乙氧硬化醇，以加强止血作用。

（2）贲门黏膜撕裂综合征：沿撕裂黏膜的边缘逐点注射，如见出血点或有血管残端，应直接进行出血点部位注射止血，最常使用的止血剂是 1：20 000 肾上腺素。

（3）内镜治疗术后出血：最常见的是息肉切除术后及十二指肠乳头切开术后出血，息肉切除术后出血常发生在粗蒂、广蒂或无蒂大息肉，可在电凝切除术前预防性注射 1：20 000 肾上腺素于息肉蒂基底部中央 3 ~ 5 mL，注射量不宜过多，以免影响息肉切除术。息肉切除后基底部少量渗血，注射方法同溃疡出血，环形局部黏膜下注射 1：20 000 肾上腺素，如基底部动脉性出血或可见血管残端则不宜采用注射止血术，应选用止血夹钳夹止血。

5．退镜

注射后观察数分钟，也可在内镜直视下用冰盐水冲洗血凝块以判断止血效果，必要时可补充注射，确认无新鲜出血后退镜。

6．并发症及处理

可能发生的并发症如下。

（1）局部并发症：注射高渗盐水、酒精及乙氧硬化醇时，可发生注射后疼痛，而且过量过深注射时将导致注射局部黏膜坏死，如超过正常量大剂量，坏死将扩大，最终发生穿孔。坏死面如并发活动性出血常需手术。

（2）全身不良反应：肾上腺素吸收可导致心动过速或血压明显升高，但发生率很低，预防措施是降低注射浓度、减少注射量。对原有心血管疾病的患者慎用去甲肾上腺素及肾上腺素稀释液注射。

三、金属钛夹止血术

金属夹子钳夹止血法是近年来国外开展的一种有效的内镜止血方法，其基本原理是利用特制金属夹止血，经内镜活检孔插入内镜，对准出血部位，直接将出血的血管或撕裂的黏膜夹持住起到机械压迫止血及"缝合"的作用，特别是对非静脉曲张性急性活动性出血及可见血管残端是一种简便有效的立即止血和预防再出血发生的方法。

（一）适应证及禁忌证

1．适应证

（1）急慢性消化性溃疡出血，直肠孤立性溃疡出血。

（2）贲门黏膜撕裂综合征。

（3）Dieulafoy 病。

（4）非门脉高压性胃底静脉瘤并急性大出血。

（5）肿瘤出血——血管残端可见性出血。

（6）内镜治疗术后出血如组织活检后出血、息肉切除术后出血、黏膜切除术后出血。

（7）带蒂息肉切除前预防出血。

（8）直径＜ 0.5 cm 的穿孔并出血。

2. 禁忌证

（1）直径＞ 2 mm 的动脉性出血。

（2）溃疡大穿孔合并出血。

（3）弥漫性黏膜出血。

（二）术前准备

器械准备如下。

1. 持夹钳

由操作部、外管、内管及金属夹钩 3 部分组成。且均有旋转装置，用于钳夹前调整金属夹方向。根据所需内镜的长度及活检孔道不一样，其长度和外径亦不一样。

2. 金属夹

根据夹臂的长度不同分为标准型、长夹子及短夹子 3 种类型。又根据夹子臂之间的夹角分为 90°、135° 两种类型。根据用途又分为止血夹子和病变标记夹子。

（三）方法

（1）常规插入胃镜，寻找出血灶，并明确部位，暴露清晰血管断端。

（2）从内镜工作钳道插入安装好的止血夹系统，在术者指导下，助手持止血夹持放器，向后移动手柄部的塑料管关节，使止血夹伸出显示视野中。若出血部位特殊，如胃底部，首先伸直内镜前端使止血夹伸出镜端，再反转或较大角度弯曲内镜前端。

（3）适当向后移动手柄部内芯线滑动柄，止血夹张开度将达到最大（1.2 cm），继续向后移动，止血夹将逐渐缩小张开度，缩小的程度与向后移动的距离成正比。根据病灶的大小决定选择止血夹的张开度，如夹子张开度过小，不能适应钳夹止血。

（4）助手通过顺时针方向旋转止血夹手柄部的方法调节钮或新型持放器的旋转齿轮，以调整前端止血夹方向。

（5）当止血夹的张开度和方向恰好与钳夹目标相适应时，术者推进止血夹，使张开的止血夹尽量垂直接触出血部及部分周围组织，此时助手用力使内芯线滑动柄向后滑动，套锁止血夹，当听到"喀嗒"声说明夹子已完全合拢。

（6）推动内芯线滑动柄，使内芯线前端小钩脱离止血夹连接柄，退出止血夹持放器，操作完成后认真观察结扎是否牢固，是否确实有效止血。结扎止血的数量，可根据病灶大小，长度而定，一次可使用一至数个止血夹。

四、电凝止血术

高频电流通过人体会产生热效应，使组织凝固、坏死，达到止血目的。

（一）适应证及禁忌证

1. 适应证

溃疡病出血、局限的胃黏膜糜烂出血、胃肠息肉切除术后出血、贲门黏膜撕裂综合征、小血管畸形出血。

2. 禁忌证

弥漫性胃黏膜糜烂出血、深溃疡底部出血。

（二）术前准备

同常规内镜检查，并于术前肌注安定 10 mg 及丁溴东莨菪碱（解痉灵）20 mg，以减少胃肠蠕动及恶心、呕吐等反应。对出血量较大的患者，先纠正低血容量状态，如胃内有大量积血，应插入较粗的胃管将积血抽净并冲洗，以便易于暴露出血病灶。

（三）操作方法

（1）常规插入内镜，发现出血病灶后，用生理盐水冲洗病灶表面血凝块，充分暴露病灶，尤其是出血血管更应暴露清晰。

（2）检查高频电发生器及各种电极连接有无故障。

（3）插入相应的电凝电极探头，探头正面对准出血病灶，轻轻按压在出血病灶中心部位，运用单纯凝固波形电流，电流指数为 3 ~ 4，通电时间为 2 ~ 3 s，确认出血停止后退出内镜。

（4）轻轻撤离电凝器，对病灶适量注水，观察 1 ~ 2 min，确认出血停止后退出内镜。

（四）疗效判断

一般来说，高频电凝止血的疗效可达 80% ~ 90%，单极电凝止血较多极电凝止血成功率更高，首次止血成功率为 97%，第 2 次电凝的成功率为 94%。多极电凝止血取消了对极板，电流的热能仅作用于每对电极间组织，凝固坏死的范围小，局限于表层，对深层组织影响不大，首次止血率可达 94%，但再出血率较高达 19%，但 Laine 证实，在无隆起血管溃疡组，MPEC 治疗使再出血率、急诊手术率、住院时间及医疗费用都明显降低。

（五）并发症

1. 穿孔

穿孔发生率为 1.8%，多发生于单极电凝止血，因其通电时难以预测管壁损伤程度及深度，一旦发生即按急性胃肠穿孔常规处理。

2. 出血

单极电凝探头可能与凝固组织粘连，导致黏膜撕裂，引起继发性出血。为预防并发症的发生，电凝强度不能过高，通电时间不能太长，电凝创面不要过大，术后还要给予口服肠道抗生素、止血剂、黏膜保护剂，并给予半流质饮食，以促使电凝创面愈合。

五、微波止血术

微波止血术也是一种温热凝固疗法，它是利用电磁波产热来达到治疗目的，微波治疗可使组织的极性正负离子在瞬间产生局部高速震荡，从而产生高温，使蛋白凝固，达到止血目的。微波所引起的局部组织升温程度远不如高频电凝所引起的那么高，一般不超过 100℃，与高频电凝止血术相比更加安全，其适应证同电凝止血术。

操作方法：常规插入内镜明确出血部位及性质，将微波电极经内镜活检孔插入，针头电极伸出内镜前端 2 ~ 3 mm，瞄准出血病灶，将电极插入出血灶黏膜内 1 ~ 2 mm，选择辐射功率 30 ~ 50 W，通电时间 10 ~ 15 s 进行辐射，辐射后病变表面即刻出现白色凝固斑或呈棕黑色。病变范围大者，可更换部位，反复辐射凝固，直至出血停止。内镜直视观察数分钟，确定未再出血后推出内镜。注意电极拔除前通过离解电流，使电极与组织分离，缓慢将电极拔出，以免撕伤组织再致出血。

该方法可使直径 3 mm 的血管凝固，其疗效评价不一，Tabuse 等报告虽然微波治疗的首次止血率为 100%，但有 21% 的患者发生再出血。

六、热探头止血术

热探头（heater probe，HP）是一种接触性探头，可以压迫出血的血管阻断血流，然后供热闭塞血管，起到压迫和凝固血管的双重止血作用。热探头为一中空的铝制圆锥体，内有线圈，顶端表面涂有聚四氟乙烯层，探头将电极能转变为热能，温度可达 150℃，传导到组织表面，使组织脱水，蛋白凝固，血管萎缩而止血。探头上带有间歇水喷头，可同时灌洗，以清除血液和其他组织碎屑。

方法：常规插入内镜，发现出血灶或出血血管后，清洗病变表面的血凝块，在内镜直视下，将热探头对准出血灶，热探头轻轻压在出血灶或出血血管表面，加压要适中，切勿重压以免损伤组织太深而致穿孔。热探头与出血病灶接触要紧密，否则影响止血效果。然后通电进行热凝固，待病变组织颜色变苍白后注水使探头冷却，并与凝固组织分离，如仍有出血，可再重复几次，直至出血停止，观察数分钟，确认无出血后退镜。注意在热凝固止血后，热探头脱离凝固组织前应充分喷水，使探头冷却，确认与组织分离后再退出探头，否则因探头与组织粘连而撕脱组织导致再出血。

七、氩离子电凝止血术

氩离子电凝止血术又称氩离子束凝固术（argon plasma coagulation，APC）是一种非接触性电凝固技术，其原理是利用特殊装置将氩气离子化，将能量传递至组织起到凝固作用。APC术不仅用于治疗消化道出血，而且对早期癌肿、良恶性狭窄、息肉、血管畸形、Barrett 食管、糜烂性出血性胃炎等方面的治疗也有较好的疗效。

方法：在内镜直视下，先进镜观察出血病灶，然后经内镜钳道插入氩离子束凝固器导管，导管伸出内镜头端，直至病灶上方 0.3 ~ 0.5 cm，以每次 1 ~ 3 s 的时间施以氩离子凝固治疗后病灶表面泛白、泛黄甚至出现黝黑样变，氩离子凝固止血次数视出血病灶大小而定。APC 主要并发症有穿孔，发生率约4%，胃肠胀气也较常见，少见的有局限肉芽肿性炎性息肉形成。治疗食管疾病时可发生吞咽疼痛、咽下困难、食管狭窄、食管出血、胸骨后疼痛及发热等。

第五章 食管疾病

第一节 先天性食管疾病

先天性食管畸形可分为两大类：一类为食管本身的异常，包括食管缺如、食管重复、食管闭锁、食管蹼、食管狭窄、短食管、食管扩大和食管憩室等疾病；另一类为周围组织畸形对食管功能的影响，当然也常合并有多种器官（包括食管）的畸形，现分述如下。

一、食管缺如和短食管

（一）食管缺如

食管缺如是指食管全无，只见于畸胎。有的在正常食管位置有一纤维肌肉带，有时横膈下部的食管缺如，常合并其他严重畸形，此种患者常早夭亡。

（二）先天性短食管

先天性短食管是一种先天性畸形，极少见，占食管先天性畸形的 1.2%。出生时食管与胃连接处甚至胃的一部分位于膈肌之上。

1. 分型

可分为两种类型：第一种即食管短，并有进行性纤维性变导致食管内腔缩小。所以有咽下困难和反胃症状，症状常在出生后即开始；第二种食管无进行性纤维性变，故无食管狭窄症状，常在 X 线照片或尸检时偶然发现。此型在成人可有轻度咽下困难和胸骨后疼痛的症状，常放射至背部，此系胃酸反流至食管产生溃疡所引起。

2. 诊断

依靠 X 线及食管镜检查。X 线诊断要点有二：①贲门在横膈以上，不因患者站立或躺下而有位置变动。②食管短，食管和胃的交界处常在第七和第八胸椎部位，达不到横膈平面，缺乏膈疝患者的食管扭转迂曲，并有轻度狭窄现象。有的与膈疝仍不易鉴别，须赖于手术证实。食管镜检查可见：食管上段轻度扩张，狭窄上方有食管炎现象，亦可有溃疡，狭窄部较硬，食管镜不易通过，如能通过，在横膈上方可见胃黏膜皱襞。

3. 治疗

饭后或睡眠时采取右侧卧位，防止胃酸反流入食管造成食管溃疡。注意饮食，必要时在饭后服胃酸中和剂。食管轻度狭窄者可行扩张疗法。狭窄较重，用手术切除，行食管胃吻合术；食管过短，可行结肠代食管术。

二、先天性食管狭窄

先天性食管狭窄较少见，约占全部食管狭窄的 11.5%。先天性食管狭窄常是单一的，也有多发的。

狭窄的长度不一，介于 1 ~ 10 cm。狭窄程度轻重不同，管腔直径一般为 0.2 ~ 0.8 cm。狭窄部位常在食管中段或中下段。

1. 临床表现

症状的轻重和出现的时间与狭窄的程度有关。狭窄轻的可以终身无症状，或吃饭较正常人慢，非细嚼后不能咽下。较重的不能进固体食物。一般在 6 个月后加辅食时，才出现咽下困难，有呕吐，但无任何痛苦表现，呕吐物无酸味。重症患儿在出生数日或数周即有咽下困难，咽下时有呕吐、咳嗽和发绀等症状。有些较大患儿，狭窄上方食管扩张成囊状，充满食物，压迫气管或支气管，可发生喘鸣音，饭后可有暂时憋气和发绀。由于误吸，可反复发作气管炎和支气管肺炎。

2. 实验室检查

食管钡剂造影所见，多在食管中段或中、下段出现 1 ~ 10 cm 长的狭窄区。狭窄上方的食管轻度扩张，但不如后天性狭窄者明显。狭窄部呈细而不规则的充钡影，狭窄远端突然膨大而形成正常管腔。如狭窄部分短，且位于食管下端，则与贲门痉挛相似。

食管镜检查所见，狭窄上方的食管腔正常或轻度扩张。黏膜正常或轻度充血，狭窄部多为中等硬度的苍白色组织，亦可为红色而无黏膜被覆。中心部有环形狭窄孔，直径大小不等，一般为 0.2 ~ 0.5 cm。

3. 诊断

根据症状、食管造影和食管镜检查可以确诊。

4. 治疗

扩张疗法效果良好，一般多采用经口扩张法，即用右手持塑料探子，左手持吸引管，将探子头放在喉咽部，吸出咽部分泌物。在患儿恶心或吞咽时，探子可自行进入食管，缓慢通过狭窄区而进行扩张。此法不用食管镜，患儿痛苦小，器械设备简单，探子粗细不受食管镜的限制，方便易行。个别不易扩张的患儿，则需做胃造瘘术，再行循环扩张疗法。狭窄段长而较重者，则行狭窄段切除术和食管与食管，或食管与胃的吻合术。

三、先天性食管闭锁

先天性食管闭锁及食管气管瘘在新生儿期并不罕见，占消化道发育畸形的第三位，仅次于肛门直肠畸形和先天性巨结肠。高龄产妇、低体重儿易于发生。男孩发病率略高于女孩。过去患本病小儿多在出生后数天内死亡。近年来由于小儿外科的发展，手术治疗成功率日见增高。

1. 病因

胚胎初期食管与气管均由原始前肠发生，两者共用一管。在 5 ~ 6 周时由中胚层生长一瓣膜，将食管气管分隔，腹侧为气管，背侧为食管。食管先经过一个实变阶段，由管内上皮细胞繁殖增生，使食管闭塞。以后管内出现空泡，互相融合，将食管再行贯通成空心管。若胚胎在前 8 周内发育不正常，分隔、空泡化不完全可引起不同类型的畸形。有人认为与血管异常有关。前肠血流供应减少，可致闭锁。

2. 病理

食管闭锁常与食管气管瘘同时存在，约占 90%，极少数病例无瘘管。

可分 5 个类型。①Ⅰ型：食管上下两段不连接，各成盲端。两段间的距离长短不等，同气管不相通。可发生于食管的任何部位，一般食管上段盲端常位于 T_1 ~ T_4 水平，下段盲端多在膈上。此型较少见，占 4% ~ 8%。②Ⅱ型：食管上段与气管相通，下段呈盲端，两段距离较远。此型更少见，占 0.5% ~ 1%。③Ⅲ型：食管上段为盲管，下段与气管相通，其相通点一般多在气管分叉处或其稍上处。两段间的距离超过 2 cm 者，称 A 型；不到 1 cm 者，称 B 型，此型最多见，占 85% ~ 90% 或更多。④Ⅳ型：食管上下段分别与气管相通，也是极少见的一种类型，占 1%。⑤Ⅴ型：无食管闭锁，但有瘘与气管相通，又称 H 型，为单纯食管气管瘘，占 2% ~ 5%。

由于以上不同病理情况，小儿口腔分泌液或乳液积聚在食管七段盲袋内，均可回流至咽部，被吸入呼吸道。食管与气管有瘘者可直接流入气管。食管下段与气管相通，胃液可反流入气管。最后均可引起吸入性肺炎。

食管闭锁也常同时合并其他畸形，约占 50%，Ⅰ型最易发生。以先天性心脏病（19% ~ 35%）、肠闭锁、肛门闭锁（20% ~ 40%）最常见，其次为生殖泌尿系统（10% ~ 15%）、肌肉骨骼系统、颜面（兔唇、腭裂）、中枢神经系统畸形。以上畸形有的也会危及生命或需紧急手术。

3. 临床表现

由于食管闭锁胎儿不能吞咽羊水，母亲常有羊水过多史，占 19% ~ 90%。小儿出生后即出现唾液增多，不断从口腔外溢，频吐白沫。由于咽部充满黏稠分泌物，呼吸时咽部可有呼噜声，呼吸不畅。常在第一次喂奶或喂水时，咽下几口即开始呕吐，因食管与胃不连接，多呈非喷射状。因乳汁吸入后充满盲袋，经喉反流入气管，引起呛咳及青紫，甚至窒息，呼吸停止，但在迅速清除呕吐物后症状即消失。此后每次喂奶均发生同样症状。无气管瘘者腹部呈舟状，有气管瘘者因大量空气进入胃内，腹胀较明显。最初几天排胎便，但以后仅有肠分泌液排出，很快发生脱水和消瘦。继发吸入性肺炎，常侵犯右上叶，可出现发热、气促、呼吸困难等症状。如得不到早期诊断和治疗，多数病例在 3 ~ 5 d 内死亡。

4. 诊断

凡新生儿有口吐白沫，生后每次喂奶均发生呕吐或呛咳、青紫等现象，再加以伴发其他先天畸形或母亲有羊水过多史，都应考虑有先天性食管闭锁的可能。腹部平软表示无瘘管存在。上段有瘘管多出现喂奶后呛咳、呼吸困难等症状。下部有瘘管则出现腹胀。进一步明确诊断，简易方法可从鼻孔插入 8 号导尿管，正常小儿可顺利无阻通入胃内。而患儿插入到 8 ~ 12 cm 时，常因受阻而折回，但应注意有时导管较细可卷曲在食管盲端内，造成入胃假象。检查有无瘘管，可将导尿管外端置于水盆内，将导管在食管内上下移动，当尖端达到瘘管水平，盆内可见水泡涌出，患儿哭闹或咳嗽时水泡更多，根据插入导管长度也可测定瘘管位置。如有条件可拍 X 线平片，观察导尿管插入受阻情况，同时了解盲端高度，一般在胸椎 4 ~ 5 水平，Ⅰ型、Ⅱ型胃肠内不充气。Ⅲ型、Ⅳ型、Ⅴ型空气由瘘管入胃，可见胃内充气。经导尿管注入碘油 1 ~ 2 mL，做碘油造影虽可检查有无瘘管，但因有增加吸入性肺炎的危险，一般不做常规检查，忌用钡剂。有人用食管镜或气管镜直接观察，或在气管镜内滴入亚甲蓝，观察食管内有无亚甲蓝流入。应尽量争取在尚未继发肺炎时明确诊断。

5. 治疗

早期诊断是治疗成功的关键，可争取在肺炎或脱水发生前进行手术。较晚期病例，应做 12 ~ 24 h 术前准备，改善一般情况后再进行手术。包括给氧、禁食、吸引咽部食管内积液、矫正脱水、用抗生素控制感染、输血浆或全血、静脉营养等。在清醒状态下，气管内插管，然后用乙醚吸入麻醉，或用静脉复合麻醉、高位硬脊膜外腔阻滞麻醉。于右侧胸部 4 ~ 5 肋间处切口，做一期食管端端吻合术和食管气管瘘结扎术。以下指征提示病情严重，如早产儿、低体重儿、伴有严重畸形、合并严重肺炎、食管上下端间距过大或食管下端异常细小，手术时发现食管组织异常脆弱或血运欠佳等。后者可做缓期手术和分期手术。据近年报道，采用缓期、分期手术者存活率有显著提高，即先结扎气管瘘，做胃造口术，以后再做吻合术。

做缓期手术者，患儿应采取 45° 坐位，以防止胃内容物逆流入气管，并插管于食管内以吸引分泌物。胃造瘘插管可吸出胃内气体，同时进行喂养。术后护理极为重要，尤其是呼吸管理，一般前三天静脉输液维持营养。

6. 预后

随着诊断、治疗、护理技术不断改进，目前手术治愈率逐渐提高。治愈的关键在于小儿的一般情况、畸形的型别、食管两段间的距离、有无其他严重畸形、有无肺部并发症，以及手术前后是否处理得当。国外体重 > 2.5 kg、无并发症者手术治愈率可达 95% ~ 100%。体重 < 2.5 kg，无并发症者达 85% ~ 95%，有并发症者为 40% ~ 80%，国内为 40% ~ 50%。术后并发症可有食管吻合口瘘或狭窄（25% ~ 55%）、食管气管瘘复发、胃食管反流（25% ~ 68%）等。远期随访肺功能异常发生率较高，由于继发胃食管反流，反复发生肺吸入所引起。

四、先天性食管重复（双食管）

1. 病因和病理

胚胎时期发育异常可致双食管，但比较少见，多呈球形或腊肠形囊肿，位于后纵隔内。其壁由黏膜、黏膜下组织及肌层组成，是胃肠道重复畸形的一部分。囊肿一部分为食管源性，大部分为胃肠源性移位于此。黏膜的组织学特点根据起源而异，囊肿所含液体也有所不同。如为胃源性可含胃酶、蛋白质、无机盐，与胃液类似。囊肿由于分泌液体，可相当大，突出于一侧或两侧胸腔内，但大多位于右侧。

2. 临床表现

根据囊肿大小、位置而有所不同，症状与体征与后纵隔肿物相同，多发生呼吸道压迫症状，如呼吸急促、青紫、呼吸困难等，出生后不久就可出现。有时也出现咽下困难、呕吐等症状。如为胃源性，可致溃疡，出现胸痛、呕血等症状。

3. 诊断

X线检查有时与心外形异常不易鉴别，侧位、斜位像可明确诊断，并可见囊肿圆形边界。钡剂检查常可见食管移位。一般不需要食管镜或气管镜检查。

4. 治疗

诊断确定后应立即手术治疗。

五、先天性食管憩室

食管憩室是指与食管腔相通的囊状突起。其分类比较复杂。按发病部位可分为咽食管憩室、食管中段憩室和膈上食管憩室。依据其机制不同可分为牵引性、内压性及牵引内压性憩室。根据憩室壁的构成可分为真性憩室（含有食管壁全层）和假性憩室（缺少食管壁肌层），还有先天性和后天性憩室之分。食管憩室相对少见，在国外以咽食管憩室居多，而我国以食管中段憩室较多，膈上憩室少见。好发于成年人，多数患者年逾50岁。男性发病率比女性高3倍。

（一）病因和发病机制

食管憩室的病因和发病机制尚未完全清楚。咽食管憩室系咽食管连结区的黏膜和黏膜下层，在环状软骨近侧的咽后壁肌肉缺陷处膨出而成，又称为Zenker憩室，也叫咽囊。UES是由环咽肌、下咽缩肌和食管上端环状纤维共同组成，其主要功能有：①保持静止状态下的关闭，防止食管内容物反流进入咽部，使气管、支气管得以免受来自食管内物质的侵袭。②阻挡空气吸入食管腔内，防止呼吸引起的食管扩张。③吞咽时立即开放，保证适量的食团迅速通过咽部进入食管。UES的后壁即下咽缩肌的斜形纤维和环咽肌的横行纤维之间存在一个缺乏肌层的三角形薄弱区。当吞咽时LES未能协调地充分弛缓，致使该区内压急剧增加，导致局部黏膜自薄弱区疝出，形成内压性假性憩室。

食管中段憩室多发生于气管分叉面的食管前壁和前侧壁。它的形成与邻近气管、支气管淋巴结炎症、粘连、瘢痕收缩有关，致使食管壁向外牵引而形成牵引性憩室。膈上食管憩室确切的病因不详，常与贲门失弛缓症、食管弥漫性痉挛、膈疝、食管炎并存。推理可能与先天发育不良或（和）食管运动功能障碍有关。

（二）临床表现

Zenker憩室一旦出现，其大小、症状、并发症的发生率及严重程度均呈现进行性加重。症状的出现可能与UES功能不全、并发憩室炎、憩室周围炎，及憩室过大而产生压迫有关。早期症状是吞咽时咽部有异物感或阻塞感，并产生气过水声。随着憩室增大，出现咽下困难和食物反流。夜间的食物反流导致支气管炎、肺炎、肺不张、肺脓肿等，呼吸时带有口臭。憩室囊袋扩大并下垂至颈椎左侧，在颈部可能触及一个柔软的肿块。憩室还可压迫喉返神经产生声音嘶哑，压迫颈交感神经产生Horner综合征。后期憩室继续增大可引起食管完全梗阻，并发憩室炎、溃疡、出血、穿孔、纵隔炎和鳞癌。

食管中段憩室为牵引性、真性憩室。憩室口大底小，囊袋可高于憩室颈部，因其收缩排空良好，则多数患者无症状，仅在X线检查时偶然发现。少数患者有咽下困难。憩室过大可出现食管反流。并发憩室炎有胸骨后疼痛，偶有穿孔、纵隔炎、纵隔脓肿或食管支气管瘘等。

膈上食管憩室的症状与并发症有关。有胸骨后疼痛、咽下困难、食物反流等。偶并发癌症及自发性破裂。

（三）诊断

食管憩室的诊断主要依据食管 X 线吞钡检查。

1. X 线检查

由于小憩室可被充钡的食管所掩盖，应移动体位进行观察。Zenker 憩室采取左侧斜位易见，因其好发于食管后壁左侧，所以头部转向左侧时更易显示。初期憩室呈现半月形光滑膨出，后期呈球状，垂于纵隔内。憩室巨大可压迫食管。内有食团时可见充盈缺损，并发炎症时黏膜粗糙。食管中段憩室可见漏斗状、圆锥状或帐篷状光滑的膨出物。总之，食管憩室的 X 线征象具有特征性，因此不易与其他疾病混淆。

2. 食管镜检查

应在直视下进行，以免误入憩室内引起穿孔。内镜可见到憩室开口，即可判断其大小和部位，并能排除有无并发症，如炎症、出血、溃疡和癌变。

（四）治疗

食管憩室的治疗取决于有无症状和并发症。

（1）Zenker 憩室者症状不重，又无并发症，可行保守治疗。采用水囊或气囊扩张法，可使症状得到明显缓解，并嘱餐后俯卧位和反复做吞咽或咳嗽动作，可助憩室内的潴留物回到食管中，并发憩室炎者可吞饮含抗生素的药水。若保守治疗无效或有并发症时，需切除憩室。手术要从憩室颈部切除，不得有憩室囊袋残留，否则易于再发。有学者主张在憩室切除的同时进行环咽肌切开术，因 UES 的动力学失常在其发病上起重要作用，去除此原因，可减少复发。

（2）食管中段憩室一般不需任何治疗，并发食管炎和（或）憩室炎时，采用保守治疗，行制酸、消炎治疗，常能使症状消除。若因憩室周围炎导致穿孔、脓肿或瘘管形成时，则需手术治疗。

（3）膈上食管憩室的治疗取决于症状的严重程度，小而无症状的憩室无须任何治疗，即使憩室较大，但没有引起食管受压或食物反流，也不予处理。如出现咽下困难和疼痛或癌变，则需手术治疗。有学者主张手术切除憩室同时修复食管裂孔疝，以纠正 LES 功能失常和横膈病变。

六、先天性食管蹼和食管环

食管蹼是在管腔内一层薄而脆的蹼状隔膜，食管环则为一层厚而韧的狭窄环。两者的 X 线片表现往往相同，难以严格区分。食管蹼和食管环易与食管的肌肉收缩和狭窄相混淆，因此，判断蹼和环是否存在，应包括症状、体征、X 线所见，行测压检查及内镜直视下活组织检查。自 1953 年报道下食管环是造成吞咽困难原因之一以后，本病才逐渐引起人们的关注，不论在有无症状的人群中，本病发现率日益增多。下食管环的诊断很大程度上首先取决于 X 线检查是否仔细和是否熟练，当然食管充钡时的扩张度要超出环的宽度，否则看不出环所造成的狭窄，据国外统计，6% ~ 14% 可见到下食管环，但其中仅 1/3 为症状性下食管环。男女均有发现，但症状性下食管环以男性居多，发病年龄多在 40 岁以上。

（一）分类

（1）按照蹼和环在食管所在的部位可分为上食管蹼、中食管蹼、下食管蹼、下食管环。现分别介绍如下。

①上食管蹼：系咽下部或食管上部有隔膜形成，常合并食管狭窄。患者一般为中年妇女，主要症状是吞咽困难和缺铁性贫血。约 10% 患者有上消化道鳞癌，包括食管癌，又叫 Plummer-Vinson 综合征。

②中食管蹼：其蹼是由正常上皮或炎性上皮所组成的黏膜隔膜。比上食管蹼更罕见，男女均可发病。婴儿也有，但更多见于成年人。多数患者无症状，仅在 X 线检查时发现一薄的钡剂充盈缺损，厚度为 1 ~ 2 mm，在蹼的上下方食管呈现同等程度的扩张。在 5 ~ 11 个月以后的婴儿出现间歇性呕吐或突然发生食管梗阻，应考虑到先天性中食管蹼。成年人发生中食管蹼，其原因不明。症状为吞咽较硬食物时发生间歇性咽下困难，患者有食物停滞在胸骨后的感觉。内镜可见一个无明显炎症的黏膜隔膜。测压

检查正常，细胞学检查多无异常。本病需要与食管炎症性狭窄、食管肌收缩和食管癌相鉴别。中食管蹼多数无症状，预后良好，不需治疗。万一并发蹼内食物嵌塞，出现疼痛性吞咽困难，可在内镜下取出食丸，或试用探条扩张及内镜下切除蹼。

③下食管蹼：它位于鳞状上皮和柱状上皮交界上方 2 cm 处，也是一种黏膜隔膜。蹼的表面覆盖一层鳞状上皮，可呈现表皮角化，黏膜下有少许炎性细胞，其厚度为 1 ~ 2 mm。临床特点与下食管环相似。X 线的特征既不同于中食管蹼也不同于下食管环，蹼的近端（头端）呈对称性食管膨大，蹼的远端（食管前庭区）呈现双凹面。治疗同下食管环。

④下食管环：这是一种位于食管和胃黏膜交界处的鳞柱状环，也是一种黏膜或肌肉隔膜所构成的收缩环（Schatzki 环），其管腔内径 < 2 mm，当腔径为 1.3 mm 时，可出现咽下困难，称为症状性下食管环。

（2）从形态上可将本病分为两种，即肌环和黏膜环，虽位于鳞柱状上皮交界处，但位置略有不同，肌环总是位于黏膜环上方。黏膜环是由结缔组织、黏膜和血管构成，环的表面覆盖一层鳞柱状上皮。肌肉环是由增厚的环状肌束所组成，有数量不等的炎性细胞。国外在尸检材料中约有 14% 阳性率，尸检标本中黏膜环比肌环更为多见，环薄而柔嫩，把食管和胃分隔开，可起到防止酸性胃液反流的作用。

在后期炎症性隔膜所形成的环，称为纤维环，即第三种环，呈现轮状狭窄。

（二）临床表现

间歇性吞咽困难是下食管环的主要症状，当匆忙进食时，患者会感到有一食物团块堵住食管，而不能下咽。此时，患者会设法把食物吐出来，或试图饮水将其冲下去，以缓解症状。如此法奏效，患者则从中吸取教训，为排除因匆忙进食而引起的咽下困难，往往在进食时注意力集中，细嚼慢咽，乃至数周甚至数月不再出现症状。

因下食管环具有防止酸性胃液反流的作用，患者没有胃灼热的感觉。但反复扩张术后，吞咽困难虽消失，患者却出现胃灼热感。Eastridge 总结了 88 例下食管环，经 X 线检查均有滑动性食管裂孔疝，两者并存者，可出现反流症状。

食管梗阻为其并发症之一。少数患者反复发作，引起食管扩张，可导致食管自发性破裂。

（三）诊断

主要依靠 X 线检查。患者采取侧卧位，做 Valsalva 动作时摄片，可使环上下的食管腔扩张，易于显示食管环，从而定位，测其环的直径。它的特征与下食管蹼相反，在环的近侧呈现双凹面，环的远侧与胃相邻。食管镜检时，先充气把食管下段完全膨胀起来，食管环才清晰可见。直视下活检，排除食管炎、食管癌等疾病。

（四）治疗

嘱患者进食时，细嚼慢咽，避免激动、紧张。正确的进食方法比应用解痉剂更为有效。一旦出现急性食管梗阻，需紧急内镜下取出食丸或将其推下，即可解除梗阻。必要时可采用扩张疗法，常常有效。如形成纤维环所致的轮状狭窄，可行外科切除。由于狭窄环可造成食管短缩，导致疝的形成，无论裂孔疝为其因或果的关系，在切除环时，均需修补食管裂孔疝。总之，治疗的目的是断裂环部，解除梗阻及并存的反流。

七、周围组织畸形对食管功能的影响

（一）先天性血管畸形压迫食管

这类畸形引起的食管梗阻多不严重，因此症状也较轻。

上纵隔血管先天性畸形包括主动脉弓及其分支，或肺动脉分支围绕气管和食管形成血管环，引起不同程度的压迫症状，这类疾病不太常见。某医院收治血管环患儿 11 例，其中双主动脉弓 1 例，右主动脉弓左动脉韧带 4 例，右锁骨下动脉畸形 3 例，肺动脉畸形 3 例。

1. 类型

能引起气管和食管阻塞症状者分六型，即双主动脉弓、右主动脉弓左主动脉韧带、锁骨下动脉畸形、无名动脉畸形、左颈总动脉畸形和左肺动脉畸形，现分述如下。

（1）双主动脉弓：升主动脉在主动脉弓处分为两支，一支在气管前面，另一支在食管后面，两支重新结合成为降主动脉。形成血管环包围气管和食管，多数患者的前支较小，但亦有后支较小者，两者都能产生不同程度的气管和食管压迫症状。如血管环明显压迫气管和食管，气管在主动脉弓平面成为三角形的管腔。动脉导管连接主动脉，使肺动脉干的分叉紧贴气管前方，加重血管对气管的压迫。特别是左右主动脉弓交界在食管后方，比在食管左侧压迫为甚。因为动脉导管向后转时，张力很大，使肺动脉分叉紧紧地贴在气管前面。

（2）右主动脉弓左主动脉韧带（亦有较少见的左主动脉弓右主动脉韧带和右侧降主动脉）：正常的主动脉弓是自右向左在气管前面，再弯向下而成为降主动脉。本病的主动脉弓自右向上越过右支气管后，转向食管后方，沿脊柱的左缘向下行，成为降主动脉。降主动脉的位置略偏右，因此食管较正常者略偏左。动脉韧带多位于左侧，自肺动脉干分叉处沿食管左侧向后连接主动脉弓。这样，右侧有右主动脉弓，后面有其食管后部分，左侧有主动脉憩室及动脉韧带（导管），前有肺动脉分叉形成一个血管环，围绕气管食管，造成不同程度的压迫。

（3）锁骨下动脉畸形：正常的右锁骨下动脉自无名动脉发出，若发源异常，即自左锁骨下动脉左侧发出，成为正常主动脉弓的第四分支，是这类畸形常见的一种。自左下至右上走行在食管后面压迫食管，亦可走行在气管和食管之间，压迫气管。右主动脉弓畸形者，左锁骨下动脉可在无名动脉右侧，自主动脉弓发出，经过食管后方造成食管狭窄症状；若与动脉韧带相连，形成血管环，则压迫气管和食管。

（4）无名动脉畸形：无名动脉发源比正常者偏左，自左下向右上横过气管前方，压迫气管。

（5）左颈总动脉畸形：左侧颈总动脉发源比正常者偏右，自右下向左上横跨气管前方，压迫气管。

（6）左肺动脉畸形（肺动脉环或吊带）：此种畸形是左肺动脉发源于延长的肺动脉干或右肺动脉，位于气管和食管之间，并压迫气管，引起呼吸困难。由于气管、支气管自幼受压，发育受影响，常合并气管下段和支气管狭窄。偶有合并气管软骨环全环畸形者。

2. 临床表现

（1）临床症状：因畸形性质和梗阻程度的不同而症状不同，一般表现为呼吸困难和吞咽困难。

①呼吸困难：血管环压迫气管，婴儿期即出现症状。表现为哺乳时哭叫，呼吸粗而喘鸣，呼吸困难，上呼吸道炎时加重，反复发作哮吼，可出现金属声咳嗽。食管狭窄的近端已有扩张者更明显，易误诊为先天性喉鸣、急性喉炎和喘息性气管炎。双主动脉弓、无名动脉和左颈总动脉畸形的患者，头常后仰，以减轻呼吸困难和喘鸣。无名动脉畸形者，常有反射性呼吸停止及发绀。发作时患儿无力、苍白、无反应，有时甚至出现昏迷。需要手术治疗的患者中，常有此种发作者占50%，自然发作或在喂食时发作。呼吸道分泌物多而不易控制，因饮食时呛咳，误吸不可避免，常患肺炎。

②吞咽困难：可有可无，锁骨下动脉畸形常无此症状，或仅有轻度吞咽困难。常在患儿改成固体食物时诱发，进食慢或反复呕吐。双主动脉弓或右主动脉弓左动脉韧带压迫食管者，吞咽困难较重。有血管环的患儿，多在进食时喘鸣和哮鸣音加重，并经常出现青紫和呛咳等呼吸道症状。

（2）体格检查：典型的患儿发育不良，呼吸粗而急促，肋间隙内陷，有喉鸣音和哮鸣音。呼吸困难，呼吸延长，哭闹或弯颈时加重。头后仰时喘鸣音减轻或消失，颈向前屈时不能忍受。患儿常有饥饿表现，但开始哺乳即因青紫和呛咳而终止。只能小量缓慢喂养，才可吃进一部分。多数患儿的心脏正常，肺有哮鸣音或粗细啰音。

3. 诊断

根据喘鸣、呼吸困难和吞咽困难的病史，X线和内镜检查，多可确定诊断。

（1）病史：此类患儿出生后即有呼吸粗、喘鸣和呼吸困难等症状。发生轻微上呼吸道炎症则呼吸困难加重，反复发作哮吼，有金属声咳嗽。多有轻重不一的吞咽困难，特别是在饮食时发生呛咳、发绀和呼吸困难等呼吸道症状，这对血管环的诊断更有意义。常出现急性反射性呼吸停止及发绀者，应考虑无名动脉畸形。仅有轻度吞咽困难者，应该除外锁骨下动脉畸形。

（2）X线检查：胸部X线检查可见肺气肿、局限性肺不张或肺炎。有时发现右主动脉弓，但无法解释呼吸困难。侧位片可见气管隆突上方狭窄。食管钡餐造影为诊断血管环的简便有效方法，在气管狭窄平面的两侧或后壁，第二、第三胸椎平面，可有血管压迹。欲了解气管被压程度，在病史、体检和食管造影确定诊断后，可做气管碘油造影，以观察气管壁受压情况而发现畸形。多不需做心血管造影，少数病例如做此造影，可见血管构造清楚，并可发现其他心血管畸形。

（3）内镜检查：食管镜检查，食管内有搏动性弓形隆起。支气管镜检查，喉部无异常，气管前壁或后壁有搏动性压迫，管腔变平变窄。支气管镜越过血管压迫部，呼吸困难多立即缓解，狭窄下方多有大量分泌物积存。各型内腔镜所见如下。

①双主动脉弓：以食管镜触及食管后壁因血管异常而形成的隆起时，感到与腕部或颈部动脉一致的搏动。支气管镜的典型表现，是气管前壁在主动脉弓平面有横形的搏动性压迹。气管镜通过压迫梗阻部位后，呼吸改善。

②右主动脉弓左主动脉韧带：食管镜检同双主动脉弓，支气管镜检查，气管前壁在主动脉弓平面受压狭窄。

③锁骨下动脉畸形：食管镜检查，食管入口下方，食管后壁（或前壁）可见弓形隆起，有与脉搏一致的搏动。食管镜端压迫该隆起时，右侧（或左侧）肱动脉和桡动脉搏动减弱或消失。食管镜退出后，该两动脉搏动恢复。气管镜检查，若锁骨下动脉走行在气管食管间，气管后壁有搏动性的压迫，气管腔扁平狭窄。

④无名动脉畸形：支气管镜检查的典型发现，是前方搏动性压迫从左下至右上。受压区较短，一般在隆突上1～2cm处。如用支气管镜端触压搏动狭窄处，右颞及右肱动脉的搏动可消失或减弱。血管腔外压迫可使气管腔减少20%～50%，如用支气管镜端向前压，可阻断右颞动脉的搏动。向后压迫食管壁，则可阻断右肱动脉搏动。一般可用上法排除向后压迫食管的双主动脉弓。

⑤左颈总动脉畸形：支气管镜检查同无名动脉畸形。

⑥肺动脉环畸形：支气管镜检查，气管下段和支气管狭窄。食管镜检查，可发现前壁有横形搏动性的隆起。

4. 鉴别诊断

对有喘鸣、呼吸困难或吞咽困难者，应与下列疾病鉴别。

（1）颈部或咽部疾病所致吞咽梗阻：如颈部淋巴管瘤、巨舌或舌后垂和咽后壁脓肿等，仔细检查颈部和咽部可除外。

（2）喉部疾病：如先天性喉鸣和急性喉炎。血管环患儿自幼呼吸有喘鸣，呼吸困难，哺乳发呛，很像较重的先天性喉鸣。发生上呼吸道炎时，喘鸣及呼吸困难加重，又似急性喉炎，但无声嘶和犬吠样咳嗽。喉直达镜检查可除外喉部疾病。

（3）纵隔肿瘤和异物：胸部X线检查可除外。

（4）气管食管疾病：食管钡餐造影可鉴别气管食管瘘和血管环腔外压迫。支气管镜检查可除外气管狭窄和软化。

5. 并发症

（1）其他畸形：北京儿童医院所见11例中，伴发其他畸形者8例，其中头小、指（趾）短、赘生指、腭裂、脐疝、先天性食管狭窄、右旋心、房间隔缺损、卵圆孔开放、气管憩室、气管软骨全环畸形、肺发育不良1例、室间隔缺损2例，气管狭窄、支气管狭窄和肺分叶畸形各2例。

（2）肺炎：北京儿童医院11例中，并发肺炎者8例，其中反复发作者1例。

6. 预后

血管环的预后按畸形性质和压迫的严重程度而定。双主动脉弓、右主动脉弓左动脉韧带和肺动脉环，压迫气管严重，由于梗阻性呼吸困难、败血症或继发肺炎，可突然死亡。手术效果良好，手术死亡率低，术后能解除呼吸困难和吞咽困难，喘鸣音消失，哺乳不再窒息或误吸，呼吸不再受颈部屈伸的影响，但响声呼吸尚可持续数日。肺动脉环常合并气管和支气管狭窄，预后较差。

7. 治疗

血管环压迫症状严重者，应做手术治疗。症状较轻者，可行保守疗法。

（1）保守疗法：亦可作为术前治疗。症状严重的婴儿用鼻饲，经常吸引喉咽腔的分泌物，吸氧，保持高湿度环境，使用抗生素、激素、镇静剂、抗过敏药物或气管扩张剂。必要时做气管内插管、吸痰、注入药物（激素和气管扩张剂的混合液）。

（2）手术疗法：在血管环诊断确定后，并经短时间观察后进行手术，因拖延太久可增加死亡率。特别是双主动脉弓和右主动脉弓左动脉韧带类型的患儿，可突然死亡。有气管压迫症状者，应及早手术，以免气管长期受压，术后遗留气管狭窄。各型手术方法如下：

①双主动脉弓：手术切断结扎前弓或后弓，可视具体情况而定。

②右主动脉弓左主动脉韧带：症状轻者不需治疗；症状重者，手术切断动脉韧带，并将肺动脉向前悬吊在胸骨后，以减轻气管受压。

③锁骨下动脉畸形：症状轻者不需治疗，重者可手术切断结扎畸形的锁骨下动脉。

④无名动脉和左颈总动脉畸形：若呼吸道梗阻严重，应行手术治疗。将畸形的无名动脉或左颈总动脉悬吊在胸骨后面。

⑤肺动脉环：将畸形的左肺动脉自发源部截断，移于气管前，与肺动脉干吻合。

（二）先天性右支气管异位

虽然肺和食管在胚胎时是由同组织发展而成，但肺和食管相连则极罕见。

第二节　胃食管反流病

一、概述

胃食管反流病（GERD）是指胃内容物反流，引起令人烦恼的症状和（或）并发症。典型反流症状为胃灼热和反酸，并可有非心源性胸痛、咳嗽、慢性咽喉炎、支气管哮喘、睡眠障碍等食管外表现。广东省的流行病学调查显示，每月及每周有胃灼热和反酸症状的人群患病率分别为17.8%及5.8%，提示GERD相关症状在人群中较为普遍。GERD是一种多因素疾病，也是近年来消化领域研究的热点。

24 h食管pH监测发现，正常人群均有胃食管反流（GER）现象，但无任何临床症状，故称为生理性GER。其特点为：常发生在白天而夜间罕见；餐时或餐后反流较多；反流总时间少于1 h/24 h。在下列情况下，生理性GER可转变为病理性GER，甚至发展为反流性食管炎。GERD是由多种因素造成的消化道动力障碍性疾病。胃食管反流病的主要发病机制是抗反流防御机制减弱和反流物对食管黏膜攻击作用的结果。包括：①食管胃连接处解剖和生理抗反流屏障的破坏。②食管酸廓清功能的障碍。③食管黏膜抗反流屏障功能的损害。④胃排空异常。⑤胃十二指肠反流。⑥幽门螺杆菌（Hp）。Hp与胃炎、溃疡病以及胃癌的关系已基本明确，但Hp与GERD的关系尚未证实，关于Hp是诱发GERD还是具有保护作用的争议仍然较多。一些研究显示Hp对GERD患者是有保护作用，Hp感染人群中有GERD者明显低于无GERD者，但另有研究表明此种差异与研究地区有关。一项临床试验证实根除Hp使PPI治疗GERD无效。然而，许多学者持不同观点，认为根除Hp与GERD发生大多无关，且一般不加重已存在的GERD。

病理上肉眼可见食管黏膜流血、水肿，脆而易出血。急性食管炎时黏膜上皮坏死脱落，形成糜烂和浅表溃疡。严重者整个上皮层均可脱落，但一般不超过黏膜肌层。慢性食管炎时，黏膜糜烂后可继发纤维化，并可越过黏膜肌层而累及整个食管壁。食管黏膜糜烂、溃疡和纤维化的反复形成，则可发生食管瘢痕性狭窄。显微镜下可见鳞状上皮的基底细胞增生，乳头延伸至上皮的表面层，并伴有血管增生，固有层有中性粒细胞浸润。在食管狭窄者，黏膜下或肌层均可见瘢痕形成。严重食管炎者，则可见黏膜上皮的基层被破坏，且因溃疡过大，溃疡边缘的鳞状上皮细胞无法通过再上皮化修复溃疡，而鳞状上皮化生，称为Barrett食管。发生于Barrett上皮的溃疡称为Barrett溃疡。

二、诊断

（一）临床表现

1. 胸骨后烧灼感或疼痛

为本病的主要症状。症状多在食后 1 h 左右发生，半卧位、躯体前屈或剧烈运动可诱发，在服制酸剂后多可消失，而过热、过酸食物则可使之加重。胃酸缺乏者，烧灼感主要由胆汁反流所致，服制酸剂的效果不显著。烧灼感的严重程度不一定与病变的轻重一致。严重食管炎尤其是瘢痕形成者，可无或仅有轻微烧灼感。

2. 胃食管反流

每于餐后、躺体前屈或夜间卧床睡觉时，有酸性液体或食物从胃、食管反流至咽部或口腔。此症状多在胸骨后烧灼感或烧灼痛发生前出现。

3. 咽下困难

初期常可因食管炎引起继发性食管痉挛而出现间歇性咽下困难。后期则可由于食管瘢痕形成狭窄，烧灼感和烧灼痛逐渐减轻而为永久性咽下困难所替代，进食固体食物时可在剑突处引起堵塞感或疼痛。

4. 食管溃疡

病理检查显示为边缘充血水肿、中性粒细胞浸润、细胞变形坏死，部分有肉芽组织或鳞状上皮增生。国外报道良性食管溃疡的尸解检出率达 3.1%，提示临床上本病可能存在较高的漏诊率，应予重视。食管溃疡的病因复杂，常见的有反流性食管炎、物理或化学性损伤等。目前认为，慢性胃食管反流是发生良性食管溃疡的主要机制。良性食管溃疡的主要临床症状类似反流性食管炎、早期食管癌、功能性消化不良等疾病，未见有特异性症状，故难以根据临床症状直接诊断。因此，胃镜及病理组织学检查是诊断及鉴别诊断的重要方法。

5. 并发症

（1）上消化道出血：严重食管炎者可出现食管黏膜糜烂而致出血，多为慢性少量出血。长期或大量出血均可导致缺铁性贫血。

（2）食管狭窄：食管炎反复发作致使纤维组织增生，最终导致瘢痕狭窄。

（3）Barrett 食管：Barrett 食管内镜下的表现为正常呈现均匀粉红带灰白的食管黏膜出现胃黏膜的橘红色，分布可为环形、舌形或岛状。Barrett 食管可发生在反流性食管炎的基础上，亦可不伴有反流性食管炎。Barrett 食管是食管腺癌的癌前病变，其腺癌的发生率较正常人高 30 ~ 50 倍。

（二）相关检查

1. X 线钡餐和食管放射性核素检查

传统的食管钡餐检查通过观察有无钡剂从胃内反流入食管而确诊 GERD，该方法简便、无创，但由于该检查是瞬时性的检查，无法区分生理性还是病理性反流。研究证实食管钡餐检查在正常人群中可有 20% 以上的反流检出率，而在经 24 h 食管 pH 监测确诊存在病理性酸反流的人群中仅有 26% 的检出率。因此由于其敏感性和特异性的限制，在无并发症的 GERD 患者中不推荐该检查，但是食管钡餐检查可显示有无黏膜病变、狭窄以及食管裂孔疝等，对有上消化道内镜禁忌证的患者是一个较好的选择。

食管放射性核素检查同样是一种非侵入性的检查，具有迅速、安全的特点，能对食管内残留固体或液体进行定量分析；此外对抗反流药物疗效的观察、抗反流手术后的评价也有一定意义。但由于使用的试餐不同（液体或固体），极大地影响了其敏感性和特异性，目前该检查已较少使用。

2. 食管诱发试验

在 20 世纪中后期，对部分具有胃灼热或胸痛症状而经常规动态 pH 监测、内镜检查或试验性治疗无法确诊的患者，常采用食管诱发试验来确定患者的症状是否源于食管，如滴酸试验、腾喜龙试验和食管气囊扩张试验等。由于食管诱发试验在不同反流类型中差异较大，如食管炎患者对酸敏感易得出阳性结果，而 Barrett 食管患者对酸的敏感性降低，可得出假阴性结果，故限制了其敏感性和特异性。同时该试验有潜在的风险，如气囊扩张导致食管穿孔等，目前临床上已较少使用。

3. 食管测压

通常采用充满水的连续灌注导管系统测定食管腔内压力，以估计 LES 和食管的功能。测压时，先将压导管插入胃内，然后以 0.5 ~ 1.0 cm/min 的速度抽出导管，并测食管内压力。正常人静止时 LES 压力 2 ~ 4 kPa（15 ~ 30 mmHg），或 LES 压力与胃腔内压力比值 > 1。当静止时 LES 压力 < 0.8 kPa（6 mmHg），或两者比例 < 1，则提示 LES 功能不全，或有 GER 存在。

食管测压可评价三部分食管的功能：LES、食管体部和上食管括约肌（UES）。有研究发现，GERD 患者 LES 和食管体部功能可出现异常，但 UES 的功能目前未见报道，后者是否与 GERD 的食管外表现，如咽喉不适等症状相关也尚需进一步的研究。

4. 上消化道内镜检查

通过内镜检查，可以确定是否有反流性食管炎（RE）的病理改变，以及有无胆汁反流，对于评价 ER 的病理严重程度有重要价值。根据 Savarv 和 Miller 分组标准反流性食管炎的炎症病变可分为 4 级：Ⅰ级为单个或几个非融合性病变，表现为红斑或浅表糜烂；Ⅱ级为融合性病变，但未弥漫或环周；Ⅲ级病变弥漫环周，有糜烂但无狭窄；Ⅳ级呈慢性病变，表现为溃疡、狭窄、纤维化、食管放宽缩短及 Barrett 食管。

内镜检查由于具有直视且可进行组织活检，甚至可进行内镜下食管扩张等优点，目前在临床上应用广泛，且对合并有报警症状，如体重下降和黑便的患者，内镜检查还有助于排除器质性病变，因此我国《胃食管反流病共识意见》已提出将该检查作为 GERD 的常规首选检查。

5. 24 h 食管 pH 监测

24 h 食管 pH 监测通过将 pH 监测导管从鼻腔插入食管腔内，并在体外一端连接记录仪，记录食管内和（或）胃内 pH 的变化，其意义在于证实反流是否存在。24 h 食管 pH 监测能详细显示酸反流、昼夜酸反流规律、酸反流与症状的关系以及对治疗的反应，使治疗个体化。24 h 食管 pH 监测的日间变异率较大，且该技术只能检测酸性液体反流，对于其他反流包括气体反流和非酸反流等仍无法检测。鉴于目前国内食管 pH 监测仪应用仍不够普遍的情况，我国专家一致主张在内镜检查和 PPI 试验后仍不能确定是否有反流存在时应用 24 h 食管 pH 检测。

6. 食管胆汁反流测定

部分胃食管反流病（GERD）患者有非酸性反流物质因素的参与，特别是与胆汁反流相关。Bilitec 2 000 胆汁反流监测仪是光纤分光光度计，可通过检测胆红素来反映胆汁反流存在与否及其程度。其缺点是同体食物颗粒易堵塞探头小孔影响检查结果，因此胆汁反流检测的应用有一定局限性。一般用于食管异常酸暴露已控制而症状仍未缓解的 GERD 患者，寻找难治性 GERD 的病因。随着食管多通道腔内阻抗监测的出现，该检查已逐渐被淘汰。

7. 食管多通道腔内阻抗监测

食管多通道腔内阻抗监测是通过阻抗导管上一系列相邻电极所形成的环路中阻抗的变化来监测反流的；通过顺行或逆行的阻抗变化可区分吞咽和反流，而阻抗值的变化则可判断液体抑或气体反流。目前食管多通道腔内阻抗导管均带有 pH 监测通道，可根据 pH 和阻抗变化进一步区分酸反流（pH < 4）、弱酸反流（pH 在 4 ~ 7 之间）以及弱碱反流（pH > 7），提高反流与症状的关联程度。

最近的研究结果显示，通过阻抗监测可发现 GERD 患者与正常人在各种反流的次数方面并不存在差异，只是前者以酸反流为主，后者则以非酸反流为主；且两者均以混合反流为主（同时有液体和气体的反流）。故尽管该技术在功能上可完全替代 pH 监测，考虑到费效比，是否能取代单纯 pH 监测仍需进一步研究。

（三）诊断依据

（1）有反流症状。

（2）内镜下可能有反流性食管炎的表现。

（3）食管过度酸反流的客观证据，如患者有典型的胃灼热和反酸症状，可做出 GERD 的初步临床诊断。内镜检查如发现有 RE 并能排除其他原因引起的食管病变，本病诊断可成立。对有典型症状而内镜检查阴性者，行 24 h 食管 pH 监测，如证实有食管过度酸反流，诊断成立。

由于 24 h 食管 pH 监测需要一定仪器设备且为侵入性检查，常难于在临床常规应用。因此，临床上对疑诊为本病而内镜检查阴性患者常用质子泵抑制剂（PPI）做试验性治疗（如奥美拉唑每次 20 mg，2 次 /d，连用 7 ~ 14 d），如有明显效果，本病诊断一般可成立。对症状不典型者，常需结合内镜检查、24 h 食管 pH 监测和试验性治疗进行综合分析来做出诊断。

三、鉴别诊断

虽然 GERD 的症状有其特点，临床上仍应与其他病因的食管病变（如真菌性食管炎、药物性食管炎、食管癌和食管贲门失弛缓症等）、消化性溃疡、胆道疾病等相鉴别。胸痛为主要表现者，应与心源性胸痛及其他原因引起的非心源性胸痛进行鉴别。还应注意与功能性疾病如功能性胃灼热、功能性胸痛、功能性消化不良做鉴别。

四、治疗

（一）一般治疗

1. 改变生活方式与饮食习惯

为了减少卧位及夜间反流可将床头抬高 15 ~ 20 cm。避免睡前 2 h 内进食，白天进餐后亦不宜立即卧床。注意减少一切引起腹压增高的因素，如肥胖、便秘、紧束腰带等。应避免进食使食管下端括约肌（LES）压降低的食物，如高脂肪、巧克力、咖啡、浓茶等。应戒酒及戒烟。避免应用降低 LES 压的药物及引起胃排空延迟的药物。

2. 改善生活质量

有研究表明，在 GERD 发病机制中可能有精神障碍等心理因素存在。国外多数学者认为，GERD 患者本身较高水平的焦虑抑郁，常表现出对疾病的适应不良，往往对疾病严重程度估计过重，严重影响患者的生活质量，造成患者生活质量下降。Naliboff 等对 GERD 的研究表明，持久的生活压力可引起胃灼热症状的产生，随着胃灼热频率及程度的增加，患者的焦虑抑郁程度也随之增加，而生活质量明显下降。我们认为精神心理状况的异常与 GERD 患者生活质量降低有关，但两者的因果关系目前尚不清楚，可能互相影响。抑酸治疗后不能获得满意疗效的 GERD 患者进行必要的心理指导及抗焦虑抑郁药物治疗是可行的。

3. 精神心理治疗

神经官能症、焦虑、敌对情绪和抑郁等症状在 GERD 患者中常见，因此有必要对 GERD 患者进行心理治疗。黄世悟等对 61 例有 GERD 典型临床表现的围绝经期妇女给予内镜检查及分组进行药物治疗，围绝经期妇女症状性的 GERD 占较高的比例（70.3%），围绝经期妇女 GERD 综合治疗疗效 70%，在此基础上加用调节自主神经的药物和对患者精神心理异常的暗示治疗疗效 93.5%，认为症状性的 GERD 与精神心理因素有着密切的联系，除抑酸等综合治疗外给予精神心理治疗更确切。

（二）药物治疗

1. 抑酸药

抑制胃酸分泌是目前治疗 GERD 的主要措施。H_2 受体拮抗剂（H_2RA）易产生耐药，仅适用于轻至中度 GERD。PPI 抑酸能力强，是 GERD 治疗中最常用的药物。伴有食管炎的 GERD 首选 PPI 治疗，PPI 治疗糜烂性食管炎的内镜下 4 周、8 周愈合率分别为 80% 和 90% 左右，优于任何其他药物，部分患者症状控制不满意时可加大剂量。

2. 促动力药

促动力药可通过增加 LES 张力，促进胃、食管排空而减少胃食管反流。目前临床上多使用多潘立酮、莫沙比利等促动力药。多潘立酮为外周多巴胺 D_2 受体拮抗剂，可通过增加 LES 张力、协调胃幽门十二指肠运动而促进胃排空。莫沙比利为选择性 5- 羟色胺受体激动剂，在增加 LES 张力的同时，还能刺激食管蠕动和胃排空，可减少 GERD 患者的反流次数和反流时间，与西沙比利相比，无 QT 间期延长的不良反应。伊托比利是一种新型全胃肠道促动力药，可拮抗多巴胺 D_2 受体，抑制胆碱酯酶，具有加速胃排空、改善胃张力和敏感性、促进胃肠动力的作用。伊托比利消化道特异性高，对心脏、中枢神经系统、泌乳素分泌有影响，在 GERD 治疗方面具有长远优势。

3. 黏膜保护剂

黏膜保护剂在食管内停留时间短暂，对已受损食管黏膜是否具有直接保护作用尚不清楚。硫糖铝可在糜烂溃疡面上形成一层保护膜，通过吸附胆盐、胃蛋白酶和胃酸，防止黏膜损伤，减轻反流症状，可用于治疗 RE。应用抑酸药和促动力药后，如反流症状仍不缓解，应考虑是否存在十二指肠胃反流，此时可给予铝碳酸镁治疗。铝碳酸镁能结合胃内胆汁，中和胃酸，但不影响胃酸分泌，可减少胆盐和胃酸对食管黏膜的损害，服用后症状改善迅速。

4. 新制剂的开发

近年来，随着对 GERD 发病机制认识的进展，已开发出一些新的 GFRD 治疗药物，包括 γ - 氨基丁酸（GABA）- β 受体激动剂、胆囊收缩素（CCK）-A 受体拮抗剂、5-HT$_3$ 受体拮抗剂等。其中 GABA-β 受体激动剂巴氯芬可抑制迷走神经信号传入、中枢孤束核与迷走神经背核间信号传递以及迷走神经信号传出，强力抑制 LES 松弛，从而明显减少胃食管反流次数，是目前控制 TLESR 发生最具应用前景的药物。Kock 等的研究表明巴氯芬能改善 PPI 治疗过程中仍有非酸反流者的十二指肠反流及其症状。该类药物的开发为 GERD 的治疗提供了新途径。CCK-A 受体拮抗剂氯谷胺能减少 TLESR，加快胃排空和结肠转运，但不影响吞咽时的 LES 松弛。

5. 维持治疗法

GERD 是一种慢性疾病，停药后半年的食管炎与症状复发率分别为 80% 和 90%，故经初始治疗后，为控制症状、预防并发症，通常需采取维持治疗。目前维持治疗的方法有三种：维持原剂量或减量，间歇用药，按需治疗；采取哪一种维持治疗方法，主要由医师根据患者症状及食管炎分级来选择药物与剂量，通常严重的糜烂性食管炎（LAC-D 级）需足量维持治疗，非糜烂性反流病（NERD）可采用按需治疗。H$_2$RA 长期使用会产生耐受性，一般不适合作为长期维持治疗的药物。

对 BE 患者，无公认的药物维持治疗方法，注意定期内镜复查，病理活检。对 RE 患者，视病情轻重分别采取按需治疗、间歇治疗和长期维持治疗，临床症状缓解后应复查内镜判断食管黏膜愈合情况。对 NERD 患者，按需治疗和间歇治疗是公认的有效治疗措施，注意内脏感觉调节剂和精神心理治疗的作用。维持治疗的药物首选 PPI。

第三节　食管裂孔疝

一、概述

食管裂孔疝是指腹腔内脏器（主要是胃）通过膈食管裂孔进入胸腔所致的疾病。食管裂孔疝是膈疝中最常见者，达 90% 以上。食管裂孔疝患者可以无症状或症状轻微，其症状轻重与疝囊大小、食管炎症的严重程度无关。裂孔疝和反流性食管炎可同时也可分别存在，区别此二者对临床工作十分重要。一般认为，亚、非国家食管裂孔疝的发病率远低于欧美国家。远东地区的发病率为 2.9%（新加坡，11 943 例），4.1%（韩国，1 010 例），17.5%（日本，11 943 例），24.5%（北京，3 493 例）。在成年人做钡餐检查时，不论其症状如何，发现裂孔疝者为数不少。已明确食管裂孔疝的发病率随年龄的增加而增加，但与性别的关系尚无统一的联系。

形成食管裂孔疝的病因尚有争议，少数发病于幼年的患者有先天性发育障碍的因素，形成较大的食管裂孔和裂孔周围组织薄弱；近年来多认为后天性因素是主要的，与肥胖及慢性腹内压力升高有关。目前认为与食管裂孔疝发病有关的因素有食管内酸反流、肥胖、家族聚集性。而食管裂孔疝又增大食管裂孔，损害横膈角括约肌的功能，加重食管炎症，形成恶性循环。

食管黏膜的鳞状上皮细胞对胃酸无抵抗力，长期受反流的胃酸侵蚀可引起反流性食管炎，轻者黏膜水肿和充血重者形成表浅溃疡，呈斑点分布或融合成片，黏膜下组织水肿，黏膜受损而为假膜覆盖，较易出血。炎症可浸透至肌层及纤维外膜，甚至累及纵隔，使组织增厚、变脆，附近淋巴结增大。后期食管壁纤维化，瘢痕性狭窄，食管变短。在某些病例，可发现膈食管膜被牵拉至主动脉弓下，可达第9胸椎水平。

二、诊断

（一）临床表现

食管裂孔疝患者可以无症状或症状轻微，其症状轻重与疝囊大小、食管炎症的严重程度无关。滑动型裂孔疝患者常常没有症状；若有症状，往往是由于胃食管反流造成的，小部分是由于疝的机械性影响。食管旁裂孔疝的临床表现主要由于机械性影响，患者可以耐受多年；混合型裂孔疝在两个方面都可以发生症状。

1. 胃食管反流症状

表现胸骨后或剑突下烧灼感、胃内容物上反感、上腹饱胀、嗳气、疼痛等。疼痛性质多为烧灼感或针刺样痛，可放射至背部、肩部、颈部等处。平卧，进食甜食、酸性食物，均可能诱发并可加重症状。此症状尤以滑动型裂孔疝多见。

2. 并发症

（1）出血：裂孔疝有时可出血，主要是食管炎和疝囊炎所致，多为慢性少量渗血，可致贫血。

（2）反流性食管狭窄：在有反流症状患者中，少数发生器质性狭窄，以致出现吞咽困难、吞咽疼痛、食后呕吐等症状。

（3）疝囊嵌顿：一般见于食管旁疝。裂孔疝患者如突然剧烈上腹痛伴呕吐，完全不能吞咽或同时发生大出血，提示发生急性嵌顿。

3. 疝囊压迫症状

当疝囊较大压迫心肺、纵隔，可产生气急、心悸、咳嗽、发绀等症状。压迫食管时可感觉在胸骨后有食管停滞或吞咽困难。

（二）相关检查

1. 内镜检查

内镜检查对食管裂孔疝的诊断率较前提高，胃镜检查中提出采用镜身上的长度标记测量食管裂孔疝的大小，但此做法并不十分精确。内镜检查显示多表现为：①食管下段齿状线升高。②食管腔内有潴留液。③贲门口扩大和（或）松弛。④His角变钝。⑤胃底变浅。⑥膈食管裂孔宽大而松弛。

2. X线检查

主要依靠X线检查确诊，常规胸部透视及胸部平片注重在心脏的后方或心影两侧有无含气的囊腔及气液平面，吞钡检查时注重有无膈上疝囊和疝囊内出现胃黏膜影，并观察膈上食管胃环的出现。虽然一般认为X线检查测量食管裂孔疝大小更为精确，但由于胃镜是评估上消化道症状的标准手段，因此有必要制定食管裂孔诊断和测量的标准。

3. 钡餐诊断

下食管黏膜环是钡餐检查时食管与胃连接部的分界标志，出现于膈裂孔之上时可能提示食管裂孔疝。目前，临床上还没有一个标准化的方案可以评价和记录食管裂孔疝在吞咽或从仰卧位转成直立位时的可返纳程度。

4. 食管测压检查

食管裂孔疝时食管测压可有异常图形，从而协助诊断。食管测压图形异常主要有以下表现：食管下括约肌（LES）测压时出现双压力带；食管下括约肌压力（LESP）下降，低于正常值。

（三）诊断标准

（1）上腹部、剑突下、胸骨后及其周围疼痛；特点是可向心前区、肩背部、上肢或下颌放射，进食过多、腹部加压、卧位时疼痛加重，立位及呕吐后减轻。

（2）反复出现胃灼热、反酸、嗳气、反食，出现程度不等的吞咽困难、吞咽痛和咽部异物感、呕血、黑便、贫血。

（3）电子纤维内镜检查符合滑脱型食管裂孔疝，镜下可见齿状线上移至距门齿 38 cm 以内，胃底变浅、胃底反转可见疝囊，反流性食管炎征象。

（4）常规检查除外胸腔内心、肺、血管病变及胃、食管占位性病变。

三、鉴别诊断

1. 冠心病

食管裂孔疝的发病年龄也是冠心病的好发年龄，伴有反流性食管炎患者的胸痛可与心绞痛相似，可放射至左肩和左臂，含服硝酸甘油亦可缓解症状。一般反流性食管炎患者的胸痛部位较低，同时可有烧灼感，饱餐后和平卧时发生。心绞痛常位于中部胸骨后，常在体力活动后发生，很少有烧灼感。

2. 下食管和贲门癌

下食管和贲门癌易发生于老年人。癌组织浸润食管下端可破坏 LES 引起胃食管反流和吞咽困难，应警惕此病。

3. 慢性胃炎

可有上腹不适、反酸、胃灼热等症状，内镜及上消化道钡餐检查有助于鉴别。

四、治疗

1. 抑酸剂

可以缓解症状及治疗食管炎和溃疡。H_2 受体阻滞药如雷尼替丁 150 mg，2 次 /d 或法莫替丁 20 mg，2 次 /d。质子泵抑制剂有奥美拉唑 20 mg，1 次 /d，兰索拉唑 30 mg，1 次 /d，雷贝拉唑 10 mg 或 20 mg，1 次 /d。一项对 50 例 GERD 患者进行的研究发现，70% 患者使用 30 mg 兰索拉唑可控制食管酸暴露，而 30% 需使用 60 mg，两者的差别在于食管裂孔疝在前者的发病率为 28%，而后者的发病率为 100%。因此，食管裂孔疝的存在会影响抑酸药对食管 pH 值的控制，这可能与其促进 GER 有关。

2. 黏膜保护剂

此类药物可以保护食管黏膜，常用药物有硫糖锅、氢氧化铝凝胶、甘珀酸钠（生胃酮）、枸橼酸铋钾等。

3. 促动力药

主要作用在于促进胃排空，减少胃食管反流。常用药物有多潘立酮 10 ~ 20 mg，3 次 /d；五羟色胺调节剂如莫沙比利 5 ~ 10 mg，3 次 /d。与 H_2 受体阻断剂或质子泵抑制剂合用效果更佳。

微信扫码
- 临床科研
- 医学前沿
- 临床资讯
- 临床笔记

第六章 胃部疾病

第一节 消化性溃疡

消化性溃疡主要指发生在胃和十二指肠的慢性溃疡，即胃溃疡（gastric ulcer，GU）和十二指肠溃疡（duodenal ulcer，DU），因溃疡形成与胃酸/胃蛋白酶的消化作用有关而得名。溃疡的黏膜缺损超过黏膜肌层，不同于糜烂。

一、流行病学

消化性溃疡是全球性常见病。西方国家资料显示，自20世纪50年代以后，消化性溃疡发病率呈下降趋势。我国临床统计资料提示，消化性溃疡患病率在近十多年来亦开始呈下降趋势。本病可发生于任何年龄，但中年最为常见，DU多见于青壮年，而GU多见于中老年，后者发病高峰比前者约迟10年。男性患病比女性较多。临床上DU比GU为多见，两者之比为（2～3）：1，但有地区差异，在胃癌高发区GU所占的比例有增加。

二、病因和发病机制

在正常生理情况下，胃十二指肠黏膜经常接触有强侵蚀力的胃酸和在酸性环境下被激活、能水解蛋白质的胃蛋白酶，此外，还经常受摄入的各种有害物质的侵袭，但却能抵御这些侵袭因素的损害，维持黏膜的完整性，这是因为胃、十二指肠黏膜具有一系列防御和修复机制。目前认为，胃十二指肠黏膜的这一完善而有效的防御和修复机制，足以抵抗胃酸/胃蛋白酶的侵蚀。一般而言，只有当某些因素损害了这一机制才可能发生胃酸/胃蛋白酶侵蚀黏膜而导致溃疡形成。近年的研究已经明确，幽门螺杆菌和非甾体抗炎药是损害胃十二指肠黏膜屏障从而导致消化性溃疡发病的最常见病因。少见的特殊情况，当过度胃酸分泌远远超过黏膜的防御和修复作用也可能导致消化性溃疡发生。现将这些病因及其导致溃疡发生的机制分述如下：

（一）幽门螺杆菌（Hp）

确认幽门螺杆菌为消化性溃疡的重要病因主要基于两方面的证据：①消化性溃疡患者的幽门螺杆菌检出率显著高于对照组的普通人群，在DU的检出率约为90%，GU为70%～80%（幽门螺杆菌阴性的消化性溃疡患者往往能找到NSAID服用史等其他原因）。②大量临床研究肯定，成功根除幽门螺杆菌后溃疡复发率明显下降，用常规抑酸治疗后愈合的溃疡年复发率为50%～70%，而根除幽门螺杆菌可使溃疡复发率降至5%以下，这就表明去除病因后消化性溃疡可获治愈。至于为何在感染幽门螺杆菌的人群中仅有少部分人（约15%）发生消化性溃疡，一般认为，这是幽门螺杆菌、宿主和环境因素三者相互作用的不同结果。

　　幽门螺杆菌感染导致消化性溃疡发病的确切机制尚未阐明。目前比较普遍接受的一种假说试图将幽门螺杆菌、宿主和环境 3 个因素在 DU 发病中的作用统一起来。该假说认为，胆酸对幽门螺杆菌生长具有强烈的抑制作用，因此正常情况下幽门螺杆菌无法在十二指肠生存，十二指肠球部酸负荷增加是 DU 发病的重要环节，因为酸可使结合胆酸沉淀，从而有利于幽门螺杆菌在十二指肠球部生长。幽门螺杆菌只能在胃上皮组织定植，因此在十二指肠球部存活的幽门螺杆菌只有当十二指肠球部发生胃上皮化生才能定植下来，而据认为十二指肠球部的胃上皮化生是十二指肠对酸负荷的一种代偿反应。十二指肠球部酸负荷增加的原因，一方面与幽门螺杆菌感染引起慢性胃窦炎有关，幽门螺杆菌感染直接或间接作用于胃窦 D、G 细胞，削弱了胃酸分泌的负反馈调节，从而导致餐后胃酸分泌增加；另一方面，吸烟、应激和遗传等因素均与胃酸分泌增加有关。定植在十二指肠球部的幽门螺杆菌引起十二指肠炎症，炎症削弱了十二指肠黏膜的防御和修复功能，在胃酸 / 胃蛋白酶的侵蚀下最终导致 DU 发生。十二指肠炎症同时导致十二指肠黏膜分泌碳酸氢盐减少，间接增加十二指肠的酸负荷，进一步促进 DU 的发生和发展过程。

　　对幽门螺杆菌引起 GU 的发病机制研究较少，一般认为是幽门螺杆菌感染引起的胃黏膜炎症削弱了胃黏膜的屏障功能，胃溃疡好发于非泌酸区与泌酸区交界处的非泌酸区侧，反映了胃酸对屏障受损的胃黏膜的侵蚀作用。

　　（二）非类固醇消炎药（non-steroidal anti-inflammatory drug，简称 NSAID）

　　NSAID 是引起消化性溃疡的另一个常见病因。大量研究资料显示，服用 NSAID 患者发生消化性溃疡及其并发症的危险性显著高于普通人群。临床研究报道，在长期服用 NSAID 患者中 10% ~ 25% 可发现胃或十二指肠溃疡，有 1% ~ 4% 的患者发生出血、穿孔等溃疡并发症。NSAID 引起的溃疡以 GU 较 DU 多见。溃疡形成及其并发症发生的危险性除与服用 NSAID 种类、剂量、疗程有关外，尚与高龄、同时服用抗凝血药、糖皮质激素等因素有关。

　　NSAID 通过削弱黏膜的防御和修复功能而导致消化性溃疡发病，损害作用包括局部作用和系统作用两方面，系统作用是主要致溃疡机制，主要是通过抑制环氧合酶（COX）而起作用。COX 是花生四烯酸合成前列腺素的关键限速酶，COX 有两种异构体，即结构型 COX-1 和诱生型 COX-2。COX-1 在组织细胞中恒量表达，催化生理性前列腺素合成而参与机体生理功能调节；COX-2 主要在病理情况下由炎症刺激诱导产生，促进炎症部位前列腺素的合成。传统的 NSAID 如阿司匹林、吲哚美辛等旨在抑制 COX-2 而减轻炎症反应，但特异性差，同时抑制了 COX-1，导致胃肠黏膜生理性前列腺素 E 合成不足。后者通过增加黏液和碳酸氢盐分泌、促进黏膜血流增加、细胞保护等作用在维持黏膜防御和修复功能中起重要作用。

　　NSAID 和幽门螺杆菌是引起消化性溃疡发病的两个独立因素，至于两者是否有协同作用则尚无定论。

　　（三）胃酸和胃蛋白酶

　　消化性溃疡的最终形成是由于胃酸 / 胃蛋白酶对黏膜自身消化所致。因胃蛋白酶活性是 pH 依赖性的，在 pH > 4 时便失去活性，因此在探讨消化性溃疡发病机制和治疗措施时主要考虑胃酸。无酸情况下罕有溃疡发生及抑制胃酸分泌药物能促进溃疡愈合的事实均确证胃酸在溃疡形成过程中的决定性作用，是溃疡形成的直接原因。胃酸的这一损害作用一般只有在正常黏膜防御和修复功能遭受破坏时才能发生。

　　DU 患者中约有 1/3 存在五肽胃泌素刺激的最大酸排量（MAO）增高，其余患者 MAO 多在正常高值，DU 患者胃酸分泌增高的可能因素及其在 DU 发病中的间接及直接作用已如前述。GU 患者基础酸排量（BAO）及 MAO 多属正常或偏低，对此，可能解释为 GU 患者多伴多灶萎缩性胃炎，因而胃体壁细胞泌酸功能已受影响，而 DU 患者多为慢性胃窦炎，胃体黏膜未受损或受损轻微因而仍能保持旺盛的泌酸能力。少见的特殊情况如胃泌素瘤患者，极度增加的胃酸分泌的攻击作用远远超过黏膜的防御作用，而成为溃疡形成的起始因素。近年来非幽门螺杆菌、非 NSAID（也非胃泌素瘤）相关的消化性溃疡报道有所增加，这类患者病因未明，是否与高酸分泌有关尚有待研究。

　　（四）其他因素

　　下列因素与消化性溃疡发病有不同程度的关系：①吸烟：吸烟者消化性溃疡发生率比不吸烟者高，

吸烟影响溃疡愈合和促进溃疡复发。吸烟影响溃疡形成和愈合的确切机制未明，可能与吸烟增加胃酸分泌、减少十二指肠及胰腺碳酸氢盐分泌、影响胃十二指肠协调运动、黏膜损害性氧自由基增加等因素有关。②遗传：遗传因素曾一度被认为是消化性溃疡发病的重要因素，但随着幽门螺杆菌在消化性溃疡发病中的重要作用得到认识，遗传因素的重要性受到挑战。例如，消化性溃疡的家族史可能是幽门螺杆菌感染的"家庭聚集"现象；O 型血胃上皮细胞表面表达更多黏附受体而有利于幽门螺杆菌定植。因此，遗传因素的作用尚有待进一步研究。③急性应激可引起应激性溃疡已是共识。但在慢性溃疡患者，情绪应激和心理障碍的致病作用却无定论。临床观察发现长期精神紧张、过劳，确实易使溃疡发作或加重，但这多在慢性溃疡已经存在时发生，因此情绪应激可能主要起诱因作用，可能通过神经内分泌途径影响胃十二指肠分泌、运动和黏膜血流的调节。④胃十二指肠运动异常：研究发现部分 DU 患者胃排空增快，这可使十二指肠球部酸负荷增大；部分 GU 患者有胃排空延迟，这可增加十二指肠液反流入胃，加重胃黏膜屏障损害。但目前认为，胃肠运动障碍不大可能是原发病因，但可加重幽门螺杆菌或 NSAID 对黏膜的损害。

概言之，消化性溃疡是一种多因素疾病，其中幽门螺杆菌感染和服用 NSAID 是已知的主要病因，溃疡发生是黏膜侵袭因素和防御因素失衡的结果，胃酸在溃疡形成中起关键作用。

三、病理

DU 发生在球部，前壁比较常见；GU 多在胃角和胃窦小弯。组织学上，GU 大多发生在幽门腺区（胃窦）与泌酸腺区（胃体）交界处的幽门腺区一侧。幽门腺区黏膜可随年龄增长而扩大［假幽门腺化生和（或）肠化生］，使其与泌酸腺区之交界线上移，故老年患者 GU 的部位多较高。溃疡一般为单个，也可多个，呈圆形或椭圆形。DU 直径多 < 10 mm，GU 要比 DU 稍大。亦可见到直径 > 2 cm 的巨大溃疡。溃疡边缘光整、底部洁净，由肉芽组织构成，上面覆盖有灰白色或灰黄色纤维渗出物。活动性溃疡周围黏膜常有炎症水肿。溃疡浅者累及黏膜肌层，深者达肌层甚至浆膜层，溃破血管时引起出血，穿破浆膜层时引起穿孔。溃疡愈合时周围黏膜炎症、水肿消退，边缘上皮细胞增生覆盖溃疡面，其下的肉芽组织纤维转化，变为瘢痕，瘢痕收缩使周围黏膜皱襞向其集中。

四、临床表现

上腹痛是消化性溃疡的主要症状，但部分患者可无症状或症状较轻以至不为患者所注意，而以出血、穿孔等并发症为首发症状。典型的消化性溃疡有如下临床特点：①慢性过程，病史可达数年至数十年。②周期性发作，发作与自发缓解相交替，发作期可为数周或数月，缓解期亦长短不一，短者数周、长者数年；发作常有季节性，多在秋冬或冬春之交发病，可因精神情绪不良或过劳而诱发。③发作时上腹痛呈节律性，表现为空腹痛即餐后 2 ~ 4 h 或（及）午夜痛，腹痛多为进食或服用抗酸药所缓解，典型节律性表现在 DU 多见。

（一）症状

上腹痛为主要症状，性质多为灼痛，亦可为钝痛、胀痛、剧痛或饥饿样不适感。多位于中上腹，可偏右或偏左。一般为轻至中度持续性痛。疼痛常有典型的节律性，如上述。腹痛多在进食或服用抗酸药后缓解。

部分患者无上述典型表现的疼痛，而仅表现为无规律性的上腹隐痛或不适。具或不具典型疼痛者均可伴有反酸、嗳气、上腹胀等症状。

（二）体征

溃疡活动时上腹部可有局限性轻压痛，缓解期无明显体征。

五、特殊类型的消化性溃疡

（一）复合溃疡

复合溃疡指胃和十二指肠同时发生的溃疡。DU 往往先于 GU 出现。幽门梗阻发生率较高。

（二）幽门管溃疡

幽门管位于胃远端，与十二指肠交界，长约 2 cm。幽门管溃疡与 DU 相似，胃酸分泌一般较高。幽门管溃疡上腹痛的节律性不明显，对药物治疗反应较差，呕吐较多见，较易发生幽门梗阻、出血和穿孔等并发症。

（三）球后溃疡

DU 大多发生在十二指肠球部，发生在球部远端十二指肠的溃疡称球后溃疡。多发生在十二指肠乳头的近端。具 DU 的临床特点，但午夜痛及背部放射痛多见，对药物治疗反应较差，较易并发出血。

（四）巨大溃疡

巨大溃疡指直径 > 2 cm 的溃疡。对药物治疗反应较差、愈合时间较慢，易发生慢性穿透或穿孔。胃的巨大溃疡注意与恶性溃疡鉴别。

（五）老年人消化性溃疡

近年老年人发生消化性溃疡的报道增多。临床表现多不典型，GU 多位于胃体上部甚至胃底部，溃疡常较大，易误诊为胃癌。

（六）无症状性溃疡

约 15% 消化性溃疡患者可无症状，而以出血、穿孔等并发症为首发症状。可见于任何年龄，以老年人较多见；NSAID 引起的溃疡近半数无症状。

六、实验室和其他检查

（一）胃镜检查

胃镜检查是确诊消化性溃疡首选的检查方法。胃镜检查不仅可对胃十二指肠黏膜直接观察、摄像，还可在直视下取活组织做病理学检查及幽门螺杆菌检测，因此胃镜检查对消化性溃疡的诊断及胃良、恶性溃疡鉴别诊断的准确性高于 X 线钡餐检查。例如：在溃疡较小或较浅时钡餐检查有可能漏诊；钡餐检查发现十二指肠球部畸形可有多种解释，活动性上消化道出血是钡餐检查的禁忌证；胃的良、恶性溃疡鉴别必须由活组织检查来确定。

内镜下消化性溃疡多呈圆形或椭圆形，也有呈线形，边缘光整，底部覆有灰黄色或灰白色渗出物，周围黏膜可有充血、水肿，可见皱襞向溃疡集中。内镜下溃疡可分为活动期（A）、愈合期（H）和瘢痕期（S）3 个病期，其中每个病期又可分为 1 和 2 两个阶段。

（二）X 线钡餐检查

适用于对胃镜检查有禁忌或不愿接受胃镜检查者。溃疡的 X 线征象有直接和间接两种：龛影是直接征象，对溃疡有确诊价值；局部压痛、十二指肠球部激惹和球部畸形、胃大弯侧痉挛性切迹均为间接征象，仅提示可能有溃疡。

（三）幽门螺杆菌检测

幽门螺杆菌检测应列为消化性溃疡诊断的常规检查项目，因为有无幽门螺杆菌感染决定治疗方案的选择。检测方法分为侵入性和非侵入性两大类。前者需通过胃镜检查取胃黏膜活组织进行检测，主要包括快速尿素酶试验、组织学检查和幽门螺杆菌培养；后者主要有 ^{13}C 或 ^{14}C 尿素呼气试验、粪便幽门螺杆菌抗原检测及血清学检查（定性检测血清抗幽门螺杆菌 IgG 抗体）。

快速尿素酶试验是侵入性检查的首选方法，操作简便、费用低。组织学检查可直接观察幽门螺杆菌，与快速尿素酶试验结合，可提高诊断准确率。幽门螺杆菌培养技术要求高，主要用于科研。^{13}C 或 ^{14}C 尿素呼气试验检测幽门螺杆菌敏感性及特异性高而无须胃镜检查，可作为根除治疗后复查的首选方法。

应注意，近期应用抗生素、质子泵抑制剂、铋剂等药物，因有暂时抑制幽门螺杆菌作用，会使上述检查（血清学检查除外）呈假阴性。

（四）胃液分析和血清胃泌素测定

一般仅在疑有胃泌素瘤时做鉴别诊断之用。

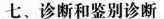

七、诊断和鉴别诊断

慢性病程、周期性发作的节律性上腹疼痛，且上腹痛可为进食或抗酸药所缓解的临床表现是诊断消化性溃疡的重要临床线索。但应注意，一方面有典型溃疡样上腹痛症状者不一定是消化性溃疡，另一方面部分消化性溃疡患者症状可不典型甚至无症状，因此单纯依靠病史难以做出可靠诊断。确诊有赖胃镜检查。X 线钡餐检查发现龛影亦有确诊价值。

鉴别诊断本病主要临床表现为慢性上腹痛，当仅有病史和体检资料时，需与其他有上腹痛症状的疾病如肝、胆、胰、肠疾病和胃的其他疾病相鉴别。功能性消化不良临床常见且临床表现与消化性溃疡相似，应注意鉴别。如做胃镜检查，可确定有无胃、十二指肠溃疡存在。

胃镜检查如见胃、十二指肠溃疡，应注意与引起胃十二指肠溃疡的少见特殊病因或以溃疡为主要表现的胃十二指肠肿瘤鉴别。其中，与胃癌、胃泌素瘤的鉴别要点如下：

（一）胃癌

内镜或 X 线检查见到胃的溃疡，必须进行良性溃疡（胃溃疡）与恶性溃疡（胃癌）的鉴别。Ⅲ 型（溃疡型）早期胃癌单凭内镜所见与良性溃疡鉴别有困难，放大内镜和染色内镜对鉴别有帮助，但最终必须依靠直视下取活组织检查鉴别。恶性溃疡的内镜特点为：①溃疡形状不规则，一般较大。②底凹凸不平、苔污秽。③边缘呈结节状隆起。④周围皱襞中断。⑤胃壁僵硬、蠕动减弱（X 线钡餐检查亦可见上述相应的 X 线征）。活组织检查可以确诊，但必须强调，对于怀疑胃癌而一次活检阴性者，必须在短期内复查胃镜进行再次活检；即使内镜下诊断为良性溃疡且活检阴性，仍有漏诊胃癌的可能，因此对初诊为胃溃疡者，必须在完成正规治疗的疗程后进行胃镜复查，胃镜复查溃疡缩小或愈合不是鉴别良、恶性溃疡的最终依据，必须重复活检加以证实。

（二）胃泌素瘤

亦称 Zollinger-Ellison 综合征，是胰腺非 β 细胞瘤分泌大量胃泌素所致。肿瘤往往很小（直径 < 1 cm），生长缓慢，半数为恶性。大量胃泌素可刺激壁细胞增生，分泌大量胃酸，使上消化道经常处于高酸环境，导致胃、十二指肠球部和不典型部位（十二指肠降段、横段甚或空肠近端）发生多发性溃疡。胃泌素瘤与普通消化性溃疡的鉴别要点是该病溃疡发生于不典型部位，具难治性特点，有过高胃酸分泌（BAO 和 MAO 均明显升高，且 BAO/MAO > 60%）及高空腹血清胃泌素（> 200 pg/mL，常 > 500 pg/mL）。

八、并发症

（一）出血

溃疡侵蚀周围血管可引起出血。出血是消化性溃疡最常见的并发症，也是上消化道大出血最常见的病因（约占所有病因的 50%）。

（二）穿孔

溃疡病灶向深部发展穿透浆膜层则并发穿孔。溃疡穿孔临床上可分为急性、亚急性和慢性三种类型，以第一种常见。急性穿孔的溃疡常位于十二指肠前壁或胃前壁，发生穿孔后胃肠的内容物漏入腹腔而引起急性腹膜炎，有关诊断和治疗详见《外科学》。十二指肠或胃后壁的溃疡深至浆膜层时已与邻近的组织或器官发生粘连，穿孔时胃肠内容物不流入腹腔，称为慢性穿孔，又称为穿透性溃疡。这种穿透性溃疡改变了腹痛规律，变得顽固而持续，疼痛常放射至背部。邻近后壁的穿孔或游离穿孔较小，只引起局限性腹膜炎时称亚急性穿孔，症状较急性穿孔轻而体征较局限，且易漏诊。

（三）幽门梗阻

幽门梗阻主要是由 DU 或幽门管溃疡引起。溃疡急性发作时可因炎症水肿和幽门部痉挛而引起暂时性梗阻，可随炎症的好转而缓解；慢性梗阻主要由于瘢痕收缩而呈持久性。幽门梗阻临床表现为：餐后上腹饱胀、上腹疼痛加重，伴有恶心、呕吐，大量呕吐后症状可以改善，呕吐物含发酵酸性宿食。严重呕吐可致失水和低氯低钾性碱中毒。可发生营养不良和体重减轻。体检可见胃型和胃蠕动波，清晨空腹时检查胃内有振水声。进一步做胃镜或 X 线钡剂检查可确诊。

（四）癌变

少数 GU 可发生癌变，DU 则否。GU 癌变发生于溃疡边缘，据报道癌变率在 1% 左右。长期慢性 GU 病史、年龄在 45 岁以上、溃疡顽固不愈者应提高警惕。对可疑癌变者，在胃镜下取多点活检做病理检查；在积极治疗后复查胃镜，直到溃疡完全愈合；必要时定期随访复查。

九、治疗

治疗的目的是消除病因、缓解症状、愈合溃疡、防止复发和防治并发症。针对病因的治疗如根除幽门螺杆菌，有可能彻底治愈溃疡病，是近年消化性溃疡治疗的一大进展。

（一）一般治疗

生活要有规律，避免过度劳累和精神紧张。注意饮食规律，戒烟、酒。服用 NSAID 者尽可能停用，即使未用亦要告诫患者今后慎用。

（二）治疗消化性溃疡的药物及其应用

治疗消化性溃疡的药物可分为抑制胃酸分泌的药物和保护胃黏膜的药物两大类，主要起缓解症状和促进溃疡愈合的作用，常与根除幽门螺杆菌治疗配合使用。现就这些药物的作用机制及临床应用分别简述如下：

1. 抑制胃酸药物

溃疡的愈合与抑酸治疗的强度和时间成正比。抗酸药具中和胃酸作用，可迅速缓解疼痛症状，但一般剂量难以促进溃疡愈合，故目前多作为加强止痛的辅助治疗。H_2 受体拮抗剂（H_2RA）可抑制基础及刺激的胃酸分泌，以前一作用为主，而后一作用不如 PPI 充分。使用推荐剂量各种 H_2RA 溃疡愈合率相近，不良反应发生率均低。西咪替丁可通过血 - 脑屏障，偶有精神异常不良反应；与雄性激素受体结合而影响性功能；经肝细胞色素 P_{450} 代谢而延长华法林、苯妥英钠、茶碱等药物的肝内代谢。雷尼替丁、法莫替丁和尼扎替丁上述不良反应较少。已证明 H_2RA 全日剂量于睡前顿服的疗效与 1 日 2 次分服相仿。由于该类药物价格较 PPI 便宜，临床上特别适用于根除幽门螺杆菌疗程完成后的后续治疗，及某些情况下预防溃疡复发的长程维持治疗。质子泵抑制剂（PPI）作用于壁细胞胃酸分泌终末步骤中的关键酶 H^+–K^+–ATP 酶，使其不可逆失活，因此抑酸作用比 H_2RA 更强且作用持久。与 H_2RA 相比，PPI 促进溃疡愈合的速度较快、溃疡愈合率较高，因此特别适用于难治性溃疡或 NSAID 溃疡患者不能停用 NSAID 时的治疗。对根除幽门螺杆菌治疗，PPI 与抗生素的协同作用较 H_2RA 好，因此是根除幽门螺杆菌治疗方案中最常用的基础药物。使用推荐剂量的各种 PPI，对消化性溃疡的疗效相仿，不良反应均少。

2. 保护胃黏膜药物

硫糖铝和胶体铋目前已少用作治疗消化性溃疡的一线药物。枸橼酸铋钾（胶体次枸橼酸铋）因兼有较强抑制幽门螺杆菌作用，可作为根除幽门螺杆菌联合治疗方案的组分，但要注意此药不能长期服用，因会过量蓄积而引起神经毒性。米索前列醇具有抑制胃酸分泌、增加胃十二指肠黏膜的黏液及碳酸氢盐分泌和增加黏膜血流等作用，主要用于 NSAID 溃疡的预防，腹泻是常见不良反应，因会引起子宫收缩故孕妇忌服。

（三）根除幽门螺杆菌治疗

对幽门螺杆菌感染引起的消化性溃疡，根除幽门螺杆菌不但可促进溃疡愈合，而且可预防溃疡复发，从而彻底治愈溃疡。因此，凡有幽门螺杆菌感染的消化性溃疡，无论初发或复发、活动或静止、有无并发症，均应予以根除幽门螺杆菌治疗。

1. 根除幽门螺杆菌的治疗方案

已证明在体内具有杀灭幽门螺杆菌作用的抗生素有克拉霉素、阿莫西林、甲硝唑（或替硝唑）、四环素、呋喃唑酮、某些喹诺酮类如左氧氟沙星等。PPI 及胶体铋体内能抑制幽门螺杆菌，与上述抗生素有协同杀菌作用。目前尚无单一药物可有效根除幽门螺杆菌，因此必须联合用药。应选择幽门螺杆菌根除率高的治疗方案力求一次根除成功。研究证明以 PPI 或胶体铋为基础加上两种抗生素的三联治疗方案有较高根除率。这些方案中，以 PPI 为基础的方案所含 PPI 能通过抑制胃酸分泌提高口服抗生素的抗菌活性从而提高根除率，再者 PPI 本身具有快速缓解症状和促进溃疡愈合作用，因此是临床中最常用的方案。而其中，又以 PPI 加克拉霉素再加阿莫西林或甲硝唑的方案根除率最高。幽门螺杆菌根除失败的主要原因是患者的服药依从性问题和幽门螺杆菌对治疗方案中抗生素的耐药性。因此，在选择治疗方案时要了解所在地区的耐药情况，近年世界不少国家和我国一些地区幽门螺杆菌对甲硝唑和克拉霉素的耐药率在增加，应引起注意。呋喃唑酮（200 mg/d，分 2 次）耐药性少见、价廉，国内报道用呋喃唑酮代替克拉霉素或甲硝唑的三联疗法亦可取得较高的根除率，但要注意呋喃唑酮引起的周围神经炎和溶血性贫血等不良反应。治疗失败后的再治疗比较困难，可换用另外两种抗生素（阿莫西林原发和继发耐药均极少见，可以不换）如 PPI 加左氧氟沙星（500 mg/d，每天 1 次）和阿莫西林，或采用 PPI 和胶体铋合用再加四环素（1 500 mg/d，每天 2 次）和甲硝唑的四联疗法。

2. 根除幽门螺杆菌治疗结束后的抗溃疡治疗

在根除幽门螺杆菌疗程结束后，继续给予一个常规疗程的抗溃疡治疗（如 DU 患者予 PPI 常规剂量、每日 1 次、总疗程 2 ~ 4 周，或 H_2RA 常规剂量、疗程 4 ~ 6 周；GU 患者 PPI 常规剂量、每日 1 次、总疗程 4 ~ 6 周，或 H_2RA 常规剂量、疗程 6 ~ 8 周）是最理想的。这时有并发症或溃疡面积大的患者尤为必要，但对无并发症且根除治疗结束时症状已得到完全缓解者，也可考虑停药以节省药物费用。

3. 根除幽门螺杆菌治疗后复查

治疗后应常规复查幽门螺杆菌是否已被根除，复查应在根除幽门螺杆菌治疗结束至少 4 周后进行，且在检查前停用 PPI 或铋剂 2 周，否则会出现假阴性。可采用非侵入性的 ^{13}C 或 ^{14}C 尿素呼气试验，也可通过胃镜在检查溃疡是否愈合的同时取活检做尿素酶及（或）组织学检查。对未排除胃恶性溃疡或有并发症的消化性溃疡应常规进行胃镜复查。

（四）NSAID 溃疡的治疗、复发预防及初始预防

对服用 NSAID 后出现的溃疡，如情况允许应立即停用 NSAID，如病情不允许可换用对黏膜损伤少的 NSAID 如特异性 COX-2 抑制剂（如塞来昔布）。对停用 NSAID 者，可予常规剂量常规疗程的 H_2RA 或 PPI 治疗；对不能停用 NSAID 者，应选用 PPI 治疗（H_2RA 疗效差）。因幽门螺杆菌和 NSAID 是引起溃疡的两个独立因素，因此应同时检测幽门螺杆菌，如有幽门螺杆菌感染应同时根除幽门螺杆菌。溃疡愈合后，如不能停用 NSAID，无论幽门螺杆菌阳性还是阴性都必须继续 PPI 或米索前列醇长程维持治疗以预防溃疡复发。对初始使用 NSAID 的患者是否应常规给药预防溃疡的发生仍有争论。已明确的是，对于发生 NSAID 溃疡并发症的高危患者，如既往有溃疡病史、高龄、同时应用抗凝血药（包括低剂量的阿司匹林）或糖皮质激素者，应常规予抗溃疡药物预防，目前认为 PPI 或米索前列醇预防效果较好。

（五）溃疡复发的预防

有效根除幽门螺杆菌及彻底停服 NSAID，可消除消化性溃疡的两大常见病因，因而能大大减少溃疡复发。对溃疡复发同时伴有幽门螺杆菌感染复发（再感染或复燃）者，可予根除幽门螺杆菌再治疗。下列情况则需用长程维持治疗来预防溃疡复发：①不能停用 NSAID 的溃疡患者，无论幽门螺杆菌阳性还是阴性（如前述）。②幽门螺杆菌相关溃疡，幽门螺杆菌感染未能被根除。③幽门螺杆菌阴性的溃疡（非幽门螺杆菌、非 NSAID 溃疡）。④幽门螺杆菌相关溃疡，幽门螺杆菌虽已被根除，但曾有严重并发症的高龄或有严重伴随病患者。长程维持治疗一般以 H_2RA 或 PPI 常规剂量的半量维持，而 NSAID 溃疡复发的预防多用 PPI 或米索前列醇，已如前述。

（六）外科手术指征

由于内科治疗的进展，目前外科手术主要限于少数有并发症者，包括：①大量出血经内科治疗无效。②急性穿孔。③瘢痕性幽门梗阻。④胃溃疡癌变。⑤严格内科治疗无效的顽固性溃疡。

十、预后

由于内科有效治疗的发展，预后远较过去为佳，病死率显著下降。死亡主要见于高龄患者，死亡的主要原因是并发症，特别是大出血和急性穿孔。

第二节　急性胃炎

急性胃炎是由多种不同的病因引起的急性胃黏膜炎症，包括急性单纯性胃炎、急性糜烂出血性胃炎和吞服腐蚀物引起的急性腐蚀性胃炎与胃壁细菌感染所致的急性化脓性胃炎。其中，临床意义最大和发病率最高的是以胃黏膜糜烂、出血为主要表现的急性糜烂出血性胃炎。

一、流行病学

迄今为止，目前国内外尚缺乏有关急性胃炎的流行病学调查。

二、病因

急性胃炎的病因众多，大致有外源和内源两大类，包括急性应激、化学性损伤（如药物、乙醇、胆汁、胰液）和急性细菌感染等。

（一）外源因素

1. 药物

各种非类固醇消炎药（NSAIDs），包括阿司匹林、吲哚美辛、吡罗昔康和多种含有该类成分复方药物。另外常见的有糖皮质激素和某些抗生素及氯化钾等均可导致胃黏膜损伤。

2. 乙醇

主要是大量酗酒可致急性胃黏膜胃糜烂甚或出血。

3. 生物性因素

沙门菌、嗜盐菌和葡萄球菌等细菌或其毒素可使胃黏膜充血水肿和糜烂。Hp 感染可引起急、慢性胃炎，发病机制类似，将在慢性胃炎节中叙述。

4. 其他

某些机械性损伤（包括胃内异物或胃柿石等）可损伤胃黏膜。放射疗法可致胃黏膜受损。偶可见因吞服腐蚀性化学物质（强酸或强碱或来苏水及氯化汞、砷、磷等）引起的腐蚀性胃炎。

（二）内源因素

1. 应激因素

多种严重疾病如严重创伤、烧伤或大手术及颅脑病变和重要脏器功能衰竭等可导致胃黏膜缺血缺氧而损伤。通常称为应激性胃炎，如果系脑血管病变、头颅部外伤和脑手术后引起的胃、十二指肠急性溃疡称为 Cushing 溃疡，而大面积烧灼伤所致溃疡称为 Curling 溃疡。

2. 局部血供缺乏

局部血供缺乏主要是腹腔动脉栓塞治疗后或少数因动脉硬化致胃动脉的血栓形成或栓塞引起供血不足。另外，还可见于肝硬化门静脉高压并发上消化道出血者。

3. 急性蜂窝织炎或化脓性胃炎

此两者甚少见。

三、病理生理学和病理组织学

（一）病理生理学

胃黏膜防御机制包括黏膜屏障、黏液屏障、黏膜上皮修复、黏膜和黏膜下层丰富的血流、前列腺素和肽类物质（表皮生长因子等）和自由基清除系统。上述结果破坏或保护因素减少，使胃腔中的 H^+ 逆弥散至胃壁，肥大细胞释放组胺，则血管充血甚或出血、黏膜水肿及间质液渗出，同时可刺激壁细胞分泌盐酸、主细胞分泌胃蛋白酶原。若致病因子损及腺颈部细胞，则胃黏膜修复延迟、更新受阻而出现糜烂。

严重创伤、大手术、大面积烧伤、脑血管意外和严重脏器功能衰竭及其休克或者败血症等所致的急性应激的发生机制为，急性应激→皮质→垂体前叶→肾上腺皮质轴活动亢进、交感→副交感神经系统失衡→机体的代偿功能不足→不能维持胃黏膜微循环的正常运行→黏膜缺血、缺氧→黏液和碳酸氢盐分泌减少及内源性前列腺素合成不足→黏膜屏障破坏和氢离子反弥散→降低黏膜内 pH →进一步损伤血管与黏膜→糜烂和出血。

NSAID 所引起者则为抑制环氧合酶（COX）致使前列腺素产生减少，黏膜缺血缺氧。氯化钾和某些抗生素或抗肿瘤药等则可直接刺激胃黏膜引起浅表损伤。

乙醇可致上皮细胞损伤和破坏，黏膜水肿、糜烂和出血。另外幽门关闭不全、胃切除（主要是Billroth Ⅱ式）术后可引起十二指肠 – 胃反流，则此时由胆汁和胰液等组成的碱性肠液中的胆盐、溶血磷脂酰胆碱、磷脂酶 A 和其他胰酶可破坏胃黏膜屏障，引起急性炎症。

门静脉高压可致胃黏膜毛细血管和小静脉扩张及黏膜水肿，组织学表现为只有轻度或无炎症细胞浸润，可有显性或非显性出血。

（二）病理学改变

急性胃炎主要病理和组织学表现以胃黏膜充血水肿，表面有片状渗出物或黏液覆盖为主。黏膜皱襞上可见局限性或弥漫性陈旧性或新鲜出血与糜烂，糜烂加深可累及胃腺体。

显微镜下则可见黏膜固有层多少不等的中性粒细胞、淋巴细胞、浆细胞和少量嗜酸性粒细胞浸润，可有水肿。表面的单层柱状上皮细胞和固有腺体细胞出现变性与坏死。重者黏膜下层亦有水肿和充血。

对于腐蚀性胃炎若接触了高浓度的腐蚀物质且长时间，则胃黏膜出现凝固性坏死、糜烂和溃疡，重者穿孔或出血甚至腹膜炎。

另外少见的化脓性胃炎可表现为整个胃壁（主要是黏膜下层）炎性增厚，大量中性粒细胞浸润，黏膜坏死。可有胃壁脓性蜂窝织炎或胃壁脓肿。

四、临床表现

（一）症状

部分患者可有上腹痛、腹胀、恶心、呕吐和嗳气及食欲缺乏等。如伴胃黏膜糜烂出血，则有呕血和（或）黑粪，大量出血可引起出血性休克。有时上腹胀气明显。细菌感染致者可出现腹泻等。并有疼痛、吞咽困难和呼吸困难（由于喉头水肿）。腐蚀性胃炎可吐出血性黏液，严重者可发生食管或胃穿孔，引起胸膜炎或弥漫性腹膜炎。化脓性胃炎起病常较急，有上腹剧痛、恶心和呕吐、寒战和高热，血压可下降，出现中毒性休克。

（二）体征

上腹部压痛是常见体征，尤其多见于严重疾病引起的急性胃炎出血者。腐蚀性胃炎因口腔黏膜、食管黏膜和胃黏膜都有损害，口腔、咽喉黏膜充血、水肿和糜烂。化脓性胃炎有时体征酷似急腹症。

五、辅助检查

急性糜烂出血性胃炎的确诊有赖于急诊胃镜检查，一般应在出血后 24 ~ 48 h 内进行，可见到以多发性糜烂、浅表溃疡和出血灶为特征的急性胃黏膜病损。黏液糊或者可有新鲜或陈旧血液。一般急性应激所致的胃黏膜病损以胃体、胃底部为主，而 NSAID 或乙醇所致的则以胃窦部为主。注意 X 线钡剂检查并无诊断价值。出血者做呕吐物或大便隐血试验，红细胞计数和血红蛋白测定。感染因素引起者，白细胞计数和分类检查，大便常规和培养。

六、诊断和鉴别诊断

主要由病史和症状做出拟诊，而经胃镜检查得以确诊。但吞服腐蚀物质者禁忌胃镜检查。有长期服NSAID、酗酒及临床重危患者，均应想到急性胃炎可能。对于鉴别诊断，腹痛为主者，应通过反复询问病史而与急性胰腺炎、胆囊炎和急性阑尾炎等急腹症甚至急性心肌梗死相鉴别。

七、治疗

（一）基础治疗

基础治疗包括给予镇静、禁食、补液、解痉、止吐等对症支持治疗。此后给予流质或半流质饮食。

（二）针对病因治疗

针对病因治疗包括根除 Hp、去除 NSAID 或乙醇等诱因。

（三）对症处理

表现为反酸、上腹隐痛、烧灼感和嘈杂者，给予 H_2 受体拮抗药或质子泵抑制药。以恶心、呕吐或上腹胀闷为主者可选用甲氧氯普胺、多潘立酮或莫沙必利等促动力药。以痉挛性疼痛为主者，可给予莨菪碱等药物进行对症处理。

有胃黏膜糜烂、出血者，可用抑制胃酸分泌的 H_2 受体拮抗药或质子泵抑制药外，还可同时应用胃黏膜保护药如硫糖铝或铝碳酸镁等。

对于较大量的出血则应采取综合措施进行抢救。当并发大量出血时，可以冰水洗胃或在冰水中加去甲肾上腺素（每 200 mL 冰水中加 8 mL），或同管内滴注碳酸氢钠，浓度为 1 000 mmol/L，24 h 滴 1 L，使胃内 pH 保持在 5 以上。凝血酶是有效的局部止血药，并有促进创面愈合作用，大剂量时止血作用显著。常规的止血药，如卡巴克络、抗血栓溶芳酸和酚磺乙胺等可静脉应用，但效果一般。内镜下止血往往可收到较好效果。

八、并发症的诊断、预防和治疗

急性胃炎的并发症包括穿孔、腹膜炎、水电解质紊乱和酸碱失衡等。为预防细菌感染者选用抗生素治疗，因过度呕吐致脱水者及时补充水和电解质，并适时检测血气分析，必要时纠正酸碱平衡紊乱。对于穿孔或腹膜炎者，则必要时外科治疗。

九、预后

病因去除后，急性胃炎多在短期内恢复正常。相反病因长期持续存在，则可转为慢性胃炎。由于绝大多数慢性胃炎的发生与 Hp 感染有关，而 Hp 自发清除少见，故慢性胃炎可持续存在，但多数患者无症状。流行病学研究显示，部分 Hp 相关性胃窦炎（< 20%）可发生十二指肠溃疡。

第三节　慢性胃炎

慢性胃炎是由各种病因引起的胃黏膜慢性炎症。根据新悉尼胃炎系统和我国 2006 年颁布的《中国慢性胃炎共识意见》标准，由内镜及病理组织学变化，将慢性胃炎分为非萎缩性（浅表性）胃炎及萎缩性胃炎两大基本类型和一些特殊类型胃炎。

一、流行病学

幽门螺旋杆菌（Hp）感染为慢性非萎缩性胃炎的主要病因。大致上说来，慢性非萎缩性胃炎发病率与 Hp 感染情况相平行，慢性非萎缩性胃炎流行情况因不同国家、不同地区 Hp 感染情况而异。一般 Hp 感染率发展中国家高于发达国家，感染率随年龄增加而升高。我国属 Hp 高感染率国家，估计人群中 Hp 感染率为 40% ~ 70%。慢性萎缩性胃炎是原因不明的慢性胃炎，在我国是一种常见病、多发病，在慢性胃炎中占 10% ~ 20%。

二、病因

（一）慢性非萎缩性胃炎的常见病因

1. Hp 感染

Hp 感染是慢性非萎缩性胃炎最主要的病因，两者的关系符合 Koch 提出的确定病原体为感染性疾病病因的 4 项基本要求，即该病原体存在于该病的患者中，病原体的分布与体内病变分布一致，清除病原体后疾病可好转，在动物模型中该病原体可诱发与人相似的疾病。

研究表明，80%～95%的慢性活动性胃炎患者胃黏膜中有 Hp 感染，5%～20%的 Hp 阴性率反映了慢性胃炎病因的多样性；Hp 相关胃炎者，Hp 胃内分布与炎症分布一致；根除 Hp 可使胃黏膜炎症消退，一般中性粒细胞消退较快，但淋巴细胞、浆细胞消退需要较长时间；志愿者和动物模型中已证实 Hp 感染可引起胃炎。

Hp 感染引起的慢性非萎缩性胃炎中胃窦为主全胃炎患者胃酸分泌可增加，十二指肠溃疡发生的危险度较高；而胃体为主全胃炎患者胃溃疡和胃癌发生的危险性增加。

2. 胆汁和其他碱性肠液反流

幽门括约肌功能不全时含胆汁和胰液的十二指肠液反流入胃，可削弱胃黏膜屏障功能，使胃黏膜遭到消化液作用，产生炎症、糜烂、出血和上皮化生等病变。

3. 其他外源因素

酗酒、服用 NSAID 等药物、某些刺激性食物等均可反复损伤胃黏膜。这类因素均可各自或与 Hp 感染协同作用而引起或加重胃黏膜慢性炎症。

（二）慢性萎缩性胃炎的主要病因

1973 年，Strickland 将慢性萎缩性胃炎分为 A、B 两型，A 型是胃体弥漫萎缩，导致胃酸分泌下降，影响维生素 B_{12} 及内因子的吸收，因此常合并恶性贫血，与自身免疫有关；B 型在胃窦部，少数人可发展成胃癌，与幽门螺杆菌、化学损伤（胆汁反流、非皮质激素消炎药、吸烟、酗酒等）有关，我国 80% 以上的属于第二类。

胃内攻击因子与防御修复因子失衡是慢性萎缩性胃炎发生的根本原因。具体病因与慢性非萎缩性胃炎相似。包括：① Hp 感染。②长期饮浓茶，烈酒，咖啡，过热、过冷、过于粗糙的食物，可导致胃黏膜的反复损伤。③长期大量服用非甾体类消炎药如阿司匹林、吲哚美辛等可抑制胃黏膜前列腺素的合成，破坏黏膜屏障。④烟草中的尼古丁不仅影响胃黏膜的血液循环，还可导致幽门括约肌功能紊乱，造成胆汁反流。⑤各种原因的胆汁反流均可破坏黏膜屏障造成胃黏膜慢性炎症改变。比较特殊的是壁细胞抗原和抗体结合形成免疫复合体在补体参与下，破坏壁细胞；胃黏膜营养因子（如胃泌素、表皮生长因子等）缺乏；心力衰竭、动脉硬化、肝硬化合并门脉高压、糖尿病、甲状腺病、慢性肾上腺皮质功能减退、尿毒症、干燥综合征、胃血流量不足及精神因素等均可导致胃黏膜萎缩。

三、病理生理学和病理学

（一）病理生理学

1. Hp 感染

Hp 感染途径为粪－口或口－口途径，其外壁靠黏附素而紧贴胃上皮细胞。

Hp 感染的持续存在，致使腺体破坏，最终发展成为萎缩性胃炎。而感染 Hp 后胃炎的严重程度则除了与细菌本身有关外，还决定与患者机体情况和外界环境。如带有空泡毒素（VacA）和细胞毒相关基因（CagA）者，胃黏膜损伤明显较重。患者的免疫应答反应强弱、其胃酸的分泌情况、血型、民族和年龄差异等也影响胃黏膜炎症程度。此外患者饮食情况也有一定作用。

2. 自身免疫机制

研究早已证明，以胃体萎缩为主的 A 型萎缩性胃炎患者血清中，存在壁细胞抗体（PCA）和内因子抗体（IFA）。前者的抗原是壁细胞分泌小管微绒毛膜上的质子泵 H^+－K^+－ATP 酶，它破坏壁细胞而使胃酸分泌减少。而 IFA 则对抗内因子（壁细胞分泌的一种糖蛋白），使食物中的维生素 B_{12} 无法与后者结合被末端回肠吸收，最后引起维生素 B_{12} 吸收不良，甚至导致恶性贫血。IFA 具有特异性，几乎仅见于胃萎缩伴恶性贫血者。

造成胃酸和内因子分泌减少或丧失，恶性贫血是 A 型萎缩性胃炎的终末阶段，是自身免疫性胃炎最严重的标志。当泌酸腺完全萎缩时称为胃萎缩。

另外，近年发现 Hp 感染者中也存在着自身免疫反应，其血清抗体能与宿主胃黏膜上皮及黏液起交叉反应，如菌体 LewisX 和 LewisY 抗原。

3. 外源损伤因素破坏胃黏膜屏障

碱性十二指肠液反流等，可减弱胃黏膜屏障功能。致使胃腔内 H^+ 通过损害的屏障，反弥散入胃黏膜内，使炎症不易消散。长期慢性炎症，又加重屏障功能的减退，如此恶性循环使慢性胃炎久治不愈。

4. 生理因素和胃黏膜营养因子缺乏

萎缩性变化和肠化生等皆与衰老相关，而炎症细胞浸润程度与年龄关系不大。这主要是老龄者的退行性变－胃黏膜小血管扭曲，小动脉壁玻璃样变性，管腔狭窄导致黏膜营养不良、分泌功能下降。

最新研究证明，某些胃黏膜营养因子（胃泌素、表皮生长因子等）缺乏或胃黏膜感觉神经终器对这些因子不敏感可引起胃黏膜萎缩。如手术后残胃炎原因之一是 G 细胞数量减少，而引起胃泌素营养作用减弱。

5. 遗传因素

萎缩性胃炎、低酸或无酸、维生素 B_{12} 吸收不良的患病率和 PCA、IFA 的阳性率很高，提示可能有遗传因素的影响。

（二）病理学

慢性胃炎病理变化是由胃黏膜损伤和修复过程所引起。病理组织学的描述包括活动性慢性炎症、萎缩和化生及异型增生等。此外，在慢性炎症过程中，胃黏膜也有反应性增生变化，如胃小凹上皮过形成、黏膜肌增厚、淋巴滤泡形成、纤维组织和腺管增生等。

近几年对于慢性胃炎尤其是慢性萎缩性胃炎的病理组织学，有不少新的进展。以下结合 2006 年 9 月中华医学会消化病学分会的《全国第二次慢性胃炎共识会议》中制订的慢性胃炎诊治的共识意见，论述以下关键进展问题。

1. 萎缩的定义

1996 年，新悉尼系统把萎缩定义为"腺体的丧失"，这是模糊而易歧义的定义，反映了当时肠化是否属于萎缩，病理学家间有不同认识。其后国际上一个病理学家的自由组织——萎缩联谊会（Atrophy Club 2000）进行了 3 次研讨会，并在 2002 年发表了对萎缩的新分类，12 位作者中有 8 位也曾是悉尼系统的执笔者，故此意见可认为是悉尼系统的补充和发展，有很高权威性。

萎缩联谊会把萎缩新定义为"萎缩是胃固有腺体的丧失"，将萎缩分为三种情况：无萎缩、未确定萎缩和萎缩。进而将萎缩分两个类型：非化生性萎缩和化生性萎缩。前者特点是腺体丧失伴有黏膜固有层中的纤维化或纤维肌增生；后者是胃黏膜腺体被化生的腺体所替换。这两类萎缩的程度分级仍用最初悉尼系统标准和新悉尼系统的模拟评分图，分为 4 级，即无、轻度、中度和重度萎缩。国际的萎缩新定义对我国来说不是新的，我国学者早年就认为"肠化或假幽门腺化生不是胃固有腺体，因此尽管胃腺体数量未减少，但也属萎缩"，并在全国第一届慢性胃炎共识会议做了说明。

对于上述第二个问题，答案显然是肯定的。这是因为多灶性萎缩性胃炎的胃黏膜萎缩呈灶状分布，即使活检块数少，只要病理活检发现有萎缩，就可诊断为萎缩性胃炎。在此次全国慢性胃炎共识意见中强调，需注意取材于糜烂或溃疡边缘的组织易存在萎缩，但不能简单地视为萎缩性胃炎。此外，活检组织太浅、组织包埋方向不当等因素均可影响萎缩的判断。

"未确定萎缩"是国际新提出的观点，认为黏膜层炎症很明显时，单核细胞密集浸润造成腺体被取代、移置或隐匿，以致难以判断这些"看来似乎丧失"的腺体是否真正丧失，此时暂先诊断为"未确定萎缩"，最后诊断延期到炎症明显消退（大部分在 Hp 根除治疗 3～6 个月后），再取活检时做出。对萎缩的诊断采取了比较谨慎的态度。

目前，我国共识意见并未采用此概念。因为：①炎症明显时腺体被破坏、数量减少，在这个时点上，病理按照萎缩的定义可以诊断为萎缩，非病理不能。②一般临床希望活检后有病理结论，病理如不做诊断，会出现临床难出诊断、对治疗效果无法评价的情况。尤其在临床研究上，设立此诊断项会使治疗前或后失去相当一部分统计资料。慢性胃炎是个动态过程，炎症可以有两个结局：完全修复和不完全修复（纤维化和肠化），炎症明显期病理无责任预言今后趋向哪个结局。可以预料对萎缩采用的诊断标准不一，治疗有效率也不一，采用"未确定萎缩"的研究课题，因为事先去除了一部分可逆的萎缩，萎缩的可逆性就低。

2. 肠化分型的临床意义与价值

AB-PAS 和 HID-AB 黏液染色能区分肠化亚型，然而，肠化分型的意义并未明了。传统观念认为，肠化亚型中的小肠型和完全型肠化无明显癌前病变意义，而大肠型肠化的胃癌发生危险性增高，从而引起临床的重视。支持肠化分型有意义的学者认为化生是细胞表型的一种非肿瘤性改变，通常在长期不利环境作用下出现。这种表型改变可以是干细胞内出现体细胞突变的结果，或是表现遗传修饰的变化导致后代细胞向不同方向分化的结果。胃内肠化生部位发现很多遗传改变，这些改变甚至可出现在异型增生前。他们认为肠化生中不完全型结肠型者，具有大多数遗传学改变，有发生胃癌的危险性。但近年越来越多的临床资料显示其预测胃癌价值有限而更强调重视肠化范围，肠化分布范围越广，其发生胃癌的危险性越高。10 多年来罕有从大肠型肠化随访发展成癌的报道。另一方面，从病理检测的实际情况看，肠化以混合型多见，大肠型肠化的检出率与活检块数有密切关系，即活检块数越多，大肠型肠化检出率越高。客观地讲，该型肠化生的遗传学改变和胃不典型增生（上皮内瘤）的改变相似。因此，对肠化分型的临床意义和价值的争论仍未有定论。

3. 关于异型增生

异型增生（上皮内瘤变）是重要的胃癌癌前病变。分为轻度和重度（或低级别和高级别）两级。异型增生和上皮内瘤变是同义词，后者是 WHO 国际癌症研究协会推荐使用的术语。

4. 萎缩和肠化发生过程是否存在不可逆转点

胃黏膜萎缩的产生主要有两种途径：一是干细胞区室和（或）腺体被破坏；二是选择性破坏特定的上皮细胞而保留干细胞。这两种途径在慢性 Hp 感染中均可发生。

萎缩与肠化的逆转报道已经不在少数，但是否所有病患均有逆转可能，是否在萎缩的发生与发展过程中存在某一不可逆转点。这一转折点是否可能为肠化生，已明确 Hp 感染可诱发慢性胃炎，经历慢性炎症→萎缩→肠化→异型增生等多个步骤最终发展至胃癌（Correa 模式）。可否通过根除 Hp 来降低胃癌发生危险性始终是近年来关注的热点。多数研究表明，根除 Hp 可防止胃黏膜萎缩和肠化的进一步发展，但萎缩、肠化是否能得到逆转尚待更多研究证实。

Mera 和 Correa 等最新报道了一项长达 12 年的大型前瞻性随机对照研究，纳入 795 例具有胃癌前病变的成人患者，随机给予他们抗 Hp 治疗和（或）抗氧化治疗。他们观察到萎缩黏膜在 Hp 根除后持续保持阴性 12 年后可以完全消退，而肠化黏膜也有逐渐消退的趋向，但可能需要随访更为长时间。他们认为通过抗 Hp 治疗来进行胃癌的化学预防是可行的策略。

但是，部分学者认为在考虑萎缩的可逆性时，需区分缺失腺体的恢复和腺体内特定细胞的再生。在后一种情况下，干细胞区室被保留，去除有害因素可使壁细胞和主细胞再生，并完全恢复腺体功能。当腺体及干细胞被完全破坏后，腺体的恢复只能由周围未被破坏的腺窝单元来完成。

当萎缩伴有肠化生时，逆转机会进一步减小。如果肠化生是对不利因素的适应性反应，而且不利因素可以被确定和去除，此时肠化生有可能逆转。但是，肠化生还有很多其他原因，如胆汁反流、高盐饮食、乙醇。这意味着即使在 Hp 感染个体，感染以外的其他因素亦可以引发或加速化生的发生。如果肠化生是稳定的干细胞内体细胞突变的结果，则改变黏膜的环境也许不能使肠化生逆转。

1992—2002 年文献 34 篇，根治 Hp 后萎缩可逆和无好转的基本各占一半，主要由于萎缩诊断标准、随访时间和间隔长短、活检取材部位和数量不统一所造成。建议今后制订统一随访方案，联合各医疗单位合作研究，使能得到大宗病例的统计资料。根治 Hp 可以产生某些有益效应，如消除炎症，消除活性氧所致的 DNA 损伤，缩短细胞更新周期，提高低胃酸者的泌酸量，并逐步恢复胃液维生素 C 的分泌。在预防胃癌方面，这些已被证实的结果可能比希望萎缩和肠化生逆转重要得多。

实际上，国际著名学者对是否此不可逆转点也有争论。如美国的 Correa 教授并不认同它的存在，而英国 Aberdeen 大学的 Emad Munir El-Omar 教授则强烈认为在异型增生发展至胃癌的过程中有某个节点，越过此则基本处于不可逆转阶段，但至今为止尚未明确此点的确切位置。

四、临床表现

流行病学研究表明，多数慢性非萎缩性胃炎患者无任何症状。少数患者可有上腹痛或不适、上腹胀、早饱、嗳气、恶心等非特异性消化不良症状。某些慢性萎缩性胃炎患者可有上腹部灼痛、胀痛、钝痛或胀闷且以餐后为著，食欲缺乏、恶心、嗳气、便秘或腹泻等症状。内镜检查和胃黏膜组织学检查结果与慢性胃炎患者症状的相关分析表明，患者的症状缺乏特异性，且症状之有无及严重程度与内镜所见及组织学分级并无肯定的相关性。

伴有胃黏膜糜烂者，可有少量或大量上消化道出血，长期少量出血可引起缺铁性贫血。胃体萎缩性胃炎可出现恶性贫血，常有全身衰弱、疲软、神情淡漠、隐性黄疸，消化道症状一般较少。

体征多不明显，有时上腹轻压痛，胃体胃炎严重时可有舌炎和贫血。

慢性萎缩性胃炎的临床表现不仅缺乏特异性，而且与病变程度并不完全一致。

五、辅助检查

（一）胃镜及活组织检查

1. 胃镜检查

随着内镜器械的不断发展，内镜观察更加清晰。内镜下慢性非萎缩性胃炎可见红斑（点状、片状、条状），黏膜粗糙不平，出血点（斑），黏膜水肿及渗出等基本表现，尚可见糜烂及胆汁反流。萎缩性胃炎则主要表现为黏膜色泽白，不同程度的皱襞变平或消失。在不过度充气状态下，可透见血管纹，轻度萎缩时见到模糊的血管，重度时看到明显血管分支。内镜下肠化黏膜呈灰白色颗粒状小隆起，重者贴近观察有绒毛状变化。肠化也可以呈平坦或凹陷外观的。如果喷撒亚甲蓝色素，肠化区可能出现被染上蓝色，非肠化黏膜不着色。

胃黏膜血管脆性增加可致黏膜下出血，谓之壁内出血，表现为水肿或充血胃黏膜上见点状、斑状或线状出血，可多发、新鲜和陈旧性出血相混杂。如观察到黑色附着物常提示糜烂等致出血。

值得注意的是，少数 Hp 感染性胃炎可有胃体部皱襞肥厚，甚至宽度达到 5 mm 以上，且在适当充气后皱襞不能展平，用活检钳将黏膜提起时，可见帐篷征，这是和恶性浸润性病变鉴别点之一。

2. 病理组织学检查

萎缩的确诊依赖于病理组织学检查。萎缩的肉眼与病理之符合率仅为 38% ～ 78%，这与萎缩或肠化甚至 Hp 的分布都是非均匀的，或者说多灶性萎缩性胃炎的胃黏膜萎缩呈灶状分布有关。当然，只要病理活检发现有萎缩，就可诊断为萎缩性胃炎。但如果未能发现萎缩，却不能轻易排除之。如果不取足够多的标本或者内镜医生并未在病变最重部位（这也需要内镜医生的经验）活检，则势必可能遗漏病灶。反之，当在糜烂或溃疡边缘的组织活检时，即使病理发现了萎缩，却不能简单地视为萎缩性胃炎，这是因为活检组织太浅、组织包埋方向不当等因素均可影响萎缩的判断。还有，根除 Hp 可使胃黏膜活动性炎症消退，慢性炎症程度减轻。一些因素可影响结果的判断，如：①活检部位的差异。②Hp 感染时胃黏膜大量炎症细胞浸润，形如萎缩；但根除 Hp 后胃黏膜炎症细胞消退，黏膜萎缩、肠化可望恢复。然而在胃镜活检取材多少问题上，病理学家的要求与内镜医生出现了矛盾。从病理组织学观点来看，5 块或更多则有利于组织学的准确判断；然而，就内镜医生而言，考虑到患者的医疗费用，主张 2 ～ 3 块即可。

（二）Hp 检测

活组织病理学检查时可同时检测 Hp，并可在内镜检查时多取 1 块组织做快速尿素酶检查以增加诊断的可靠性。其他检查 Hp 的方法包括：①胃黏膜直接涂片或组织切片，然后以 Gram 或 Giemsa 或 Warthin-Starry 染色（经典方法），甚至 HE 染色，免疫组化染色则有助于检测球形 Hp。②细菌培养，为金标准；需特殊培养基和微需氧环境，培养时间 3 ～ 7 d，阳性率可能不高但特异性高，且可做药物敏感试验。③血清 Hp 抗体测定，多在流行病学调查时用。④尿素呼吸试验，是一种非侵入性诊断法，口服 ^{13}C 或 ^{14}C 标记的尿素后，检测患者呼气中的 $^{13}CO_2$ 或 $^{14}CO_2$ 量，结果准确。⑤多聚酶联反应法（PCR

法），能特异地检出不同来源标本中的 Hp。

根除 Hp 治疗后，可在胃镜复查时重复上述检查，亦可采用非侵入性检查手段，如 ^{13}C 或 ^{14}C 尿素呼气试验、粪便 Hp 抗原检测及血清学检查。应注意，近期使用抗生素、质子泵抑制药、铋剂等药物，因有暂时抑制 Hp 作用，会使上述检查（血清学检查除外）呈假阴性。

（三）X 线钡剂检查

主要是以很好地显示胃黏膜相的气钡双重造影。对于萎缩性胃炎，常常可见胃皱襞相对平坦和减少。但依靠 X 线诊断慢性胃炎价值不如胃镜和病理组织学。

（四）实验室检查

1. 胃酸分泌功能测定

非萎缩性胃炎胃酸分泌常正常，有时可以增高。萎缩性胃炎病变局限于胃窦时，胃酸可正常或低酸，低酸是由于泌酸细胞数量减少和 H^+ 向胃壁反弥散所致。测定基础胃液分泌量（BAO）及注射组胺或五肽胃泌素后测定最大泌酸量（MAO）和高峰泌酸量（PAO）以判断胃泌酸功能，有助于萎缩性胃炎的诊断及指导临床治疗。A 型慢性萎缩性胃炎患者多无酸或低酸，B 型慢性萎缩性胃炎患者可正常或低酸，往往在给予酸分泌刺激药后，亦不见胃液和胃酸分泌。

2. 胃蛋白酶原（PG）测定

胃体黏膜萎缩时血清 PG Ⅰ 水平及 PG Ⅰ/Ⅱ 比例下降，严重时可伴餐后血清 G-17 水平升高；胃窦黏膜萎缩时餐后血清 G-17 水平下降，严重时可伴 PG Ⅰ 水平及 PG Ⅰ/Ⅱ 比例下降。然而，这主要是一种统计学上的差异（图 6-1）。

日本学者发现无症状胃癌患者，本法 85% 阳性，PG Ⅰ 或比值降低者，推荐进一步胃镜检查，以检出伴有萎缩性胃炎的胃癌。该试剂盒用于诊断萎缩性胃炎和判断胃癌倾向在欧洲国家应用要多于我国。

3. 血清胃泌素测定

如果以放射免疫法检测血清胃泌素，则正常值应低于 100 pg/mL。慢性萎缩性胃炎胃体为主者，因壁细胞分泌胃酸缺乏、反馈性地 G 细胞分泌胃泌素增多，致胃泌素中度升高。特别是当伴有恶性贫血时，该值可达 1 000 pg/mL 或更高。注意此时要与胃泌素瘤相鉴别，后者是高胃酸分泌。慢性萎缩性胃炎以胃窦为主时，空腹血清胃泌素正常或降低。

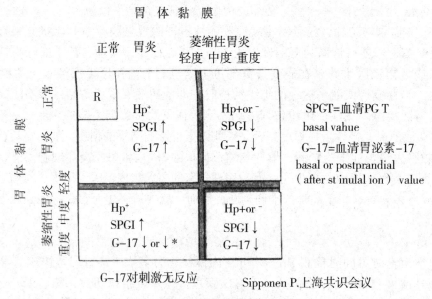

图 6-1　胃蛋白酶原测定

4. 自身抗体

血清 PCA 和 IFA 阳性对诊断慢性胃体萎缩性胃炎有帮助，尽管血清 IFA 阳性率较低，但胃液中 IFA 的阳性，则十分有助于恶性贫血的诊断。

5. 血清维生素 B_{12} 浓度和维生素 B_{12} 吸收试验

慢性胃体萎缩性胃炎时，维生素 B_{12} 缺乏，常低于 200 ng/L。维生素 B_{12} 吸收试验（Schilling 试验）能检测维生素 B_{12} 在末端回肠吸收情况且可与回盲部疾病和严重肾功能障碍相鉴别。同时服用 ^{58}Co 和 ^{57}Co（加有内因子）标记的氰钴素胶囊。此后收集 24 h 尿液。如两者排出率均大于 10% 则正常，若尿中 ^{58}Co 排出率低于 10%，而 ^{57}Co 的排出率正常则常提示恶性贫血；而两者均降低的常常是回盲部疾病或者肾衰竭者。

六、诊断和鉴别诊断

（一）诊断

鉴于多数慢性胃炎患者无任何症状，或即使有症状也缺乏特异性，且缺乏特异性体征，因此根据症状和体征难以做出慢性胃炎的正确诊断。慢性胃炎的确诊主要依赖于内镜检查和胃黏膜活检组织学检查，尤其是后者的诊断价值更大。

按照悉尼胃炎标准要求，完整的诊断应包括病因、部位和形态学 3 方面。例如诊断为"胃窦为主慢性活动性 Hp 胃炎"和"NSAIDs 相关性胃炎"。当胃窦和胃体炎症程度相差 2 级或以上时，加上"为主"修饰词，如"慢性（活动性）胃炎，胃窦显著"。当然这些诊断结论最好是在病理报告后给出，实际的临床工作中，胃镜医生可根据胃镜下表现给予初步诊断。病理诊断则主要根据新悉尼胃炎系统如（图 6-2）所示。

对于自身免疫性胃炎诊断，要予以足够的重视。因为胃体活检者甚少，或者很少开展 PCA 和 IFA 的检测，诊断该病者很少。为此，如果遇到以全身衰弱和贫血为主要表现，而上消化道症状往往不明显者，应做血清胃泌素测定和（或）胃液分析，异常者进一步做维生素 B_{12} 吸收试验，血清维生素 B_{12} 浓度测定可获确诊。注意不能仅仅凭活检组织学诊断本病，特别标本数少时。这是因为 Hp 感染性胃炎后期，胃窦肠化，Hp 上移，胃体炎症变得显著，可与自身免疫性胃炎表现相重叠，但后者胃窦黏膜的变化很轻微。另外淋巴细胞性胃炎也可出现类似情况，而其并无泌酸腺萎缩。

A 型、B 型萎缩性胃炎特点如下表（表 6-1）。

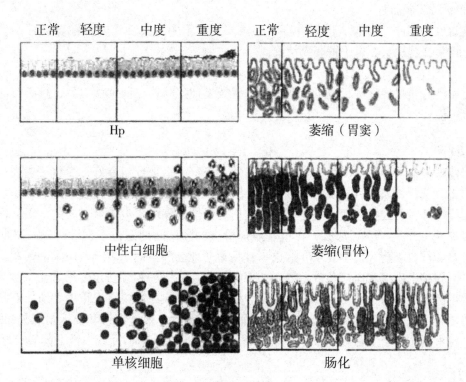

图 6-2 新悉尼胃炎系统

表 6-1　A 型和 B 型慢性萎缩性胃炎的鉴别

项目		A 型慢性萎缩性胃炎	B 型慢性萎缩性胃炎
部位　胃窦		正常	萎缩
胃体		弥漫性萎缩	多然性
血清胃泌素		明显升高	不定，可以降低或不变
胃酸分泌		降低	降低或正常
自身免疫抗体（内因子抗体和壁细胞抗体）		90%	10%
阳性率			
恶性贫血发生率		90%	10%
可能的病因		自身免疫，遗传因素	幽门螺杆菌、化学损伤

（二）鉴别诊断

1. 功能性消化不良

2006 年《我国慢性胃炎共识意见》将消化不良症状与慢性胃炎做了对比：一方面慢性胃炎患者可有消化不良的各种症状；另一方面，一部分有消化不良症状者如果胃镜和病理检查无明显阳性发现，可能仅仅为功能性消化不良。当然，少数功能性消化不良患者可同时伴有慢性胃炎。这样在慢性胃炎与消化不良症状功能性消化不良之间形成较为错综复杂的关系。但一般来说，消化不良症状的有无和严重程度与慢性胃炎的内镜所见或组织学分级并无明显相关性。

2. 早期胃癌和胃溃疡

几种疾病的症状有重叠或类似，但胃镜及病理检查可鉴别。重要的是，如遇到黏膜糜烂，尤其是隆起性糜烂，要多取活检及及时复查，以排除早期胃癌。这是因为即使是病理组织学诊断，也有一定局限性。原因主要是：①胃黏膜组织学变化易受胃镜检查前夜的食物（如某些刺激性食物加重黏膜充血）性质、被检查者近日是否吸烟、胃镜操作者手法的熟练程度、患者恶心反应等诸种因素影响。②活检是点的调查，而慢性胃炎病变程度在整个黏膜面上并非一致，要多点活检才能做出全面估计，判断治疗效果时，尽量在黏膜病变较重的区域或部位活检，如系治疗前后比较，则应在相同或相近部位活检。③病理诊断易受病理医师主观经验的影响。

3. 慢性胆囊炎与胆石症

其与慢性胃炎症状十分相似，同时并存者亦较多。对于中年女性诊断慢性胃炎时，要仔细询问病史，必要时行胆囊 B 超检查，以了解胆囊情况。

4. 其他

慢性肝炎和慢性胰腺疾病等，也可出现与慢性胃炎类似症状，在详询病史后，行必要的影像学检查和特异的实验室检查。

七、预后

慢性萎缩性胃炎常合并肠上皮化生。慢性萎缩性胃炎绝大多数预后良好，少数可癌变，其癌变率为 1%～3%。目前认为慢性萎缩性胃炎若早期发现，及时积极治疗，病变部位萎缩的腺体是可以恢复的，其可转化为非萎缩性胃炎或被治愈，改变了以往人们对慢性萎缩性胃炎不可逆转的认识。根据萎缩性胃炎每年的癌变率为 0.5%～1%，那么，胃镜和病理检查的随访间期定位多长才既提高早期胃癌的诊断率，又方便患者和符合医药经济学要求。这也一直是不同地区和不同学者分歧较大的问题。在我国，城市和乡村由不同胃癌发生率和医疗条件差异。如果纯粹从疾病进展和预防角度考虑，一般认为，不伴有肠化和异型增生的萎缩性胃炎可 1～2 年做内镜和病理随访 1 次；活检有中重度萎缩伴有肠化的萎缩性胃炎 1 年左右随访 1 次。伴有轻度异型增生并剔除取于癌旁者，根据内镜和临床情况缩短至 6～12 个月随访 1 次；而重度异型增生者需立即复查胃镜和病理，必要时手术治疗或内镜下局部治疗。

八、治疗

慢性非萎缩性胃炎的治疗目的是缓解消化不良症状和改善胃黏膜炎症。治疗应尽可能针对病因，遵循个体化原则。消化不良症状的处理与功能性消化不良相同。无症状、Hp 阴性的非萎缩性胃炎无须特殊治疗。

（一）一般治疗

慢性萎缩性胃炎患者，不论其病因如何，均应戒烟、忌酒，避免使用损害胃黏膜的药物如 NSAID 等，及避免对胃黏膜有刺激性的食物和饮品，如过于酸、甜、咸、辛辣和过热、过冷食物，浓茶、咖啡等，饮食宜规律，少吃油炸、烟熏、腌制食物，不食腐烂变质的食物，多吃新鲜蔬菜和水果，所食食品要新鲜并富于营养，保证有足够的蛋白质、维生素（如维生素 C 和叶酸等）及铁质摄入，精神上乐观，生活要规律。

（二）针对病因或发病机制的治疗

1. 根除 Hp

慢性非萎缩性胃炎的主要症状为消化不良，其症状应归属于功能性消化不良范畴。目前国内外均推荐对 Hp 阳性的功能性消化不良行根除治疗。因此，有消化不良症状的 Hp 阳性慢性非萎缩性胃炎患者均应根除 Hp。另外，如果伴有胃黏膜糜烂，也该根除 Hp。大量研究结果表明，根除 Hp 可使胃黏膜组织学得到改善；对预防消化性溃疡和胃癌等有重要意义；对改善或消除消化不良症状具有费用 – 疗效比优势。

2. 保护胃黏膜

关于胃黏膜屏障功能的研究由来已久。1964 年美国密歇根大学 Horace Willard Davenport 博士首次提出"胃黏膜具有阻止 H^+ 自胃腔向黏膜内扩散的屏障作用"。1975 年，美国密歇根州 Upjohn 公司的 A.Robert 博士发现前列腺素可明显防止或减轻 NSAID 和应激等对胃黏膜的损伤，其效果呈剂量依赖性。从而提出细胞保护的概念。1996 年加拿大的 Wallace 教授较全面阐述胃黏膜屏障，根据解剖和功能将胃黏膜的防御修复分为 5 个层次——黏液 –HCO_3^- 屏障、单层柱状上皮屏障、胃黏膜血流量、免疫细胞 – 炎症反应和修复重建因子作用等。至关重要的上皮屏障主要包括胃上皮细胞顶膜能抵御高浓度酸、胃上皮细胞之间紧密连接、胃上皮抗原递呈，免疫探及并限制潜在有害物质，并且它们大约每 72 h 完全更新一次。这说明它起着关键作用。

近年来，有关前列腺素和胃黏膜血流量等成为胃黏膜保护领域的研究热点。这与 NSAID 药物的广泛应用带来的不良反应日益引起学者的重视有关。美国加州大学戴维斯分校的 Tarnawski 教授的研究显示，前列腺素保护胃黏膜抵抗致溃疡及致坏死因素损害的机制不仅是抑制胃酸分泌。当然表皮生长因子（EGF）、成纤维生长因子（bFGF）和血管内皮生长因子（VEGF）及热休克蛋白等都是重要的黏膜保护因子，在抵御黏膜损害中起重要作用。

然而，当机体遇到有害因素强烈攻击时，仅依靠自身的防御修复能力是不够的，强化黏膜防卫能力，促进黏膜的修复是治疗胃黏膜损伤的重要环节之一。具有保护和增强胃黏膜防御功能或者防止胃黏膜屏障受到损害的一类药物统称为胃黏膜保护药。包括铝碳酸镁、硫糖铝、胶体铋剂、地诺前列酮（喜克溃）、替普瑞酮（又名施维舒）、吉法酯（又名惠加强 –G）、谷氨酰胺类（麦滋林 –S）、瑞巴派特（膜固思达）等药物。另外，合欢香叶酯能增加胃黏膜更新，提高细胞再生能力，增强胃黏膜对胃酸的抵抗能力，达到保护胃黏膜作用。

3. 抑制胆汁反流

促动力药如多潘立酮可防止或减少胆汁反流；胃黏膜保护药，特别是有结合胆酸作用的铝碳酸镁制剂，可增强胃黏膜屏障、结合胆酸，从而减轻或消除胆汁反流所致的胃黏膜损害。考来烯胺可络合反流至胃内的胆盐，防止胆汁酸破坏胃黏膜屏障，方法为每次 3 ~ 4g，1 日 3 ~ 4 次。

（三）对症处理

消化不良症状的治疗由于临床症状与慢性非萎缩性胃炎之间并不存在明确关系，因此症状治疗事实上属于功能性消化不良的经验性治疗。慢性胃炎伴胆汁反流者可应用促动力药（如多潘立酮）和（或）有结合胆酸作用的胃黏膜保护药（如铝碳酸镁制剂）。

（1）有胃黏膜糜烂和（或）以反酸、上腹痛等症状为主者，可根据病情或症状严重程度选用抗酸药、H$_2$受体拮抗药或质子泵抑制药（PPI）。

（2）促动力药如多潘立酮、马来酸曲美布汀、莫沙必利、盐酸伊托必利主要用于上腹饱胀、恶心或呕吐等为主要症状者。

（3）胃黏膜保护药如硫糖铝、瑞巴派特、替普瑞酮、吉法酯、依卡倍特适用于有胆汁反流、胃黏膜损害和（或）症状明显者。

（4）抗抑郁药或抗焦虑治疗：可用于有明显精神因素的慢性胃炎伴消化不良症状患者，同时应予耐心解释或心理治疗。

（5）助消化治疗：对于伴有腹胀、食欲缺乏等消化不良症而无明显上述胃灼热、反酸、上腹饥饿痛症状者，可选用含有胃酶、胰酶和肠酶等复合酶制剂治疗。

（6）其他对症治疗：包括解痉止痛、止吐、改善贫血等。

（7）对于贫血，若为缺铁，应补充铁剂。大细胞贫血者根据维生素 B$_{12}$ 或叶酸缺乏分别给予补充。

（四）中药治疗

1. 辨证论治

辨证要点：本病辨证重在辨寒热虚实和在气在血。一般来讲，胃脘冷痛，喜温畏寒，舌淡苔薄，脉弦紧或沉细，为寒证；胃脘灼痛，喜凉恶热，舌红苔黄，脉弦数，为热证；病程较长，胃痛隐隐，痛处喜按，神疲乏力，为虚证；病程较短，痛势急迫，痛处拒按，体质壮实，为实证；胃脘胀痛，痛处不定，时发时止，嗳气则舒，为气滞；胃脘刺痛，痛有定处，入夜痛甚，舌质紫黯或有瘀斑，为血瘀。

（1）肝胃不和。

证候：胃脘胀痛，攻窜不定，连及胁肋，嗳气痛减，情志不畅则加重，喜叹息，苔薄白，脉弦。

治法：疏肝和胃。

方药：柴胡疏肝散加减。炒柴胡 9 g，炒白芍 15 g，炒枳壳 9 g，香附 9 g，陈皮 9 g，延胡索 9 g，川楝子 9 g，佛手 9 g，苏梗 9 g，甘草 3 g。

若气郁化火，急躁易怒，口苦，反酸，苔黄，合左金丸加象贝母 10 g 以清肝泄热；嗳气较著，加代赭石（先煎）30 g、刀豆壳 15 g、柿蒂 15 g 以降气止逆；气滞血瘀，舌有瘀点瘀斑，加莪术 9 g、炙五灵脂 10 g、九香虫 6 g 以活血止痛。

中成药：气滞胃痛冲剂，每次 1 袋（10 g），每日 2～3 次，开水冲化服。

（2）脾胃虚弱。

证候：胃脘隐痛，喜温喜按，纳呆少食，食后胃脘痞满，口淡不渴，大便溏薄，神疲乏力，舌质淡，舌边有齿印，脉沉细。

治法：益气健脾。

方药：六君子汤加减。党参 15 g，炒白术 9 g，茯苓 9 g，法半夏 9 g，陈皮 6 g，薏苡仁 15 g，山药 15 g，炒枳壳 9 g，炙甘草 3 g。

若脾胃虚寒，畏寒肢冷，取黄芪建中汤加减，或在前方基础上加黄芪 15 g、桂枝 6 g、白芍 15 g、干姜 3 g 以温中健脾；脾虚不运，食后饱胀，加炒麦芽 18 g、炒谷芽 18 g、神曲 15 g 以健脾助运；气虚下陷，腹部坠胀，加升麻 6 g、柴胡 6 g 以升举清阳；久痛入络，气虚血瘀，加丹参 15 g、红花 6 g 以活血通络；气血两虚，加炒当归 10 g、炒白芍 15 g 以补气养血。

中成药：养胃冲剂，每次 1 包（15 g），每日 3 次，空腹时开水冲化服。

（3）胃阴不足。

证候：胃脘隐痛或灼痛，饥不欲食，口干不欲饮，大便干燥，手足心热，舌红少津有裂纹，舌苔花剥或无苔，脉细数。

治法：养阴益胃。

方药：益胃汤加减。麦冬 15 g，玉竹 15 g，北沙参 15 g，生地黄 15 g，石斛 15 g，百合 30 g，炒白芍 20 g，佛手 9 g，绿萼梅 6 g，炙甘草 3 g。

若气阴两虚，疲劳乏力，加太子参 15 g，山药 15 g 以益气养阴，肝阴不足，脘痛连胁，加枸杞子 12 g，川楝子 9 g 以柔肝和络；不思纳谷，食后脘胀，加炙鸡内金 9 g，炒谷芽 18 g，乌梅 6 g 以运脾开胃；阴虚络滞，脘痛如刺，加桃仁 9 g，当归 9 g 以活络止痛。

中成药：养胃舒胶囊，每次 3 粒（每粒 0.04 g），每日 2 次。

（4）脾胃湿热。

证候：胃脘灼热胀痛，脘腹痞闷，不思饮食，口苦口黏，渴不欲饮，大便不爽，舌质红，苔黄腻，脉弦滑。

治法：清热化湿。

方药：芩连平胃散加减。黄芩 9 g，黄连 3 g，炒苍术 9 g，厚朴 6 g，陈皮 6 g，薏苡仁 18 g，藿香 9 g，砂仁（后下）3 g，冬瓜子 15 g，蒲公英 15 g，甘草 3 g。

若恶心呕吐者，加竹茹 6 g，生姜 6 g，炙枇杷叶（包煎）9 g 以和胃止呕；食欲不振，加法半夏 9 g，白蔻仁（后下）3 g，神曲 15 g 以消食开胃；脘腹痞满，舌苔垢腻，加石菖蒲 6 g，槟榔 9 g 以芳化泄浊；兼有脾胃虚弱，神疲乏力，加炒白术 9 g，茯苓 9 g，党参 12 g 以健脾化湿。

中成药：三九胃泰胶囊，每次 2 粒（每粒 0.5 g），每日 3 次。

（5）胃络瘀血。

证候：胃脘刺痛，痛有定处拒按，日久不愈，或有吐血、黑便史，舌质黯红或紫黯有瘀斑，脉弦涩。

治法：活血化瘀。

方药：丹参饮合失笑散加减。丹参 15 g，炙五灵脂 15 g，桃仁 9 g，红花 6 g，赤芍 15 g，炒当归 9 g，川芎 9 g，檀香（后下）3 g，佛手 9 g。

若属病程日久，气虚血瘀，加黄芪 15 g、党参 12 g 以益气和络；阴虚络涩，血行不畅，加麦冬 15 g、玉竹 15 g 以养阴活络；血瘀气滞，疼痛较剧，加延胡索 9 g，郁金 9 g 以行气止痛；络损血溢，吐血、黑便，去破瘀活血之品，加参三七 9 g、白及 15 g、仙鹤草 15 g 以化瘀止血。

中成药：荜铃胃痛冲剂，每次 1 袋（20 g），每日 3 次。7 d 为一疗程。

2. 辨病治疗

（1）胃苏冲剂：由紫苏梗、香附、陈皮、佛手等组成。功效：理气通降，和胃，消胀止痛。适用于气滞型慢性胃炎。每袋 15 g，无糖型每袋 5 g。口服，每次 1 袋，每日 3 次。

（2）胃复春：由人参、菱角、三七、枳壳等组成，功效：健脾益气，活血解毒，用于治疗慢性萎缩性胃炎，肠腺化生，肠上皮不典型增生，胃癌手术后的辅助治疗。每片 0.35 g。口服，每次 4 片，每日 3 次。

（3）健胃消炎颗粒：由党参、丹参、白芍、青黛等组成。功效：健脾和胃，活血化瘀，疏肝理气，消肿生肌。用于各种类型慢性胃炎引起的上腹痛，胀满，纳差。每包 20 g。口服，每次 1 包，每日 3 次。

（4）摩罗丹：由茵陈、鸡内金等组成。功效：和胃降逆，健脾消胀，通络止痛。用于慢性萎缩性胃炎，胃痛，胀满痞闷，纳呆，嗳气，胃灼热等。每丸重 9 g。每次 1 ~ 2 丸，每日 3 次，饭前服用。3 个月为一疗程。

（5）温胃舒冲剂：由党参、白术、山楂、黄芪、肉苁蓉等组成。功效：扶正固本，温胃养胃，行气止痛，助阳暖中。用于慢性萎缩性胃炎、慢性胃炎所引起的胃脘痛、胀气、嗳气、纳差、胃寒无力等症。

3. 针灸治疗

（1）体针。①肝胃不和：主穴：内关、中脘、阳陵泉、足三里、太冲。配穴：期门、解溪、胃俞。用泻法，留针 15 ~ 20 min。②脾胃虚寒：主穴：脾俞、胃俞、中脘、足三里、内关。配穴：气海俞、三阴交、公孙。用补法，留针 15 ~ 30 min。③胃阴不足：主穴：三阴交、足三里、胃俞、脾俞、章门、中脘、内庭、太溪。配穴：照海、合谷、支沟。用补法，留针 30 min。每日或隔日治疗一次，10 次为一疗程。

（2）耳针。取穴：脾、胃、肝、交感、神门、皮质下。每次选用 2 ~ 3 个穴，疼痛剧烈时用强刺激，疼痛缓解时用轻刺激，每日或隔日一次，10 次为一疗程。

第七章　小肠疾病

第一节　小肠吸收不良综合征

吸收不良综合征是指一种由各种原因所致的小肠营养物质消化和/或吸收功能障碍所引起的临床综合征。包括对脂肪、蛋白质、碳水化合物、维生素、矿物质及其他微量元素的吸收不足，以脂肪吸收障碍表现明显，各种营养物质缺乏可单一或合并存在。临床表现为腹泻、腹胀、体重减轻、贫血、皮肤色素沉着、关节痛等。

一、Whipple 病

Whipple 病又称肠源性脂肪代谢障碍综合征，是一种由 T.Whipple 杆菌引起的少见的吸收不良综合征。该病特点为在小肠黏膜和肠系膜淋巴结内有含糖蛋白的巨噬细胞浸润，临床表现为腹痛、腹泻、咳嗽、贫血、体重减轻等消化吸收不良综合征。病变可累及全身各脏器。若无有效治疗，患者可死于继发的严重的营养不良。

（一）流行病学

Whipple 于 1907 年首次报道本病，本病极其少见，至今全世界报告仅有 2 000 余例，我国自 1990 年首例报道以来，到目前为止仅报道了 2 例。多见于 30 ~ 60 岁男子，多为农民或与农产品贸易有关的商人。尚无人与人之间传播的证据。

（二）病因和发病机制

发病机制尚不清楚。现已明确本病与感染有关，病原体为 Whipple 杆菌，约 2.0μm 宽，1.5 ~ 2.5μm 长，具有革兰阳性细菌的特征。病原体经口侵入，通过淋巴系统进入小肠固有层内繁殖，进而侵犯小肠绒毛及毛细血管，并可侵犯全身各个脏器。经长期抗生素治疗后，患者可得以恢复，细菌亦逐渐消失。

Whipple 杆菌侵入人体组织后可导致大量的巨噬细胞集聚，产生临床症状。Whipple 病患者存在持续或暂时性的免疫缺陷，提示可能与免疫反应有关。

（三）临床表现

本病症状无特异性，诊断较困难。多数患者表现为胃肠道症状，以普遍性吸收不良为突出表现，典型症状为腹泻，每日 5 ~ 10 次，水样便、量多、色浅，逐渐出现脂肪泻，伴腹痛、腹胀、食欲下降，可引起体重减轻。少数患者出现消化道出血。肠道外症状最常见的是长期的多发的反复发作的关节炎和发热，可先于典型胃肠症状数年发生。还可表现为慢性咳嗽、胸痛、充血性心力衰竭、淋巴结肿大、皮肤色素沉着等，累及中枢神经系统，可出现神经精神症状。

体征主要取决于受累及的器官，腹部可有轻度压痛，可有消瘦、皮肤色素沉着、舌炎、口角炎、杵状指、肢体感觉异常、共济失调、淋巴结肿大等。

（四）实验室检查及特殊检查

（1）实验室检查：主要与严重的小肠吸收不良有关，如贫血、血沉增快、电解质紊乱、凝血酶原时间延长等。木糖吸收试验提示小肠吸收功能减损，脂肪平衡试验提示脂肪吸收不良。

（2）影像学检查：超声、CT、MRI及小肠气钡对比造影可见肠黏膜皱襞增厚。中枢神经系统受累时，CT及MRI可见占位性稀疏区。肺部受累时，胸片可显示肺纤维化、纵隔及肺门淋巴结肿大及胸腔积液等。关节检查多无明显异常。

（3）活组织检查：小肠活组织检查是Whipple病确诊最可靠的依据。小肠黏膜或其他受侵犯部位活组织检查出现PAS染色阳性的巨噬细胞浸润，电镜证实有由Whipple杆菌组成的镰状颗粒的存在即可确诊。

（五）诊断和鉴别诊断

本病症状缺乏特异性。活检发现含有糖蛋白的泡沫状巨噬细胞，PAS染色阳性，便可确立诊断。Whipple病与肠道淋巴瘤、麦胶等引起的肠道疾病鉴别不难。临床上主要与下列疾病相鉴别：

（1）风湿系统疾病：Whipple病在胃肠道症状出现之前即可有关节症状存在，但多无关节变形，血清学检查阴性，抗生素治疗可能有效，有助于鉴别。

（2）获得性免疫缺陷综合征（AIDS）：伴发鸟型分枝杆菌感染的AIDS临床表现与本病相似，Whipple杆菌抗酸染色阴性是最基本的鉴别方法。

（3）其他疾病：如不明原因的发热、巨球蛋白血症和播散性组织胞浆菌病等。

（六）治疗

（1）一般治疗：加强营养，增强体质，注意营养物质、维生素及矿物质的补充，纠正营养不良和电解质紊乱，必要时可施行全胃肠外营养。

（2）药物治疗：有效的抗生素治疗可挽救患者生命并迅速改善症状。多种抗革兰阳性细菌的抗生素都有疗效，如氯霉素、四环素、青霉素、氨苄西林、柳氮磺氨吡啶等。

目前尚无研究表明什么治疗方案及治疗疗程最好。有一推荐的治疗方案：肌注普鲁卡因 – 青霉素 G 120万 U 及链霉素 1.0 g，每日 1 次，共 10 ~ 14 d；继之口服四环素 0.25 g，每日 4 次，共 10 ~ 12 个月。可显著改善临床症状，降低复发率。

中枢神经系统病变首次治疗宜选用可通过血 – 脑屏障的药物，且疗程应达到 1 年。有研究发现，脑脊液缺乏溶菌素和调理素活性，可应用抗菌活性高的第 3 代头孢菌素及喹诺酮类药物清除脑组织中的残存活菌。利福平也可取得满意疗效。

抗生素长期应用不良反应较多，合理的疗程设计非常重要。一般来说，临床症状完全消失，病原菌被彻底清除，即可停药。

（七）其他治疗

伴严重腹泻时，可适当给予止泻药，但减少肠蠕动的止泻药慎用。肾上腺皮质激素仅用于伴发肾上腺皮质功能减退和重症患者。

二、麦胶肠病

麦胶肠病，是由于肠道对麸质不能耐受所致的慢性吸收不良性疾病。又称乳糜泻、非热带脂肪泻。通常以多种营养物质的吸收减损、小肠绒毛萎缩及在食物中除去麸质即有临床和组织学上的改善为特征。

（一）流行病学

麦胶肠病在国外人群发病率为 0.03%，主要集中在北美、欧洲、澳大利亚等地，各地发病率存在差异。男女比为 1 :（1.3 ~ 2），任何年龄皆可发病，儿童与青少年多见。在我国本病少见。

（二）病因和发病机制

本病与进食面食有关，目前已有大量研究表明麦胶（俗称面筋）可能是本病的致病因素。麦胶可被乙醇分解为麦胶蛋白，后者在致病过程中起主要作用。麦胶蛋白的发病机制尚不清楚，目前存在以下几种学说：

（1）遗传学说：本病有遗传倾向，在亲属中发病率远远高于一般人群，孪生兄弟的发病率为16%，一卵双生达75%，提示可能与遗传有关。

（2）酶缺乏学说：正常小肠黏膜细胞中有一种多肽水解酶，可将麦胶蛋白分解成更小分子而失去毒性。而在活动性麦胶肠病患者的小肠黏膜细胞，因酶数量减少或活性不足，不能完全分解麦胶蛋白而致病，但经治疗病情稳定后此酶即恢复正常，故两者之间的因果关系尚有待进一步研究。

（3）免疫学说：本病的免疫病理研究发现，患者小肠黏膜层上皮淋巴细胞增多，主要是CD8淋巴细胞，这些细胞可分泌细胞毒素损伤黏膜，使绒毛丧失和隐窝细胞增生。此外，在患者的肠腔分泌物、血浆及粪便中可查出抗麦胶蛋白的IgA、IgG抗体增多，近来又有人检出抗网状纤维、抗肌内膜的IgA抗体。研究发现，患者在禁食麦胶食物一段时间后，再进食麦胶时，血中溶血补体及C3明显下降，并可测出免疫复合物。

（三）临床表现

本病的临床表现差异很大，常见的症状和体征如下。

（1）腹泻、腹痛：大多数患者表现为腹泻，典型者为脂肪泻，粪便呈油脂状或泡沫样、色淡、常有恶臭。每日从数次到10余次不等。腹泻可引起生长迟缓、身材矮小、疱疹样皮炎或复发性溃疡性口炎。很多成人患者是以贫血、骨质疏松、浮肿、感觉异常等症状出现，并没有典型的消化道表现，常被漏诊。

（2）乏力、消瘦：几乎所有的患者都存在不同程度的体重减轻、乏力、倦怠，严重者可发生恶病质。主要与脂肪、蛋白质等营养物质吸收障碍及电解质紊乱有关。

（3）电解质紊乱与维生素缺乏：其症候群主要表现为舌炎、口角炎、脚气病、角膜干燥、夜盲症、出血倾向、感觉异常、骨质疏松、骨痛、贫血等。

（4）浮肿、发热及夜尿：浮肿主要由严重低蛋白血症发展而来。发热多因继发感染所致。活动期可有夜尿量增多。还可有抑郁、周围神经炎、不育症、自发流产等征象。

（四）体征

腹部可有轻度压痛。还可出现面色苍白、体重下降、杵状指、水肿、皮肤色素沉着、口角炎、湿疹、贫血及毛发稀少、颜色改变等。

（五）实验室检查及特殊检查

（1）实验室检查：可有贫血、低蛋白血症、低钙血症及维生素缺乏。粪便中可见大量脂肪滴。血清中补体C3、C4降低，IgA可正常、升高或减少。抗麦胶蛋白抗体、抗肌内膜抗体可阳性，麦胶白细胞移动抑制试验阳性。

（2）D-木糖吸收试验：本试验可测定小肠的吸收功能，阳性者反映小肠吸收不良。

（3）胃肠钡餐检查：肠腔弥漫性扩张；皱襞肿胀或消失，呈"腊管征"；肠曲分节呈雪花样分布现象；钡剂通过小肠时间延缓等可提示诊断。此检查尚有助于除外其他胃肠道器质性病变引起的继发性吸收不良。

（4）小肠黏膜活组织检查：典型改变为小肠绒毛变短、增粗、倒伏或消失，腺窝增生，上皮内可见淋巴细胞增多及固有层内浆细胞、淋巴细胞浸润。

（六）诊断和鉴别诊断

根据长期腹泻、体重下降、贫血等营养不良表现，结合实验室检查、胃肠钡餐检查、小肠黏膜活检可做出初步诊断，而后再经治疗性试验说明与麦胶有关，排除其他吸收不良性疾病，方可做出明确诊断。

（七）鉴别诊断

（1）弥漫性小肠淋巴瘤：本病可有腹泻、腹痛、体重减轻等表现，是由于淋巴回流受阻引起的吸收障碍。如同时伴淋巴组织病，应怀疑本病可能，进一步行胃肠钡餐检查及小肠活检，必要时剖腹探查可明确诊断。

（2）Whipple病：由Whipple杆菌引起的吸收不良综合征，抗生素治疗有效，小肠活组织检查有助于鉴别。

（3）小肠细菌过度生长：多发生于老年人，慢性胰腺炎及有腹部手术史的患者，抗生素治疗可改善症状，小肠 X 线摄片及小肠活检可资鉴别。

（八）治疗

（1）一般治疗：去除病因是关键，避免各种含麦胶的饮食，如大麦、小麦、黑麦、燕麦等。多在 3 ~ 6 周症状可改善，维持半年到 1 年。

（2）药物治疗：对于危重患者或对饮食疗法反应欠佳及不能耐受无麦胶饮食者可应用肾上腺皮质激素治疗，改善小肠吸收功能，缓解临床症状。

（3）其他治疗：给予高营养、高热量、富含维生素及易消化饮食。纠正水电解质紊乱，必要时可输注人体白蛋白或输血。

（九）预后

本病经严格饮食治疗后，症状改善明显，预后良好。

三、热带脂肪泻

热带脂肪泻，又称热带口炎性腹泻，好发于热带地区，以小肠黏膜的结构和功能改变为特征，是小肠的炎症性病变。临床上表现为腹泻及维生素 B_{12} 等多种营养物质缺乏。

（一）流行病学

本病主要好发于热带居民及热带旅游者，南美、印度及东南亚各国尤多。任何年龄均可患病，无明显性别差异，成人多见。

（二）病因和发病机制

病因尚未完全明确，本病具有地区性、流行性、季节性，抗生素治疗有效的特点。现多认为与细菌、病毒或寄生虫感染有关，但粪便、小肠内容物及肠黏膜中均未发现病原体。尚有人认为是大肠杆菌易位所致。

（三）临床表现

本病常见症状为腹泻、舌痛、体重减轻三联征。可出现吸收不良综合征的所有表现，经过 3 个临床演变期：初期为腹泻吸收不良期，出现腹泻、乏力、腹痛及体重下降，脂肪泻常见；中期为营养缺乏期，表现为舌炎、口角炎、唇裂等；晚期为贫血期，巨幼红细胞贫血多见，其他期临床表现加重。以上三期演变需 2 ~ 4 年。

（四）实验室检查及特殊检查

右旋木糖吸收试验尿排出量减少可见于 90% 以上的病例。24 h 粪脂测定异常，维生素 B_{12}、维生素 A 吸收试验亦不正常，经抗生素治疗后，可恢复正常。白蛋白、葡萄糖、氨基酸、钙、铁、叶酸吸收均减低。

胃肠钡餐透视早期可出现空肠结构异常，渐累及整个小肠，表现为吸收不良的非特异性改变。小肠黏膜活检及组织学可见腺窝伸长，绒毛变宽、缩短，腺窝细胞核肥大，上皮细胞呈方形或扁平状，固有层可见淋巴细胞、浆细胞等慢性炎细胞浸润。

（五）诊断和鉴别诊断

依据热带地区居住史、临床表现，结合实验室检查及小肠活组织检查异常，可做出热带脂肪泻诊断。需与下列疾病鉴别：

（1）麦胶肠病：二者临床表现相似，但麦胶饮食、地区历史及对广谱抗生素的治疗反应不同，麦胶肠病最关键的是饮食治疗，有助于鉴别。

（2）炎症性肠病：溃疡性结肠炎及克罗恩病亦可有营养物质吸收障碍，但其各有特征性 X 线表现。

（3）肠道寄生虫病：如肠阿米巴病、贾第虫病等，大便虫卵检查及相关寄生虫检查可以鉴别，另外，也可给予米帕林阿的平或甲硝唑进行试验性治疗，或叶酸、维生素 B_{12} 及四环素口服，可资鉴别。

（4）维生素 B_{12} 缺乏：此病也可引起空肠黏膜异常，贫血纠正后吸收功能可恢复。

（六）治疗

（1）一般治疗：症治疗为主，给予富含营养的饮食，辅以补液，纠正水电解质平衡失调，必要时可行胃肠外营养。腹泻次数过多，可应用止泻药。

（2）药物治疗：维生素 B_{12} 及叶酸治疗需达 1 年，同时服用广谱抗生素疗效较好，可使病情明显缓解。如四环素 250 ~ 500 mg，4 次 /d，持续 1 个月，维持量为 250 ~ 500 mg，3 次 /d，持续 5 个月。磺胺药同样有效。

慢性病例对治疗反应很慢，症状改善不明显，治疗应维持半年或更长时间，热带居民在 5 年内可复发，而旅居热带者经治疗离开后一般将不再发生。

（七）预后

本病经积极治疗后预后较好，贫血及舌炎可很快恢复，食欲增强，体重增加。肠道黏膜病变减轻，肠黏膜酶活性增加。持续居住在热带的患者仍可复发。

第二节　小肠动力障碍性疾病

小肠动力障碍性疾病系指由于小肠动力低下或失调所致的一种综合征。主要表现为类似机械性肠梗阻的症状和体征，如腹痛、腹胀、腹泻和便秘等，但肠腔通畅而无机械性肠梗阻的证据存在，故又称小肠假性梗阻（intestinal pseudo-obstruction，IPO）。IPO 按病程可分为急性和慢性两类；按病因可分为原发性和继发性。原发性又分为家族性和非家族性，病因主要是肠道肌肉神经病变。继发性的病因较多，如血管胶原病、内分泌失调、肌肉浸润性病变、神经系统病变、电解质紊乱等，涉及全身各个系统。

一、急性小肠假性梗阻

急性小肠假性梗阻（acute intestinal pseudo-obstruction，AIP）由小肠动力异常引起的急性广泛的小肠扩张、缺血、坏死和穿孔，出现肠梗阻的临床表现和影像学特征，而缺乏机械性肠梗阻的证据，如存在肠内或肠外病变，或有肠腔狭窄或闭塞等。本病病死率较高。

常见的急性小肠假性梗阻相关性疾病见表 7-1。

表 7-1　常见的急性小肠假性梗阻相关性疾病

感染	全身脓毒血症、带状疱疹、腹腔或盆腔脓肿
创伤	大面积烧伤、挤压伤、盆腔创伤、腰椎骨折、股骨骨折
手术后	心脏搭桥术、房室隔缺损修补术、肾移植、剖宫产术、颅骨切开术
药物	阿片类或麻醉药、抗抑郁药、抗帕金森病药、滥用泻药
心血管系统	心肌梗塞、充血性心衰、恶性高血压、心脏骤停复苏后
神经系统	脑膜炎、脑膜瘤、脑血管意外、帕金森病、阿尔茨海默病、急性脊髓炎
消化系统	急性胰腺炎、急性胆囊炎、自发性细菌性腹膜炎、消化道出血
呼吸系统	慢性阻塞性肺疾患、发作性睡眠呼吸暂停综合征、急性呼吸窘迫综合征
泌尿系统	急、慢性肾功能衰竭

（一）流行病学

多见于 50 岁以上人群，男多于女。目前尚无详细流行病学资料可查。

（二）病因和发病机制

本病为麻痹性肠梗阻，是一种暂时性或可逆性的综合征。严重的腹腔内感染、手术、创伤，消化系统、呼吸系统、循环系统、泌尿系统、神经系统疾病及药理学、代谢紊乱等均可诱发。本病的发病机制目前尚不清楚。

（三）临床表现

1. 症状

小肠假性梗阻患者多在住院期间发病，起病急，常继发于手术、外伤、应用抗抑郁药或其他系统疾病后。全腹痛常见，呈持续性阵发性加剧，部位不固定，伴进行性腹胀，持续 3 ~ 5 d。多数患者可有肛门排便、排气减少或消失。其他症状如恶心、呕吐、腹泻及发热等，多轻于机械性肠梗阻的患者。

2. 体征

多有明显的腹部膨隆，全腹膨隆常见。腹部压痛可见于 64% 无缺血的患者，而有缺血和穿孔的患者上升至 87%，气体及肠内容物进入腹腔，出现腹膜刺激征。肠鸣音多可闻及，变化不定，但金属样高调肠鸣音少见。

（四）实验室检查及特殊检查

（1）实验室检查：可有低钾、低钠、低镁血症，高磷酸盐血症等。血常规一般无明显改变，出现中性粒细胞升高，常提示有穿孔或腹膜炎发生。肌酐、尿素氮亦可有异常。

（2）腹部 X 线平片：小肠假性梗阻显示小肠内有大量气体，十二指肠尤为明显，远端小肠气体较少。可有或无气液平面。

结肠假性梗阻患者可见回盲部明显扩张及节段性升结肠、横结肠、降结肠扩张，但结肠袋存在，在结肠脾曲、直肠和乙状结肠连接处及肝曲等处，可见肠腔内充盈的气体突然中断，出现特征性的"刀切征"，气液平面少见。测量盲肠的直径具有重要的临床意义。当盲肠直径 < 12 cm 时，一般不会发生穿孔；盲肠直径 > 14 cm 时，穿孔的危险性极大。

出现肠穿孔时，可见横膈下游离气体。若穿孔较小，可迅速闭合，则平片上难以显示。

（3）其他检查：结肠镜检查和泛影葡胺灌肠有助于排除机械性肠梗阻，但在穿孔或腹膜炎已经明确的情况下，这两种检查则不宜进行。当与机械性肠梗阻区分困难时，可考虑剖腹探查。

（五）鉴别诊断

依据典型的病史、症状、体征，结合腹部 X 线检查，排除机械性肠梗阻可以做出诊断。本病主要需与下列疾病相鉴别：

（1）急性机械性肠梗阻：急性机械性肠梗阻与小肠假性梗阻的症状和体征非常相似，但二者的治疗原则不同，故其鉴别诊断十分重要。机械性肠梗阻存在器质性病变，常能找到梗阻的证据，如肠内或肠外病变压迫致肠腔狭窄或闭塞等；起病急，临床表现为腹部剧烈绞痛，呈阵发性，其他症状还有呕吐、腹胀、恶心及肛门排气、排便停止等；腹部膨隆，可见胃肠型及蠕动波，腹部有压痛、反跳痛及肌紧张，可闻及肠鸣音亢进，呈高调金属音；腹部平片可见较多气液平面；保守治疗无效，宜早期手术。

（2）急性血运性肠梗阻：常是由于肠系膜血管栓塞或血栓形成所致的肠壁血运循环障碍，引发肠麻痹而使肠内容物不能正常运行。本病发病急，呈渐进性发展，初期腹部绞痛明显，腹胀、腹泻少见，腹部平片可见肠管明显扩张。选择性动脉造影可以明确栓塞部位，有助于诊断。

（3）急性麻痹性肠梗阻：常由于急性弥漫性腹膜炎、腹膜后血肿或感染、腹部大手术、脓毒血症或全身性代谢紊乱等引起，为肠道运动障碍性疾病。主要表现为高度的肠胀气，腹部绞痛少见。腹部平片可见肠管扩张，肠壁变薄。该病若能去除病因，可较快恢复，预后较好。

（六）治疗

急性小肠假性梗阻的治疗原则是解除梗阻病因，恢复肠道动力，使肠内容物正常运行；积极补液，纠正水电解质失衡；应用抗生素防治各种感染。应根据病情选择具体的治疗方案。

1. 一般治疗

对于诊断明确而无严重并发症者通常采用内科保守治疗，包括胃肠减压、禁饮食、补充有效循环血量、纠正水电解质平衡紊乱、营养支持及治疗原发病。停用能引起或加重本病的药物，如麻醉剂、泻药、三环类抗抑郁药、抗胆碱类药等。可指导患者不断更换体位，定期采取俯卧位，以利于肠内气体排出。

2. 药物治疗

目前应用的治疗小肠假性梗阻的药物疗效尚缺乏循证医学证实。主要的几种药物包括胆碱酯酶抑制剂、5- 羟色胺受体激动剂、胃动素受体激动剂、毒蕈碱受体激动剂、亲神经物质、一氧化氮合成酶抑制剂和生长抑素类似物。急性小肠假性梗阻的患者，因长期低营养状态，致机体抵抗力较低，肠内的细菌繁殖过度，发生细菌移位，引起菌群失调。可应用抗生素防治感染。

3. 其他治疗

（1）结肠镜减压治疗：结肠镜减压是一种安全而有效的治疗方法。但应首先排除炎症性肠病所致的中毒性巨结肠，并由有经验的医师进行。治疗前可先用生理盐水谨慎灌肠，以便于肠腔的观察和吸引减压。治疗后应立即行腹部立位和侧卧位平片检查，了解有无肠穿孔发生。

（2）手术治疗：剖腹探查的指征包括：①内科保守及结肠镜减压治疗无效。②临床体征提示即将或已经发生肠穿孔（出现腹膜炎体征或盲肠直径＞12 cm 或腹腔内出现游离气体）。若术中确诊有肠管坏死或穿孔，可行肠切除术。

（3）硬膜外麻醉：如已有肠穿孔征象，则不宜再使用此法。

（七）预后

本病死亡率为 25% ~ 30%，若发生肠穿孔，则死亡率更高。

二、慢性小肠假性梗阻

慢性小肠假性梗阻（chronic intestinal pseudo-obstruction，CIP）系指一组以慢性肠梗阻为主要表现，但无机械性肠梗阻证据的临床综合征，它是由于胃肠道缺乏有效的推动力所致，属胃肠道神经肌肉病。

（一）流行病学

CIP 可出现在任何年龄，女性多于男性。内脏异常可发生于任何年龄，与病因有关。如同时侵犯泌尿系统，出现泌尿道的症状；发育异常多见于婴儿或儿童；而退行性病变则出现较晚。

（二）病因和发病机制

Weiss 于 1939 年首先报告在一个家族内发现了本病。CIP 病变可累及整个胃肠道和其他脏器肌肉，如膀胱，但主要是小肠。CIP 的病变基础在于肠道平滑肌发育不全或衰退和 / 或自主神经功能障碍，使小肠动力低下或紊乱，引起慢性肠管扩张而无内分泌系统异常。CIP 可分为原发性和继发性两组。

1. 慢性原发性小肠假性梗阻

通常无明显诱因，起病突然，病因尚不明确，常有内脏肌病和内脏神经病变。原发性 CIP 具有明显的遗传倾向，分为家族性和非家族性两类。前者约占 3%，多为常染色体隐性或显性遗传；后者多为散发。

2. 慢性继发性小肠假性梗阻

继发性 CIP 多见，其病因达数十种，常继发于其他疾患。

（1）内脏平滑肌病：进行性系统性硬化、系统性红斑狼疮、皮肌炎、进行性肌萎缩、肌营养不良、线粒体肌病、淀粉样变、弥漫性淋巴滤泡样浸润、放射性损伤、Ehlers-Danlos 综合征等可引发继发性小肠平滑肌病变。其组织学特征为小肠固有层肌肉的退行性变性、纤维化，而空泡样变性少见。

（2）神经系统疾病：帕金森病、脊髓横断、脑干肿瘤、神经元核内包涵体病、多发性硬化症等可致肠道及肠外神经系统中的胆碱能神经功能紊乱，引起 CIP。

（3）小肠憩室病：小肠多发、弥漫性憩室常伴有肠道肌肉和神经病变，引起慢性小肠假性梗阻。

（4）其他疾病：内分泌病（甲亢或甲减、糖尿病、嗜铬细胞瘤）、结缔组织病（进行性系统性硬化症早期、淀粉样变性）、药物（抗帕金森病药、吩噻嗪、三环类抗抑郁药、麻醉药、长春新碱等）、恶性肿瘤、手术后等。

（三）临床表现

（1）症状：慢性小肠假性梗阻主要表现为腹痛、腹泻、呕吐、便秘和腹泻等肠梗阻症状，有的表现为腹泻与便秘交替发生，多为反复发作性或持续发作性。腹部疼痛可能与肠腔胀气及平滑肌痉挛或内脏高敏性有关，程度轻重不等。腹胀程度差异很大，主要取决于病变的性质、部位和程度，重度腹胀者常难以忍受，腹部明显膨隆。

CIP 主要在小肠者多发生细菌过度生长及停滞襻综合征，引起脂肪痢和腹泻。侵犯结肠时，则结肠明显扩张，发生顽固性便秘。十二指肠、胃及食管亦可累及，产生胃轻瘫、吞咽困难、胸痛等症状。

由于病程较长，且常反复发作，长期腹胀、便秘等可致水电解质及酸碱平衡紊乱、营养吸收障碍，出现食欲下降、体重减轻、营养不良等。

（2）体征：体检常见有恶病质和腹胀。腹部膨隆，小肠受侵为主者，通常在中腹有振水音，胃受累者则多在左上腹部。叩诊呈高度鼓音。听诊肠鸣音低下或消失，偶有肠鸣音亢进，但无气过水声及金属样高调肠鸣音。

（四）实验室检查及特殊检查

（1）实验室检查：实验室检查异常多反映吸收不良和营养不良的严重程度。腹泻患者可发生脂肪泻，继发小肠细菌过度增殖。有的患者存在维生素 B_{12} 吸收不良，可做小肠活检，明确有无黏膜损害。

（2）影像学检查：本病影像学表现类似麻痹性或机械性肠梗阻。当疑及肠梗阻时，可行全消化道钡餐透视，检查胃肠道有无机械性肠梗阻的证据，如能确认多个部位异常，更有利于本病的诊断。对于便秘的患者，应在清肠后，根据情况选择适当的检查方法，以免导致粪便嵌塞。CIP 的影像学表现与病变受累的部位相关，且可能对病变的性质有提示作用。内脏肌病主要特征是结肠增宽增长，缺少结肠袋；内脏神经病的特点是平滑肌收缩不协调，转运迟缓。

（3）肠道动力学检查：小肠动力学检查显示小肠动力低下或紊乱。

（4）其他检查：内镜检查、病理学检查有助于诊断。

（五）诊断和鉴别诊断

CIP 诊断较困难。对于有肠梗阻的临床表现、辅助检查，并排除机械性肠梗阻者方能诊断。

CIP 主要与机械性肠梗阻相鉴别：

（1）机械性肠梗阻：因 CIP 与机械性肠梗阻两者临床表现及腹部 X 线检查相似，但二者的治疗方法完全不同，故必须排除机械性肠梗阻。机械性肠梗阻多能找到梗阻的病因，如肿瘤、寄生虫、外压等。

（2）麻痹性肠梗阻：根据临床症状、体征、辅助检查及病情变化可以鉴别。

（3）血运性肠梗阻：多是由肠系膜上动脉血栓形成或来自心脏的栓子所致。起病急，发展快，初期腹部绞痛明显，腹部平片及选择性动脉造影有助于诊断。

（六）治疗

CIP 的诊断确定后，应区分原发性和继发性，对于继发性 CIP 应明确病因，治疗原发病。一般以对症支持治疗为主，辅以促胃肠动力药，恢复肠动力。

1. 一般治疗

急性发作期，应禁饮食、静脉输液支持，纠正水电解质失衡；非急性期，可进低糖、低脂、低纤维饮食，此外还需补充维生素、微量元素。对于重症患者，可行胃肠造瘘饲管或全胃肠外营养。

2. 药物治疗

（1）促胃肠动力药：在排除机械性肠梗阻的情况下，可应用促胃肠动力药，改善肠道动力。

西沙必利：其作用机制在于选择性地作用于胃肠道 5-HT 受体，使肌间神经末梢释放乙酰胆碱，加强肠壁收缩力，提高传输速度。近年发现西沙必利存在心脏副作用，其广泛应用受到限制。

莫沙必利：是新一代 5-HT 受体激动剂，克服了西沙必利在心血管系统的副作用，且不受进食的影响，目前临床上应用较多。

替加色罗：是 5-HT 受体部分激动剂，与西沙必利类似，具有促进胃排空和增加消化道动力作用，但没有心脏毒性。对于肠易激综合征亦有效。

红霉素：最新的研究表明，低于抗感染剂量的红霉素具有胃动素样作用，直接作用于胃肠道平滑肌，从而产生收缩效应，促进胃肠蠕动。

（2）抗生素：CIP 多伴有肠道内细菌过度生长，可适当给予抗生素抑制细菌生长，减轻腹胀、腹泻，如环丙沙星，甲硝唑等。但对有严重梗阻症状或便秘的患者抗生素应禁用。调节肠道菌群的制剂亦可应用，如思连康、整肠生等。

（3）生长抑素：大剂量生长抑素类似物可减轻腹泻，而小剂量则能引发 MMC，促进肠蠕动，同时抑制细菌生长。因其抑制胆囊排空，故不宜长期应用。

3. 其他治疗

食管受累患者如症状似贲门失弛缓症，可行球囊扩张治疗；腹胀明显者，可予结肠镜减压治疗，减压后应行腹部立位平位片，防止发生肠穿孔。其他方法还有硬膜外麻醉等。必要时采用手术治疗。

（七）预后

原发性 CIP 因目前缺乏有效的治疗方法，预后差，死亡率较高。继发性 CIP 明确病因后，通过病因治疗及支持对症治疗后，症状可明显减轻或消失，预后较好。儿童 CIP 死亡率高，预后极差。

第三节　小肠菌群紊乱

一、小肠菌群过度生长综合征

小肠菌群过度生长综合征（enteric bacterial over-growth syndrome，EBOS）系指由于近端小肠内细菌数目增加而引起消化吸收障碍的一种疾病。因本病多发生于空肠憩室、狭窄及外科所致的盲袢，过去亦称盲袢综合征、小肠淤滞综合征或淤积袢综合征。临床主要表现为慢性腹泻和小肠吸收不良。

（一）流行病学

目前本病尚缺乏完整的流行病学资料。

（二）病因和发病机制

正常人的小肠近端常是无菌的，这是因为胃及小肠内存在调控正常菌群分布的机制，如胃酸、胆汁和胰液的杀菌作用、胃肠黏膜的正常保护机制、肠内细菌之间的生存竞争机制及回盲瓣的解剖学作用等均可抑制细菌过度生长。如果上述因素发生改变，则可导致小肠内细菌过度生长。小肠憩室、小肠远端狭窄及小肠结肠瘘等小肠结构异常亦是小肠菌群过度生长的原因之一。某些引起小肠动力障碍的疾病也可引起小肠细菌过度生长，如假性肠梗阻、糖尿病、系统性硬化症、淀粉样变性等。

（三）临床表现

临床上多以腹泻、吸收不良、低蛋白血症为首发症状。腹泻可为脂肪泻或水样泻，多伴腹胀、腹痛。其他症状还有消瘦、水肿、贫血、毛发脱落、夜盲、黏膜出血及低钙血症等。

（四）实验室检查及特殊检查

（1）实验室检查：血常规可有贫血，多为巨细胞性贫血。人血白蛋白、胆固醇、甘油三酯、微量元素及矿物质等均可降低。口服柳氮磺胺吡啶或多巴胺，经肠内细菌分解为磺胺吡啶或间羟苯乙酸，尿中可查见这两种物质增多。

（2）呼气试验：患者口服某种药物后，该物质可在肠道内由细菌分解，其产物由口中呼出。通过测定分解产物的含量可间接判断肠内细菌的数量。

（3）小肠液检查：该检查是小肠菌群过度生长综合征最直接最可靠的一种诊断方法，可明确细胞内感染的情况，通过小肠插管从肠管中吸出小肠液进行细菌学检查，并可测定间接胆汁酸和挥发性脂肪酸，有助于小肠菌群过度生长的判断。

（4）其他检查：消化道钡餐透视及小肠活组织检查亦有助于诊断。

（五）诊断和鉴别诊断

对于有胃肠手术史、胃酸缺乏、糖尿病、硬皮病等病史的患者，如出现脂肪泻、吸收不良、贫血、低蛋白血症、体重减轻等症状时即应怀疑本病。进一步行相关辅助检查，可做出初步诊断。本病需与菌群失调、小肠吸收不良综合征、短肠综合征等相鉴别。

（六）治疗

小肠细菌过度生长综合征的治疗原则：①积极消除病因，纠正可能存在的结构或生理异常。②纠正营养缺乏。③应用抗生素抑制细菌过度生长。

1. 一般治疗

存在小肠结构异常者，如肠瘘、小肠憩室可行手术治疗，恢复小肠正常功能。饮食上以高蛋白、高热量、低脂肪食物为宜，少量多餐，同时注意维生素、微量元素及矿物质的补充。必要时可行全胃肠外营养（TPN）。

2. 药物治疗

（1）抗菌药物：对小肠内过度生长的细菌，原则上选用敏感性高、不良反应小、抗菌谱广、对需氧菌和厌氧菌都有效的抗生素，如头孢菌素、青霉素、甲硝唑、左氧氟沙星等。疗程为 7 ~ 10 d。

（2）促胃肠动力药：促胃肠动力药可有助于肠道细菌的清除，如甲氧氯普胺、莫沙必利等。对于常规的促胃肠动力药物效果不明显时，可应用奥曲肽及其类似物，$50 \mu g$，睡前注射，每天 1 次。

（3）微生态制剂：微生态制剂是一类活的细菌制剂，对肠道菌群失调引起的腹泻有较好疗效，如金双歧、培菲康、整肠生、米雅 BM 等。一般不宜与抗生素同时服用。

（七）预后

本病经有效抗生素治疗后，预后较好。

二、抗生素相关性小肠炎

抗生素相关性小肠炎，亦称假膜性肠炎是一种主要发生于结肠、小肠，也可累及的急性肠黏膜纤维素渗出性炎症，黏膜表面有假膜形成。临床上常发生于应用抗生素治疗之后。现已有证据表明，抗生素相关性小肠炎的病原体是艰难梭菌。

（一）流行病学

本病尚无详细流行病学资料可查。

（二）病因和发病机制

本病的致病菌是艰难梭菌，该菌为革兰阳性菌，其产生的肠毒素是主要的致病因子，引起局部肠黏膜血管通透性增加，炎性细胞浸润、出血和坏死，黏液分泌增加。

随着近年来抗生素应用越来越广泛，抗生素相关性肠炎的发生也相应增加，其机制可能为：①对肠道黏膜的直接刺激和损害，引起肠黏膜充血、水肿、糜烂、出血和坏死，发生的部位主要在十二指肠。②抗生素：如林可霉素、阿莫西林、第 3 代头孢菌素等的不合理应用，使肠道正常微生物的生长受到抑制，而使另一些微生物，特别是艰难梭菌过度增殖，最终导致肠道菌群失调。艰难梭菌产生肠毒素，引起一系列的病理生理改变而致病。③抗生素尚可引起血管和凝血功能的改变，继而造成肠道黏膜异常。

（三）临床表现

一般发生于 50 岁以上人群，女性多于男性。发病急，患者多有胃肠手术或其他严重疾患病史，并有长期或近期应用抗生素史。

本病最主要的症状是腹泻，90% ~ 95% 为水样便，程度和次数不等，多者 10 ~ 20 次 /d，少者可 1 ~ 2 次 /d。轻者可于停用抗生素后自愈，重者粪便中可见斑片状或管状假膜排出。多有下腹部疼痛，可为钝痛、绞痛或胀痛，伴腹胀、恶心等。腹部可有压痛、反跳痛和腹肌紧张，易误诊为急腹症。部分患者可出现毒血症症状，如发热、谵妄、低血压、休克，年老体弱者常常发生脱水、电解质酸碱平衡紊乱等。

（四）实验室检查及特殊检查

（1）实验室检查：血常规显示周围血白细胞升高，多在 20×10^9 以中性粒细胞为主。大便常规可见脓细胞和白细胞，潜血实验呈阳性，但肉眼血便少见。疑诊病例应至少送两份大便标本，进行艰难梭菌的培养，毒素鉴定为致病菌可确诊。

（2）内镜检查：内镜检查能直接明确病变的性质、范围和程度。急性期内镜检查应注意预防肠黏膜出血和穿孔，动作应轻柔、谨慎小心。抗生素相关性肠炎内镜下表现为肠壁充血水肿、糜烂，黏膜表面坏死、斑点状或地图状假膜形成，不易脱落，部分假膜脱落后可形成浅表溃疡。

（3）活组织检查：可见肠黏膜上黏液附着，炎症区有炎性细胞浸润、出血和坏死。伪膜由纤维素样物质、坏死细胞、多核白细胞及细菌菌落组成。血管腔内可见血栓形成。

（4）影像学检查：腹部平片可见无特殊发现，部分可见肠扩张、积气，由于结肠增厚水肿，可出现广泛而显著的指印征。气钡灌肠双重对比造影有助于诊断，但可加重病情，有发生肠穿孔的危险，故一般不主张施行。

（五）诊断和鉴别诊断

根据胃肠手术及抗生素应用的病史，临床上出现腹泻、腹痛、发热等症状，结合实验室和辅助检查，可做出初步诊断。本病需与溃疡性结肠炎、克罗恩病、艾滋病性肠炎及真菌性肠炎等相鉴别。

（六）治疗

抗生素相关性肠炎的治疗包括停用相关抗生素，给予支持对症治疗，促进肠道正常菌群生长，应用抗艰难梭菌药物治疗。

1. 一般治疗

立即停用相关抗菌药物，同时避免应用抑制肠蠕动的药物，减少毒素的吸收。加强支持对症治疗，给予静脉营养支持，纠正水电解质失衡。

2. 药物治疗

对于中、重度病例，应给予抗艰难梭菌抗生素治疗。本病首选万古霉素或甲硝唑。万古霉素或去甲万古霉素，1.0 ~ 2.0 g/d，口服。甲硝唑每次 0.25 ~ 0.5 g，每日 3 ~ 4 次，口服，疗程均为 7 ~ 10 d，大多数患者治疗反应良好。杆菌肽，亦可用于本病，25 000 U，4 次 /d，口服 7 ~ 10d。应用微生态制剂可恢复肠道正常菌群，如金双歧、乳酸杆菌片、培菲康等。

3. 其他治疗

对于内科保守治疗无效或出现严重并发症，如肠梗阻、中毒性巨结肠、肠穿孔时，应考虑行手术治疗。

（七）预后

大多数病例经治疗后可获痊愈，轻症病例在停用相关抗生素后，有的可自愈，个别患者经治疗后仍可再度发生腹泻。重症病例，如出现严重并发症如肠梗阻、肠穿孔时，病死率可达 16% ~ 22%。

微信扫码
◆ 临床科研
◆ 医学前沿
◆ 临床资讯
◆ 临床笔记

第八章　结肠疾病

第一节　结肠息肉

结肠息肉系指生长自结肠黏膜而隆起于黏膜表面的病变。通常源于上皮细胞的过度生长并从黏膜表面向腔内扩展。无论其呈广基、亚蒂或长蒂等状，均仅表示肉眼外观形态，而不表明病理性质，故临床上在病理性质未明之前，对于炎症、感染性肉芽肿、组织增生和癌肿有隆起性病变者，通常用"息肉"来描述。结肠息肉自然病程较长，症状不甚典型，位于不同部位的息肉，可导致不同的临床症状。幼年型息肉可自行脱落，成年型随年龄增长而发病率逐渐上升。部分可以发生癌变或与癌肿关系密切，被公认为癌前病变。有些具有遗传性或伴随全身疾病。

一、病因

结肠息肉在世界各地区的发病率不同，在结、直肠癌高度危险的国家中，结肠腺瘤的发病率随年龄增长。在美国年龄超过 60 岁者 40% ~ 50% 发现有结肠腺瘤性息肉，西欧同样多见。而在大肠癌发病率低的地区，结肠腺瘤性息肉少见，南部非洲黑人中几乎为零，在日本、哥伦比亚地区则可达 10%，南亚地区较少见。具体病因如下。

1. 饮食因素和生活习惯

长期进食高脂肪、高蛋白、低纤维性饮食者结、直肠息肉的发生率明显增高，多进食新鲜水果蔬菜以及维生素 C 者息肉的发生率减少。因为饱和脂肪酸增多，粪便形成减少，使致癌物质等有害成分在肠腔内存留时间延长，结果导致息肉及结肠癌的发病率增高。长期大量饮酒，免疫功能低下及冠心病患者息肉发病率高。加强体育锻炼，可增加迷走神经的兴奋性，使肠蠕动加快，有害物质对肠黏膜的作用时间减少，息肉发病率随之降低。

2. 胆汁代谢紊乱

行胆囊切除术后患者，胆汁的流向和排出时间发生改变，大肠内胆汁酸的含量增加，实验显示胆汁酸以及胆汁酸的代谢产物脱氧胆酸和石胆酸均有诱发结、直肠黏膜产生腺瘤性息肉或癌变的作用。行毕氏Ⅱ式手术及迷走神经切断术者，因为改变了生理状态下的胆汁排泄过程，延长了排泄时间，使胆酸含量增加，高浓度胆酸作用于胃肠黏膜可使息肉及癌的发病率增高。

3. 遗传因素

在结、直肠癌患者中，约有 10% 的患者具有家族患癌病史。同样，家族成员中有人患有腺瘤性息肉时，其他成员发生结直肠息肉的可能性明显升高，尤其是家族性息肉病具有明显的家族遗传性。另外，曾经患过其他部位癌肿，如消化道癌、乳腺癌、子宫癌以及膀胱癌的患者结直肠息肉的发生率也明显升高。

4. 肠道炎性疾病

结肠黏膜的慢性炎症病变是导致炎症性息肉发生的主要原因，最多见于慢性溃疡性结肠炎、克罗恩病以及阿米巴痢疾、肠道血吸虫和肠结核等，也见于结肠手术后吻合口部位。

5. 基因异常

家族性息肉的发生可能与第 5 对染色体长臂内一种被称为 APC 的等位抑癌基因的功能丧失和缺如有关。正常情况下，该等位基因需要同时发挥作用以抑制肿瘤的生长，当该基因出现缺如或发生突变时，对肿瘤的抑制作用消失，从而发生结直肠腺瘤性息肉病和癌变。

6. 年龄

年龄的增长与息肉的发生呈正相关，> 30 岁结肠息肉的发病率增加，55 ~ 80 岁发病率最高，病理尸检及结肠镜检证实男性多于女性，息肉的好发部位依次是直肠和乙状结肠—降结肠—盲肠，近年来右半结肠息肉有增多趋势，50 ~ 65 岁腺瘤性息肉癌变多发生在乙状结肠和直肠，> 65 岁多发生在右半结肠。有人报道直肠和乙状结肠息肉 30% 患者同时伴有右半结肠息肉。

7. 其他

如胚胎异常，幼年性息肉病多为错构瘤，可能与胚胎发育异常有关。

二、病理

1. 增生性息肉

增生性息肉是最常见的一种息肉，又名化生性息肉。分布以远侧大肠为多，一般均较小，直径很少超过 1 cm，常为多发、无症状，约占全部结肠息肉的 1/5，但占直肠和乙状结肠息肉的大多数。这种息肉只是正常黏膜对外界刺激的反应，非肿瘤性，属良性病变。其外形为黏膜表面的一个小滴状凸起，表面光滑，基底较宽，多发性亦常见，组织学上此种息肉是由增大而规则的腺体形成，腺体上皮细胞增多造成上皮皱缩呈锯齿形，细胞核排列规则，其大小及染色质含量变化很小，核分裂象少见。其重要特点是肠腺隐窝的中、下段都有成熟的细胞出现。增生性息肉不发生恶变。

2. 炎症性息肉

炎症性息肉又名假息肉，是黏膜长期慢性炎症引起的息肉样肉芽肿，这种息肉多见于溃疡性结肠炎、慢性血吸虫病、阿米巴痢疾及肠结核等病的病变肠道中。常为多发性，多数较小，直径常在 1 cm 以下，病程较长者，体积可增大。外形多较窄、长、蒂阔而远端不规则。有时呈桥状，两端附着于黏膜，中段游离。组织学表现为纤维性肉芽组织，上皮成分亦可呈间叶样变，尚不能肯定。溃疡性结肠炎的溃疡愈合之后形成的假性息肉，呈岛状、丝状、柱状突起或黏膜桥形成，这种炎性息肉与小腺瘤样息肉难于区别。另外，淋巴性息肉和类脂性肉芽肿均属炎症性息肉范畴。

3. 腺瘤性息肉

腺瘤可分为管状、绒毛状以及介于两者之间的绒毛管状腺瘤三型。可发生于结肠、直肠的各个部位，可单发亦可多发，有带蒂、无蒂、亚蒂。有的乳头状或分叶状，形成桑葚样外观。随着年龄增长而增大。典型的管状腺瘤较小，球形，有蒂，其表面可呈分叶状；绒毛状腺瘤大，无蒂或短蒂，表面绒毛状。混合型腺瘤由两种形态混合组成。所有腺瘤均为异型增生，其增生程度分轻、中、重三级。大多数学者认为，结肠癌一般需经过腺瘤期，然后再癌变。Kuzulea 等研究表明不典型增生性腺瘤演变成早期癌需 3 ~ 5 年。故腺瘤性息肉被明确为癌前病变。经组织学检测证明，腺瘤性息肉的癌变与息肉的大小、不典型增生程度及绒毛成分含量有关。息肉越大，绒毛成分越多，癌变率越高。绒毛状腺瘤癌变率最高，其次是绒毛管状腺瘤，管状腺瘤最低。腺瘤性息肉早期癌变的形态学表现：组织易破碎、脆性增加、表面有糜烂或浅溃疡、组织僵硬、体窄基宽。有糜烂或溃疡的无蒂形腺瘤比有蒂形腺瘤癌变率高，表面及蒂部坚硬感提示癌变，部分患者上述表现共存。腺瘤性息肉大小与癌变通常为正相关。腺瘤性息肉直径 < 1 cm 者，癌变率 < 1% ~ 3%，直径在 1 ~ 2 cm 的腺瘤癌变率达 10%，直径 > 2 cm 的腺瘤性息肉癌变率高达 50%。息肉组织类型的不同，癌变率亦不同，管状腺瘤性息肉的癌变率低于 5%，混合型腺瘤癌变率在 10% ~ 20%；而绒毛状腺瘤癌变率则高达 50%。临床实践发现腺瘤性息肉的癌变率不仅与腺瘤的大小、组织类型有关，而且与年龄的关系也十分密切。随年龄的增长，腺瘤性息肉的癌变率增加。因此，对结肠腺瘤性息肉，特别是高龄患者，无论其发生部位、息肉的大小、组织类型如何，一经发现应予高度重视，积极治疗。

4. 幼年性息肉

约 90% 发生于 10 岁以下儿童，以男孩为多见。外观为圆形或卵圆形，表面光滑。90% 生长于距肛门 25 cm 的范围内，直径多数 < 1 cm，绝大多数有蒂，约 25% 为多发性，组织学上表现为分化好而大小不规则的腺体，有的形成囊性扩张，内储黏液，间质增生，并有较多炎性细胞浸润，有时表面有溃疡形成。此类息肉一般不发生恶变。

5. 淋巴性息肉

淋巴性息肉亦称良性淋巴瘤，多见于 20 ~ 40 岁成人，亦可发生于儿童，男性略多，多发于直肠，尤其是下段直肠，多数为单发，亦可多发，大小不等，直径可自数毫米至 2 ~ 5 cm。表面光滑或分叶状或有表浅溃疡形成。多数无蒂，有蒂时亦短粗。组织学上表现为分化良好的淋巴滤泡组织，局限于黏膜下层内，表面覆盖正常黏膜。可以看到生发中心，往往较为扩大，有核分裂象，但周围淋巴细胞中无核分裂象，增殖的滤泡与周围组织分界清楚。淋巴息肉不发生癌变。较少见的是良性淋巴性息肉病。表现为数量很多的淋巴性息肉。呈 5 ~ 6 cm 的小球形息肉，多发病于儿童。组织学变化与淋巴性息肉同。

6. 家族性结肠息肉

家族性结肠息肉病归属于腺瘤性息肉综合征，是一种常染色体显性遗传性疾病，偶见于无家族史者，全结肠与直肠均可有多发性腺瘤，多数腺瘤有蒂，乳头状较少见，息肉数从 100 个左右到数千个不等，自黄豆大小至直径数厘米，常密集排列，有时成串，其组织结构与一般腺瘤无异。

三、诊断

1. 症状与体征

除幼年性息肉多见于 12 岁以下儿童，尤其是 5 岁以下小儿外，其余结肠息肉多见于 40 岁以上成人，男性稍多。大部分病例并无引人注意的症状。仅在体格检查或尸体解剖时偶然发现，部分病例可以具有以下一个或几个症状。

（1）便血：最常见的症状是反复便血，间断性便血或大便表面带血，多为鲜红色，致大出血者少见；继发炎症感染可伴多量黏液或黏液血便，可有里急后重，便秘或便次增多，长蒂或位置近肛者可有息肉脱出肛门，亦有引致肠套叠外翻脱垂者。便血以左侧结肠内的息肉较多见，尤以绒毛状腺瘤及幼年性息肉比较多见，常常呈鲜红色，发生于排便后或粪便表面有条状鲜红色血迹，为出血的息肉压迫粪便形成的痕迹，便时无疼痛。息肉部位较高者，出血常与后半部分软便混合，也可有黏液便，偶伴腹部隐痛，多为息肉牵拉肠壁或肠腔部分受阻所致，单发息肉出血量不多，较少发生继发性贫血等全身性改变。儿童期无痛性血便，以结肠息肉引起者最多见。

（2）粪便改变：包括大便习惯改变和大便形状异常。前者包括大便时间、次数的改变以及便秘或不明原因的腹泻。特别是便秘与腹泻反复交替出现，或者引起腹痛的时候，更要引起警惕。同时，正常的粪便应该呈圆柱形，但如果息肉在结肠腔内，压迫粪便，则排出时往往会变细，或呈扁形，有时还附着有血痕。大肠息肉可以造成较多黏液排出，有时息肉为多发性或体积较大者，亦可引起腹泻或造成排便困难。有些较大的绒毛状腺瘤可以有大量的黏液分泌排出，每天排出的黏液可达 1 ~ 3 L，排出液内钠、钾含量很高，因此在临床上可造成失水、低氯、低钾、低钠的症状，严重时可以昏迷，休克甚至死亡。

（3）腹痛：比较少见，少数患者可有腹部闷胀不适，隐痛或腹痛症状。有时较大息肉可以引起肠套叠以至造成肠梗阻而出现腹痛。

（4）息肉脱垂：在直肠内带有长蒂的息肉可以在排便时脱出肛门外，息肉部位较低者，排便时可将蒂状息肉推出肛门外，在肛门口见肉红色圆形肿物，便后可自行回缩，若不能还纳可发生嵌顿坏死。此种症状小儿比较多见。

（5）结肠黑变病：一种少见的非炎症性的、良性可逆性疾病。与长期喝减肥茶、便秘有关，易伴发肠癌和结肠息肉。

2. 辅助检查

多数大肠息肉无特殊症状，因此诊断除便血或黏液脓血便史以外，主要依靠临床检查。检查步骤一般由简入深。首先做直肠指诊及直肠乙状结肠镜检查。一般距肛门 25 cm 以内的息肉均可以发现，并能进行肉眼观察及活组织检查。对肛门 25 cm 以上的息肉进行 X 线钡剂灌肠检查及纤维结肠镜检查。X 线钡剂灌肠检查，通过充盈、排空和空气对比三个步骤，对诊断高位息肉及鉴别诊断很有价值，可发现 ≥ 1.0 cm 的息肉。若发现一个大肠腺瘤后，约有 1/3 病例可以有第 2 个腺瘤，因此乙状结肠镜检查发现腺瘤时应该检查全部结肠。X 线钡剂灌肠检查及纤维结肠镜检查各有其优缺点，钡剂灌肠检查比较易行，病人更易耐受，并发症也少。但即使是气钡双重对比造影对小息肉也比纤维结肠镜容易漏诊，并且不能进行活组织检查。X 线检查时如发现息肉是广基的，或直径 > 2 cm，或表面有溃疡形成，或有浸润现象时，都应高度疑为恶性，需再行纤维结肠镜检查。粪便隐血试验在结肠息肉的诊断中意义不大，有报道阳性率仅占 35.13%。螺旋 CT 的三维成像技术对于结肠息肉的诊断可能有帮助。另外，可以进行血尿常规检查，肠息肉伴有慢性出血者可有血红蛋白降低，大便隐血阳性，有时大便可带有多量黏液。

3. 鉴别诊断

（1）家庭性结肠腺瘤性息肉病：又称家族性结肠息肉病或家族性腺瘤病。有家族遗传史，在直肠或结肠内布满息肉，大小不等，可因长期出血而贫血，做 X 线钡剂灌肠或结肠镜检即可明确诊断。

（2）Gardner 综合征：本病为常染色显性遗传病，是一种伴有骨和软组织肿瘤的肠息肉病。临床表现与家族性结肠腺瘤性息肉病的特点相同，息肉数目一般 < 100 个，体积较大，也有高度恶变倾向，但癌变年龄稍晚一些，骨瘤见于头颅、下腭蝶骨、四肢长骨。软组织肿瘤有表皮样囊肿、皮脂囊肿、纤维瘤、硬纤维瘤等。有的同时有甲状腺或肾上腺肿瘤。90% 的患者伴有眼底色素性病变。

（3）Turcot 综合征：本病为常染色体隐性遗传病，较少见。临床表现除有家族性结肠腺瘤病外，伴有其他脏器的肿瘤，通常是伴有中枢神经系统的肿瘤，如脑或脊髓的胶质细胞瘤或髓母细胞瘤。因此也有胶质瘤息肉病综合征之称，结肠腺瘤的癌变率高，常在十几岁时已发生癌变而导致死亡。

（4）Peutz-Jeghers 综合征：又称黑色素斑–胃肠多发性息肉综合征。本病为常染色体显性遗传病，40% 患者有家族史，多为双亲与子女同胞间有同时发病的。大多见于儿童或青年发病，主要临床表现为黏膜皮肤黑色素沉着和胃肠道多发性息肉病。色素沉着主要分布在口唇、颊黏膜和手指、足趾掌面，呈褐色、黑褐色。由于本病息肉广泛，恶变率相对较低，因而一般予以对症治疗。若息肉大或有并发症出血或肠梗阻时，可外科治疗，结肠息肉可在内镜下电灼切除；大息肉可手术，分别切开肠壁摘除息肉，避免日后发生肠套叠。对本病患者，术后仍需长期随诊，因息肉可复发。

（5）Cronkhite-Canada 综合征：又称息肉病–色素沉着秃发指甲萎缩综合征。本病为获得性、非家族性的疾病。主要特点如下：整个胃肠道都有息肉；外胚层变化，如脱发、指甲营养不良和色素沉着等；无息肉病家族史；成年发病，症状以腹泻最常见，见 80% 以上病例有腹泻，排便量大，并含脂肪或肉眼血液，大多有体重减轻，其次是腹痛、厌食、乏力，性欲和味觉减退。

（6）肛裂：多有便秘史，排便时肛门有疼痛感，粪便表面有血迹，色鲜红，不与粪便相混杂，有时亦从肛门滴血，用手指按压肛门两侧，使肛门外翻，在肛门正中线前后方可见有裂缝存在，病史较长者可见到前哨痔。根据便秘、疼痛、便血三症状和肛裂、前哨痔、乳头肥大三体征等典型表现即可区分。

（7）痔：类似息肉便血，用肛镜检查或用手指压迫肛门两侧使其外翻可发现痔静脉扩张。

（8）梅克尔憩室出血：有腹痛等炎症表现，平时一般无出血，可与息肉自动脱落出血相鉴别。

（9）溃疡性结肠炎：该病见于年龄较大儿，粪便中除血液外尚有大量黏液和脓，粪便稀薄，排便次数多，并有里急后重感，纤维结肠镜检查可见黏膜充血及散在的溃疡面。

（10）痢疾、过敏性紫癜和血小板减少性紫癜：根据病史、查体及化验检查一般容易区分。

四、治疗

1. 治疗及治疗风险防范

大肠腺瘤一经发现，均应及时予以去除。根据腺瘤的大小、部位、数目，有无癌变等情况，去除的方法应有所不同。经内镜摘除腺瘤是最简便、首选的方法。内镜下介入治疗包括以下几种方法：①注射疗法（无水乙醇、硬化剂）。②套扎疗法。③微波治疗法。④激光治疗法。⑤高频电切、电凝法。由于纤维结肠镜的问世和发展，与纤维结肠镜配套应用的器械的不断完善，不但可通过肠镜采取活组织检查标本，并可对 < 2.0 cm 直径的有蒂腺瘤进行圈套电灼切除术。对有蒂腺瘤套摘后，需注意基底部有无出血，必要时可对基底部加做电凝止血。广基腺瘤的处理应视大小和部位区别对待。< 1.0 cm 的广基腺瘤癌变可能极小，可一期咬取活组织做病理检查后电灼切除。对 1.0 ~ 2.0 cm 的基腺瘤，宜先做活组织检查，确定非恶性或无癌变后，一二期经内镜电灼切除。对位于距肛缘 8 cm 以内 > 1.0 cm 的广基腺瘤可经肛管或经局部切除，整块切除肿瘤，包括四周 0.5 ~ 1.0 cm 正常黏膜做整块活检，避免分块切取活检。如广基腺瘤 > 2.0 cm，位于距肛缘 8 cm 以上的结直肠内时，要经腹做肠段切除术。对大肠多发性息肉的处理，首先应通过内镜进行活组织检查，以明确息肉的性质。如息肉确系腺瘤，那么原则上多发性腺瘤应做病变肠段的结肠部分或结肠次全切除术，除非腺瘤仅 2 ~ 3 个，分布极分散，而腺瘤又较小，可以考虑经纤维结肠镜予以电灼切除，并严密随访观察。定期复查。如腺瘤数较多，即使较小，亦仍应做结肠部分切除或结肠次全切除术，一般反对姑息性的结肠分段切除术，如息肉非肿瘤性，则无恶变危险，可暂予随访观察，定期复查，无须手术处理。

结肠息肉特别是腺瘤性息肉即属癌前病变，一旦检出均应处理，原则上经内镜下切除或破坏。大多数息肉可通过内镜处理后治愈。内镜下无法切除和破坏的息肉应积极手术治疗。手术治疗原则为：①单个息肉可行切除加病检同时进行。②多发息肉或息肉较大有恶变征可经肛门肛窥肠镜进行病理活检以除外恶变。③低位或长蒂脱出息肉可用肛窥、直乙镜、套扎或经肛门直接切除。④广基或多发息肉可经腹、会阴、骶尾部行肠壁肠段部分切除。⑤高位息肉可行纤维结肠镜高频电切。⑥息肉有癌变应按肿瘤行根治性切除术。摘除或切除的腺瘤应仔细切片检查，若无癌变则无须进一步治疗。腺瘤性息肉癌变一般为高分化型，常发生于带蒂息肉的顶部，不侵及黏膜肌层。如果发现只局限在息肉表面黏膜层的癌变（原位癌），只要腺瘤已全部摘除，同样不需进一步手术治疗，但需随访观察，原则上在初次结肠镜检时，应同时将发现的全部腺瘤性息肉清除。随访适宜于 1 年内进行，以发现前次治疗遗漏的任何病变及可能出现的新病变。如随访正常，下次随访检查的间隔时间为 2 ~ 3 年。

2. 预后

结肠息肉的病情演变及转归，应根据其病理类别而定，常见几种病变的转归与预后简述如下：腺瘤，由于可能为多发性或有癌变并存，而且目前有越来越多的证据，认为随着时间的推移，在一定条件下，良性息肉样肿瘤都会发生恶变。容易发生恶变的情况如下。

（1）多发腺瘤直径 > 2.5 cm，或手指、器械触之较硬，或充血明显，或表面有溃疡，即应考虑有癌变的可能性，而其癌变的可能性应与腺瘤性质和大小的不同而有所不同。

（2）乳头状腺瘤发生癌变的可能性颇大，被认为是癌前期病变，其恶变率一般认为在 30% 左右。因其临床表现为排出黏液，甚至可大量黏液排出或可发生大量黏液性腹泻，每日可达 3 000 mL 以上，而导致严重脱水、电解质紊乱、循环衰竭、酸中毒等代谢紊乱。如果不及时给予补充治疗并对腺瘤进行处理，可造成生命危险。

（3）儿童型息肉，以儿童期多见，成年后反少见，但值得注意的是国内曾有过此种息肉恶变的个例报道。

（4）炎症性息肉、增生性息肉，除炎性息肉可能会发生癌变，尚难定论或存在可能性之外，增生性息肉临床上无症状，多是肠镜检查时偶尔发现，由于其病体小，多在 0.5 cm 左右，常不引起身体的不适。

（5）家族性息肉病，是一种少见的遗传性息肉病。结、直肠内布满息肉状的腺瘤，癌变只是迟早而已，而且癌变常可不限于一处，为多中心，实际上部分病人就医时已经是大肠癌。

第二节 结肠穿孔

一、流行病学

结肠粪性穿孔（SP）是一种少见的致命性急腹症，1972 年，Bauer 报道 4 例，并复习文献共 25 例，以后文献上陆续有病例报道。1990 年，Serpell 统计 1984 ~ 1990 年世界文献共 64 例，1995 年，报道 3 例。结肠粪性穿孔的发病率不详，但根据尸体解剖发现，发病率 > 5%。

二、病因

慢性便秘是粪性溃疡的主要致病因素。其发病机制可能为：①结肠内的干结粪块直接压迫肠黏膜，使黏膜发生压迫性缺血坏死，进而形成溃疡乃至穿孔。②大量的粪块淤积于结肠内使肠管高度扩张，肠内压力升高并超过肠壁的毛细血管弥散压，特别是系膜缘对侧的肠壁，导致肠壁的缺血和坏死。③粪块引起的机械性肠梗阻，肠内压升高而致的直接穿孔，尤以当肠壁已有病变存在时。粪块作用使肠腔扩张，当内压高于肠壁毛细血管灌注压时，特别是对系膜缘，首先发生溃疡，随后导致穿孔。粪性穿孔多发生于乙状结肠和直肠乙状结肠交界处，因为此处易形成粪块；结肠远端横结肠中段血供较差；以及乙状结肠和直肠乙状结肠外管腔最窄，肠腔压力高达 0.49 ~ 1.81 kPa（5 ~ 100 cmH$_2$O）。

三、病理

粪性溃疡有两种：①发生于梗阻病变近端的某一部位。②粪块直接压迫形成。溃疡外形常与嵌塞粪块的形状相似。溃疡深度超过黏膜，常为多发。穿孔发生于溃疡中部，呈圆形或卵圆形。组织学显示缺血性坏死和炎症反应。Grinvalsky 的描述是肠黏膜受粪块压迫变平，黏膜缺血坏死形成单发或多发的溃疡病灶，其轮廓与邻近的粪块形状相似。镜下见黏膜剥脱，组织缺血坏死和程度不等的炎症反应。上述病理特征是区别 SP 与结肠特发性穿孔的主要根据。因为临床上两者均有便秘史，但后者的穿孔呈撕裂状，肠黏膜外翻，组织病理检查正常。

由于粪性穿孔的结肠存留大量粪块，部分病人为多发穿孔（21%），组织炎症和坏死过程并非仅限于穿孔区域，而穿孔呈开放状态，故非手术治疗难以治愈。

四、临床表现

SP 好发于老年人，腹痛一般开始于左下腹，逐渐累及全腹，排便活动往往致腹痛突然加剧，就诊时均已有腹膜炎表现。约 1/3 的病人可因肠内的大量粪块而在腹部触及包块。半数病人在腹部 X 线平片有膈下游离气体，有时还可见粪块阴影和钙化粪块影。诊断性腹穿有助于了解腹膜炎的性质。SP 缺乏特异的临床表现，术前确诊率低，Serpell 统计仅为 11%。提高术前确诊率的关键在于对本病有充分的认识，Serpell 提出当老年腹膜炎患者病前有慢性便秘史，腹部可触及包块，腹部 X 线平片上有膈下游离气体和粪块阴影时，应高度考虑为结肠粪性穿孔。

五、治疗

SP 一旦发生须及早手术。对穿孔结肠的处置方法，根据腹腔污染程度，病人情况等主要有 3 种：①病变段结肠切除加近端段结肠造口术。②穿孔段结肠外置造口。③穿孔修补关闭加近端段结肠造口。多数学者主张早期行穿孔段结肠外置造口术，因为术式简单安全，尤其当病人情况不佳，手术时间受限时，穿孔部位过低外置造口困难时改行穿孔修补关闭加近端段结肠造口。自 20 世纪 80 年代起，随着对本病的认识加深，趋向首选病变肠段切除加近端段结肠造口，其次为肠外置造口。Serpell 和 Guyton 比较了几种手术方式结果，发现无论是术后病死率还是并发症结果均以病变结肠切除加近端段结肠造口术为最低。Serpell 认为结肠粪性溃疡往往为多发，有时炎症和坏死病变累及一段肠管，加上近端段结肠往往充满粪块并高度扩张，故相比之下病变段结肠切除加近段造口术能降低再次穿孔和肠瘘的发生率。此外，切除了高度扩张的结肠，对改善便秘亦有益。Guyton 强调术中要仔细检查所有的结肠其浆膜面是否完整，他发现结肠浆膜的裂伤处下面往往有粪性溃疡存在，一经发现浆膜面有裂伤应将该段肠管切除。

六、预后

本病的预后差，术后早期多死于严重的感染性中毒性休克。预后差与下列因素有关：①病人多有高龄并伴有其他内科疾病。②穿孔一旦发生后病人全身情况迅速恶化。③手术时病人均已有腹膜炎存在，病情重笃。改善本病预后的关键在于提高对该病的认识，做到早期诊断和手术。

第三节　结肠梗阻

一、病因

大肠梗阻病因主要有以下几种。

1. 癌性梗阻

为结肠梗阻的首要原因。Buechtor 报道结肠癌梗阻占结肠梗阻的 78%，文献报道脾曲以下癌性梗阻为 72%～88%。肿瘤位置：以左半结肠较多见占 39%，此外依次为横结肠 27%，右半结肠 19%，直肠 15%。

结肠梗阻的常见部位依次为：乙状结肠 38%，脾曲 14%，降结肠 10%，横结肠 9%，直肠 9%，盲肠 6%，升结肠 5%，肛曲 3%。

2. 结肠扭转

为第 2 位常见的病因，可发生在盲肠，横结肠和乙状结肠，但以乙状结肠最常见。据美国和西欧统计：1%～7% 结肠梗阻由结肠扭转引起，其中乙状结肠占 65%～80%，右半结肠占 15%～30%，横结肠和脾曲少见。

乙状结肠发生扭转常具备以下 3 个条件。①乙状结肠冗长。②乙状结肠系膜基底部收缩。③肠段内的重量增加（如大便秘结，暴食）和外力的推动（强烈的肠蠕动）。

3. 结肠血吸虫病

在我国血吸虫病流行区，血吸虫肉芽肿或伴发结肠癌仍时有所见；由于大量血吸虫卵沉积在肠壁，反复炎症，破坏和修复，使肠壁组织增生变厚，形成息肉，致肠腔狭窄而梗阻。

4. 急性假性结肠梗阻（Ogilvie 综合征）

此病由 Ogilvie 于 1948 年在英国提出，以后有许多报道，近年来报道本病有增多趋势。本病的确切病因不明，据 1948—1980 年文献统计，88% 为结肠以外原因引起，如手术、创伤、心力衰竭、尿毒症、糖尿病、缺血性肠炎、转移性肿瘤、缺氧和低血压等，12% 原因不明。无穿孔者病死率为 25%～31%，有穿孔者为 43%～46%。Fariano 认为本病与骶部副交感神经功能紊乱有关。Matsui 报道部分神经传导功能障碍导致此病，且在显微镜下见肠壁内神经节细胞数减少，神经细胞有退行性变。Bode 报告 22 例发病原因以手术为主。

5. 盆腔术后粘连致结肠梗阻

本病特点是：①多发生在中年妇女盆腔手术后。②有间歇性腹胀，慢性腹痛及便秘。③钡剂灌肠无特殊病变。④纤维结肠镜检查可见乙状结肠呈角，亦有狭窄，阻止结肠镜进入。

6. 结肠外肿瘤压迫或侵犯所致梗阻

如胰腺癌或胃癌侵及横结肠而引起梗阻；女性盆腔肿瘤，特别是卵巢肿瘤压迫乙状结肠引起梗阻并不少见。

7. 胆石梗阻

占所有肠梗阻 1%～3%，术前确诊率仅 15%，胆石进入消化道途径：①胆囊 - 十二指肠瘘（多见）。②胆囊 - 结肠瘘。③胆囊 - 胃瘘。④胆总管 - 十二指肠瘘。个别情况下，胆石可通过扩张的壶腹直接进入十二指肠。

二、病理生理

结肠梗阻时，由于回盲瓣关闭，肠内容物只能进不能出，形成闭襻型肠梗阻，由于结肠血供不如小肠丰富，加之壁薄，即使是单纯性梗阻也容易发生局部坏死和穿孔。结肠内细菌含量高，梗阻后细菌繁殖加快，易招致全身感染。Deitch研究表明：肠梗阻后6 h，细菌进入肠系膜淋巴结24 h后进入肝、脾及血流中，梗阻后期肠壁血流有增加趋势，这使大量细菌及毒素被吸进血循环而加重全身中毒症状，甚至产生中毒性休克。

癌性梗阻的严重性取决于肿瘤侵犯的程度，肠腔不完全梗阻时，其临床表现及病理生理改变并不严重；完全梗阻时，则有严重的肠胀气，过度的肠膨胀使肠壁变薄，血供减少，因此极易坏死穿孔。

肠扭转形成的肠梗阻，也有完全与不完全之分。不完全时，肠襻内积气和积液同时存在；完全梗阻时多为急性扭转，梗阻属闭襻性。由于吞气的来路已被截断，肠襻内积液积气为多，该段肠管高度扩张，远较梗阻以上的肠管为粗大，此段肠腔的过度膨胀，可以造成肠壁的张力性损害，再加上肠系膜血管本已发生血供障碍，结果肠襻出血、坏死、渗液，甚至穿孔。

急性假性结肠梗阻，结肠胀气明显，发生坏死穿孔的并不少见，但多数可经非手术治愈。

三、临床表现

结肠梗阻的临床表现与一般小肠梗阻基本相似，临床表现具有下列特点。

（1）所有患者都有腹痛，右半结肠梗阻多位于右上腹，左半多位于左下腹，慢性梗阻腹痛轻微，急性梗阻腹痛严重，但不如肠扭转、肠套叠那样剧烈。

（2）恶心、呕吐出现较晚，甚至缺如。后期呕吐物呈黄色粪样内容物，有恶臭味。

（3）腹胀较小肠梗阻明显，两侧腹部突出，有时呈马蹄形。

（4）肛门停止排便及排气，但大部分患者梗阻早期仍可有少量气体排出。

（5）体检见腹胀明显，可显马蹄形，叩诊呈鼓音，听诊可闻及气过水声。X线平片检查可见结肠明显积液、积气，并有液平面。

总之，结肠梗阻除结肠扭转外，其临床表现没有小肠梗阻典型、严重。

四、诊断

结肠梗阻可发生在结肠的任何部位，但以左半结肠为多。癌性梗阻常有典型的慢性结肠梗阻表现，如便秘、腹泻、脓血便、大便习惯和形状改变等病史；右半结肠梗阻的腹痛在右侧和中上腹部，左侧梗阻腹痛多在左下腹。慢性梗阻可逐渐或突然发展为急性梗阻。Beal提出：老年人有进行性腹胀和便秘是典型的结肠癌梗阻。正常人有10%~20%回盲瓣功能不全，部分结肠内容物可返流入回肠致小肠扩张、积气、结液，易误诊为低位小肠梗阻。若回盲瓣功能良好，回盲部与梗阻部位之间形成闭襻肠段；此时，回肠内气、液不断进入结肠，使结肠膨胀，腹胀明显，完全停止排气及排便，但仍可无呕吐。检查时除腹胀外，可见肠型或扪及肿块，应行直肠指诊及X线检查。在腹部透视或腹部平片可见梗阻近端肠襻有明显扩张，远端肠襻则无气体，立位可见结肠内有液平面。钡剂灌肠有助于鉴别，同时对确立梗阻部位及病因有重要作用。Buechter报道腹部X线平片和钡剂灌肠的诊断率分别为97%和94%。

乙状结肠扭转常有便秘史或以往有多次腹痛发作，经排便、排气后症状缓解。临床表现除腹部绞痛外，有明显腹胀，而呕吐一般不明显。腹部X线平片可见异常胀气的双襻肠曲，呈马蹄状，几乎占满整个腹腔。有疑问时，可做钡剂灌肠，在梗阻部位呈鸟嘴状。

胆石梗阻的诊断：①多见于老年肥胖女性。②在胆囊炎、胆石症基础上发病。③有肠梗阻症状。④X线平片表现为机械性肠梗阻、异位结石（肠内有迷走钙化结石）、胆道内有气体。

钡剂灌肠（一般用低浓度）能明确梗阻的部位、梗阻程度甚至梗阻的性质。所以在诊断为结肠梗阻时，大多数患者都会做稀钡灌肠检查以明确原因。

五、治疗

（一）结肠癌发生梗阻

手术治疗目的是解除梗阻和根治癌肿。对于右半结肠癌梗阻，多数外科医生同意行一期次全切除吻合术。对左半结肠癌梗阻，越来越多的学者主张行一期急诊次全切除吻合术。Matsui 总结 153 例左半结肠癌梗阻行一期次全切除吻合术，认为本手术可一期处理梗阻与肿瘤，术后恢复快，病死率低（10.45%），并发症少（25.6%）和无后遗症等优点。

为了提高手术成功率，许多学者加强了术前术中的肠道清洁工作。Terasaka 报道 5 例用长的气囊管（240 cm）治疗结肠癌引起的梗阻，将气囊管送至梗阻部位，5 例术前减压效果均好，减压后腹胀明显好转，通过术前，术中减压和冲洗，可大大提高手术成功率和减少术后并发症。他认为长管的作用有以下几点：①术前、术中均可行肠道冲洗和减压。②变急诊手术为择期手术。③可行术前抗生素肠道准备。④通过治疗使部分切除替代全切除。⑤不行近端造口而能安全切除吻合。但管子进入肝曲时间长是其缺点。有报道，左半结肠癌梗阻在术中应用顺行的结肠灌洗解除梗阻，变急诊为择期手术，效果良好。即从阑尾根部插入 Foley 气囊导管至盲肠内，气囊充气，阑尾则与导管扎紧，然后经导管注入生理盐水 3 000 mL，最后 1 000 mL 中还可加入卡那霉素 1 g 和 0.5% 甲硝唑 200 mL，使近端结肠腔清洗干净，肠腔内灌洗液全部排空，去除 Foley 导管，切除阑尾。通过以上处理，不但保证了一期切除的顺利进行，并可避免术中污染和术后感染的发生。不论急症或非急症，应尽量争取一期切除肿瘤，但对危重患者来说，癌性梗阻的有效治疗仍是近端结肠造口术。对那些不能手术切除或复发的结直肠癌引起的梗阻，为了减轻患者痛苦，有肠镜取石，一般不需手术。

（二）乙状结肠扭转

1. 早期乙状结肠扭转的非手术治疗

自 1947 年 Bruusguard 首先介绍经乙状结肠镜插肛管进行乙状结肠扭转复位，成功率 86%，病死率 14.2%，从而为本病开辟了一条治疗途径。非手术复位不但可以减少手术病死率，并为择期手术准备了时间，对年老体弱者尤其适宜。但由于顾虑引起肠穿孔或担心延误手术时期致肠坏死，直到 20 世纪 60 年代本法才广为采用，收到引人注目的效果。目前仍认为，在无肠狭窄者均应经乙状结肠镜插入肛管，肛管通过扭曲部即可迅速排出大量积气和粪水，扭转即可自行复位，病人症状可迅速解除，收到立竿见影的效果。肛管宜留置 2 ~ 3 d，以防早期复发。扭转解除 10 d 后应行一期乙状结肠切除吻合术。近年来用纤维结肠镜行乙状结肠扭转复位较其他非手术复位成功率高，盲目性小，安全度大。它与经乙状结肠镜插管相比具有以下优点：①镜管细，病人易耐受。②镜身软，不易损伤肠壁。③光源强，视野清晰，可观察黏膜水肿程度。④复位成功率高，乙状结肠镜复位失败者用纤维结肠镜复位可获成功。⑤可将近侧结肠内气体完全吸净，减压彻底，一般不需留置肛管。

2. 乙状结肠扭转手术治疗

剖腹探查指征：①经非手术复位失败。②有肠坏死或腹膜炎征象者。③插镜时见肠腔内有血性粪水，或肠黏膜有坏死或溃疡形成。若扭转合并坏死时，必须行肠切除术，以做 Hartmann 手术为安全，因并发症少，病死率低，且能充分切除已坏死的肠段。一期切除端端吻合，只适用于扭转结肠水肿与肠扩张不显著的病例。如病人全身情况尚好，无严重的腹膜炎，在血供良好的肠管上行切除吻合是安全的。

Ballantyne 总结 2 228 例乙状结肠扭转的病死率，肠管有生机者 12.4%，绞窄者 52.8%。因此，乙状结肠扭转要尽早处理，以免发生肠坏死。

（三）胆石梗阻

小于 2.5 cm 结石常可由肠道自行排出，3 cm 直径结石可产生肠梗阻，有人报道 24 例胆石梗阻（结石直径 2 ~ 4 cm），23 例行手术治疗，其中 19 例肠切开取结石 13 例剖腹探查，结石在结肠内，1 例行小肠切除。只 1 例自行排出。

（四）急性假性结肠梗阻

1. 非手术治疗

如胃肠减压，纠正水、电解质失衡，抗感染及肛管排气等，必要时行盲肠造口术。近年来国内外许多报道用纤维结肠镜治疗此病获得成功。还有人认为，结肠未行肠道准备也可行纤维结肠镜检查，只需用 Nd：YAG 激光行肿瘤局部切除，有短期疗效。对由胆石引起的结肠梗阻可经结检查前 1 h 用 1 L 水灌肠，冲出粪渣即可，检查时尽量少充气，不要盲目插管。如检查中发现肠黏膜缺血或出血应停止检查改做手术，以免发生穿孔。Gosche 总结了 9 组共 169 例，行结肠镜减压共 209 次，其首次减压成功率平均为 85%，复发率 25%，病死率 2%，需要进行手术减压者占 13%。

2. 急性假性结肠梗阻手术适应证

①肠壁坏死及腹膜炎体征。②盲肠直径 > 9 cm 者，因易穿孔。③非手术治疗失败。④严重呼吸困难。⑤诊断有疑问者。盲肠直径和结肠减压的时机与死亡有直接关系。有一组资料表明，当盲肠直径 > 14 cm 时，其死亡、穿孔发生率达 23%，病死率为 14%；而直径 < 14 cm 时，其坏死、穿孔和病死率均为 7%。发病后 7 d 以上方进行结肠减压者，其死亡率比发病后 4 d 内手术者高出 5 倍。当结肠坏死或穿孔而行急症手术时，病死率高达 10% ~ 100%。因此，早期诊断，及时减压，可降低病死率。

总之，结肠梗阻的治疗方法多种多样，选用何种方式应根据患者全身及局部情况而定，没有固定不变的术式，每个人处理患者的经验和方法也不相同。因此，要结合自身条件，综合考虑，以求最佳疗效。创造条件争取一期切除吻合是当今治疗结肠癌性梗阻的趋势。

第四节　结肠瘘

一、病因与病理

由于肠瘘形成的原因不同，瘘口的大小和长短差别较大，根据肠瘘形态不同，大体将结肠瘘分为 3 类。

1. 完全瘘

多由于手术造成。肠腔全口外翻露出腹壁外，肠内容物全部或绝大部分由瘘口流出。

2. 管状瘘

可为病理性或手术后，尤其是腹腔引流管硬压迫结肠所引起的肠壁坏死形成的瘘，管口小而瘘管长，肠内容物大部分流入瘘口远端的肠管内，仅小部分从瘘口流出体外。

3. 唇状瘘

多为创伤所致。肠管紧贴腹壁，肠黏膜的一部分翻出瘘口处，肠内容物部分由外瘘口流出体外，部分流入远端肠道内。

结肠上的瘘口可为单个，亦可为多个，腹壁上的瘘外口也可为单发或多发。手术或外伤引起的肠瘘，虽然初起时为单个瘘，但有时因腹壁切口裂开，肠祥外露，因感染、水肿严重、换药时损伤或肠腔压力形成多个瘘口。

结肠外瘘是低位瘘，其危害的严重性是：一方面腹腔感染，造成严重的腹膜炎；其次是水电解质的丢失及营养不良。

二、临床表现

结肠损伤、炎症或肿瘤等结肠修补或肠切除吻合术后，发生吻合口裂开漏液，多发生在手术后 4 ~ 5 d，手术后开始有腹痛减轻，后又出现持续性腹痛加重，往往伴有毒血症，如体温升高，腹部压痛、反跳痛与腹肌紧张也日渐加重，这时应首先考虑腹腔感染，或有形成肠瘘的可能。腹部切口按压引流口内有肠内容物流出，是肠瘘的可靠证据，但准确判断瘘内口的部位比较困难。一般来说，回肠瘘流出物多呈黄色米粥样或稀糊状，结肠瘘排出物为半成形或不成形粪便辅助检查。

三、诊断

（1）口服活性炭粉或从胃管注入亚甲蓝溶液，伤口流出炭粉或蓝色液体，证实有肠瘘存在，根据口服或注入药物后至经瘘口排出所需时间，亦可帮助确定瘘内口的部位。

（2）X线检查：复查腹腔立位平片，可见膈下游离气体增加，也可证明有肠瘘存在的可能。（膈下在手术后可残渣余孽存积气，但应逐渐减少）。

（3）瘘管造影：如有瘘管，可经瘘管插入导管注入造影剂，可以帮助了解肠瘘是否存在及部位、大小、瘘管走行方向以及周围肠管情况等。

（4）胃肠钡剂检查：有助于了解瘘的部位、瘘的大小及瘘远端有无梗阻等。

（5）B型超声检查：主要是了解腹腔有无残余感染存在及部位大小。

四、治疗

（一）结肠瘘治疗原则

（1）保证维持全身营养和水、电解质平衡，提高肠瘘的自愈能力。

（2）给予大量抗生素控制腹腔感染，并在适当时机彻底引流。

（3）设法了解瘘口位置、大小。

（4）保护外瘘口周围的皮肤。

（5）设法找到肠瘘形成原因，对症治疗。

（6）难愈合的肠外瘘，选择适当时机给予手术治疗。

（二）阶段治疗

应根据不同阶段给予相应的治疗。

第一阶段（瘘发生后7～10 d）患者处于瘘口尚未稳定期与感染的初期，腹腔内感染严重，局部炎症水肿，如手术修补肠瘘口往往失败，而且会导致感染扩散；应该给患者禁食，胃肠减压，并给予胃肠外营养纠正一般情况；给予抗生素，彻底引流腹腔感染灶，并将肠内容物彻底引流出腹腔（伤口暴露及时清除或插管引流）。

第二阶段（10～30 d）经过第一阶段处理，患者逐渐恢复，瘘口经过引流或处理已成为"被控制"的瘘，感染仍很严重或继续发展扩散时应积极控制感染加强营养。尤其是全静脉营养是必要的手段，以供给热能与氮源。

第三阶段（1～3个月）经1～2阶段处理，效果较好的瘘口已愈合或稳定，因肠瘘较低对营养的影响不大，但瘘口不愈合时，应及时了解不愈合的因素，常见的原因：①瘘口远端梗阻。②瘘管的组织已上皮化。③结肠黏膜与腹壁愈合，使瘘口呈唇状。④瘘口部有异物存在。⑤瘘口附近有脓肿引流不畅。⑥特殊感染或肿瘤存在。这段时间重点是寻找瘘口不愈合的原因，控制腹腔内感染，尤其是肠壁间隙脓肿，高度怀疑时应及时剖腹探查引流脓肿。当然B型超声能检查证实时，可在其引导下行穿刺抽脓，注入抗生素，以解除手术中腹腔广泛粘连，易损伤肠管的顾虑。

第四阶段肠瘘未愈合的患者，腹腔感染控制，瘘口局部情况好，可考虑择期手术，清除病因，以关闭瘘口。如瘘口远端梗阻应解除后再修补瘘口；单纯唇状瘘，或管状瘘，可将瘘翻向肠腔而不要过多的探查腹腔，当然吻合局部因特殊感染或肿瘤存在时，应将病变切除吻合。

（三）围手术期的处理

（1）急症患者，及时纠正水、电解质紊乱，及时纠正休克，以防肠壁缺血时间过长。术后纠正贫血及营养不良。

（2）择期手术，解决营养不良，必要时可静脉营养，提高手术前后的血浆蛋白，血红蛋白，血液维生素C的含量等，并做好术前的肠道准备工作。

（四）手术过程中的注意事项

（1）肠切除吻合时，肠切除断端用血管钳钳夹过的组织应剪除，对肠病变引起的狭窄，肠扭转，肠套叠或肠系膜血管损伤，血栓形成等，做肠切除吻合时，宁可多切除一些，以保证肠端组织正常。一般肠断端离坏死肠管（或病变肠管）至少3～5 cm。

（2）保证肠吻合端的良好血液循环，切除肠管时，肠系膜对侧多切除一些，以保证血供，分离系膜时，不要太多，不能超过肠端1 cm。缝合时，系膜侧应带着部分无血管的系膜以保证血供，又不损伤供应的血管。

（3）肠切除吻合时，局部不能有感染及血肿存在，缝合必须将肠黏膜内翻，以保证肠端的完全浆膜面对浆膜面愈合。

第九章　肝脏疾病

第一节　自身免疫性肝病

一、概述

自身免疫性肝炎（AIH）是一种病因不明的慢性炎症性肝脏病变，以高球蛋白血症、循环自身抗体和病理组织学上有界面性肝炎和汇管区浆细胞浸润为特征。

二、诊断

1. 临床表现

（1）女性多见，青少年及绝经期为发病高峰，有种族倾向和遗传背景。

（2）多为慢性起病，病程一般超过6个月。

（3）症状：乏力、食欲减退、恶心、右上腹不适或疼痛、腹胀、发热、体重下降等。

（4）体征：黄疸、肝脾肿大、蜘蛛痣、肝掌，晚期出现腹水、食管胃底静脉曲张破裂出血、肝性脑病等。

（5）肝外表现：合并甲状腺炎、类风湿关节炎、溃疡性结肠炎、肺间质纤维化、干燥综合征等自身免疫性疾病。

2. 辅助检查

（1）实验室检查：①肝功能检测：ALT、AST 升高，血清胆红素升高，凝血酶原时间延长。AKP 无明显升高。②高免疫球蛋白血症：以 IgG 升高为主，超过正常值上限的 1.5 倍。③血清免疫学检测：自身抗体阳性，如抗核抗体（ANA）、抗平滑肌抗体（SMA）、抗肝肾微粒体抗体 –1（LKM–1）阳性，成人滴度 ≥ 1∶80，儿童 ≥ 1∶20；抗可溶性肝细胞抗原抗体（SLA）、抗肝胰抗体（ALP）等抗体阳性。

（2）肝穿刺活检：中度至重度慢性活动性肝炎，主要表现为汇管区碎屑样坏死、伴有或不伴有小叶肝炎，或小叶中央 – 门脉的桥样坏死，淋巴细胞和浆细胞浸润。

3. 临床分型

（1）Ⅰ型自身免疫性肝炎：占自身免疫性肝炎 80%，70% 为女性。特点是 ANA 和 SMA 阳性，其中 SMA 的亚型抗肌动蛋白抗体具有高度特异性。

（2）Ⅱ型自身免疫性肝炎：占 5%，特点是 LKM–1 和肝细胞浆 –1 抗体（LC–1）阳性。一般不与 ANA 和 SMA 同时出现，多见于儿童，进展快，暴发型肝炎多见，易发展为肝硬化。部分患者出现抗壁细胞抗体、抗胰岛素抗体和抗甲状腺抗体。本型可能与丙型病毒性肝炎有一定相关性，故据此分为两型。①Ⅱa型：无丙型肝炎感染指标。临床表现同经典的自身免疫性肝炎。②Ⅱb型：多有确切的丙型肝炎感染，具有相应的慢性病毒性肝炎表现。男性较多，年龄偏大。

（3）Ⅲ型自身免疫性肝炎：特点是SLA和抗肝胰抗体（LP）阳性，多无LKM-1和ANA。由于11%的Ⅰ型患者SLA阳性，故认为Ⅲ型自身免疫性肝炎可能是Ⅰ型的变异型。

三、治疗

1. 一般治疗

限制体力活动，禁酒，忌用损肝药物，营养支持治疗。

2. 免疫抑制剂

单用糖皮质激素或低剂量糖皮质激素与硫唑嘌呤或环孢素合用，疗程2年左右。Ⅱb型自身免疫性肝炎可用干扰素治疗。

3. 熊去氧胆酸

有免疫调节、保护肝细胞和清除脂溶性胆盐作用。

4. 手术治疗

晚期患者可行肝移植术。

第二节 脂肪性肝病

一、概述

脂肪性肝病是由多病因引起的脂肪在肝脏过度蓄积的临床病理综合征。正常人肝内总脂量占肝脏脂量的2%～4%，包括磷脂、甘油三酯及胆固醇。在疾病状态下，肝内脂肪储量超过5%，而且其构成发生改变，即以甘油三酯蓄积增多为主。磷脂、胆固醇或胆固醇酯蓄积增多见于某些遗传代谢性疾病，如脑糖苷累积病（Gaucher病）、神经节糖苷累积病（Tay-Sach病）和胆固醇酯病（Wolman病）等。

脂肪性肝病通常根据病因分为两类：酒精性脂肪性肝病（AFLD）和非酒精性脂肪性肝病（NAFLD）。前者是酒精性肝病的一个类型，后者是指除外酒精和其他明确的肝损害因素所致的以弥漫性肝细胞大泡性脂肪变为主的临床病理综合征，包括单纯性脂肪性肝病以及由其演变的脂肪性肝炎和肝硬化。胰岛素抵抗和遗传易感性与其发病关系密切。

二、诊断

1. 临床表现

（1）病史：可追寻到致脂肪肝的病因因素，如肥胖、乙醇、药物、全胃肠外营养、糖尿病、高脂血症、病毒感染、遗传性疾病（如肝豆状核变性、糖原累积病）等。

（2）症状：除原发病外，可无自觉症状，也可有乏力、食欲减退、右上腹痛、腹胀、恶心、腹泻等消化不良症状；发展到肝硬化阶段出现其相应症状。

（3）体征：多数肝大，轻度压痛，少数出现肝掌、蜘蛛痣、黄疸、脾肿大，晚期出现肝硬化相应的体征。

（4）可有体重超重和（或）内脏性肥胖、空腹血糖升高、血脂紊乱、高血压等代谢综合征相关症状。

2. 辅助检查

（1）实验室检查。

①肝功能检测：血清ALT、AST、GGT轻度至中度升高（小于5倍正常值上限），AKP升高，血清胆红素升高，凝血酶原时间延长。

②血脂紊乱：甘油三酯（TG）、总胆固醇（TCH）、低密度脂蛋白（LDL）升高，高密度脂蛋白（HDL）减低，载脂蛋白（Apo A$_1$、Apo B）升高。

（2）影像学诊断。

① B 超诊断：

a. 肝区近场回声弥漫性增强，远场回声逐渐衰减。

b. 肝内血管结构显示不清。

c. 肝脏轻度至中度肿大，边角圆钝。

d. 彩色多普勒血流显像提示肝内血流信号减少或不易显示。

e. 肝右叶包膜和横膈回声不清或不完整。

B 超脂肪肝严重度判定标准如下：

轻度脂肪肝：具备上述第 1 项和第 2 ~ 第 4 项中一项者。

重度脂肪肝：具备上述第 1 项和第 2 ~ 第 4 项中两项者。

重度脂肪肝：具备上述第 1 项和第 2 ~ 第 4 项中两项以及第 5 项者。

② CT 诊断：弥漫性肝脏密度减低，肝 / 脾 CT 值比值 ≤ 1。弥漫性肝脏密度减低，肝 / 脾 CT 值比值 ≤ 1，但 > 0.7 者为轻度；肝 / 脾 CT 值比值 < 0.7，但 > 0.5 者为中度；肝 / 脾 CT 值比值 ≤ 0.5 者为重度。

（3）肝活检组织病理学诊断：非酒精性脂肪性肝病根据肝组织是否伴有炎症反应和纤维化分为以下类型。

① 单纯性脂肪肝：根据肝细胞脂肪变性占据所获取肝组织标本量的范围分为 4 度（F_0 ~ F_4）。

② 非酒精性脂肪性肝炎：根据炎症程度分为 3 级（G_0 ~ G_3）；根据纤维化的范围和形态分为 4 期（S_1 ~ S_4）。

③ 非酒精性脂肪性肝炎相关性肝硬化：肝小叶结构完全毁损，代之以假小叶形成和广泛纤维化，大体为小结节性肝硬化。根据纤维间隔有无界面性肝炎，分为活动性与静止性。

三、治疗

以下治疗针对非酒精性脂肪性肝病。

（1）去除病因或相关危险因素，防治导致脂肪肝的原发病。

（2）基础治疗：制订合理的能量摄入及饮食结构调整，进行中等量有氧运动，纠正不良的生活方式和行为。

（3）避免加重肝脏损害：防止体重急剧下降、滥用药物和其他可能诱发肝病恶化的因素。

（4）减肥：体重超重、内脏型肥胖和短期内体重增加迅速地非酒精性脂肪性肝病患者均应通过改变生活方式控制体重、减少腰围。基础治疗 6 个月体重下降每月控制在 0.45 kg 以下，体重指数（BMI）大于 27，合并血脂、血糖、血压等两项以上指标异常，可考虑加用西布曲明或奥利司他等减肥药。每周体重下降不宜超过 1.2 kg。体重指数大于 35 kg/m² 合并睡眠呼吸暂停综合征等肥胖相关疾病者，可考虑近端胃旁路手术减肥。

（5）胰岛素增敏剂：合并 2 型糖尿病、糖耐量损害、空腹血糖升高和内脏型肥胖者可考虑用二甲双胍或噻唑烷二酮类药物改善胰岛素抵抗。

（6）调血脂药：血脂紊乱经基础治疗和（或）应用减肥降糖药物 3 ~ 6 个月以上，仍有混合性高脂血症或高脂血症合并 2 个以上危险因素者，需考虑加用他汀类等降脂药。在其用药期间定期监测肝功能。

（7）肝病辅助用药：适用于伴肝功能异常、代谢综合征，经基础治疗 3 ~ 6 个月仍无效，以及肝活检证实为非酒精性脂肪性肝炎和病程呈慢性进展性经过者，酌情应用抗氧化、抗炎、抗纤维化药物，如多烯磷脂酰胆碱、维生素 E、水飞蓟宾及熊去氧胆酸等。益生菌类制剂有助于调整肠道菌群平衡，维护肠道屏障功能和肝脏功能。

（8）肝移植术：适用于非酒精性脂肪性肝炎相关终末期肝病和部分隐源性肝硬化肝功能失代偿患者。

第三节 酒精性肝病

一、概述

酒精性肝病是由于长期大量饮酒所引起的肝脏疾病。初期通常表现为脂肪肝,进而发展为酒精性肝炎和酒精性肝硬化。严重酗酒可诱发广泛肝细胞坏死甚至肝功能衰竭。

二、诊断

1. 病史

有长期饮酒史,一般超过 5 年,折合乙醇量,男性 ≥ 40 g/d,女性 ≥ 20 g/d,或 2 周内有大量饮酒史,折合乙醇量 > 80 g/d。

乙醇量换算公式:乙醇量(g)= 饮酒量(mL)× 乙醇含量(%)× 0.8。

2. 临床表现

(1)症状:可无症状,也可有乏力、肝区痛和食欲减退、恶心、腹胀、腹泻等消化不良症状;发展到肝硬化阶段出现其相应症状。严重者发生急性肝功能衰竭。

(2)体征:多数肝大,轻度压痛,部分患者出现肝掌、蜘蛛痣、黄疸、脾肿大,晚期出现肝硬化相应的体征。

3. 实验室检查

(1)肝功能检测:血清 AST、ALT、GGT 升高,AST/ALT 比值升高(> 2 有助于诊断),AKP 升高,血清总胆红素升高,凝血酶原时间延长。禁酒后上述指标明显下降,一般 4 周内基本恢复正常。人血白蛋白(A)、人血白蛋白 / 球蛋白(A/G)比值降低。

(2)平均红细胞容积(MCV)升高。

(3)血脂紊乱:甘油三酯(TG)、总胆固醇(TCH)、低密度脂蛋白(LDL)升高,高密度脂蛋白(HDL)减低,载脂蛋白($Apo A_1$、Apo B)升高。

(4)联合检测肝纤维化参考指标:包括透明质酸、Ⅲ型胶原、Ⅳ型胶原、层粘连蛋白等。

4. 影像学诊断

(1)B 超诊断:

①肝区近场回声弥漫性增强,远场回声逐渐衰减。

②肝内血管结构显示不清。

③肝脏轻度至中度肿大,边角圆钝。

④彩色多普勒血流显像提示肝内血流信号减少或不易显示。

⑤肝右叶包膜和横膈回声不清或不完整。

B 超脂肪肝严重度判定标准如下:

轻度脂肪肝:具备上述第 1 项和第 2 ~ 第 4 项中 1 项者。

中度脂肪肝:具备上述第 1 项和第 2 ~ 第 4 项中 2 项者。

重度脂肪肝:具备上述第 1 项和第 2 ~ 第 4 项中 2 项及第 5 项者。

微信扫码
◆ 临床科研
◆ 医学前沿
◆ 临床资讯
◆ 临床笔记

(2)CT 诊断:弥漫性肝脏密度减低,肝 / 脾 CT 比值 ≤ 1。弥漫性肝脏密度减低,肝 / 脾 CT 比值 ≤ 1,但 > 0.7 者为轻度;肝 / 脾 CT 比值 < 0.7,但 > 0.5 者为中度;肝 / 脾 CT 比值 ≤ 0.5 者为重度。

(3)肝活检组织病理学诊断:酒精性肝病病理组织学特点为大泡性或大泡性为主伴小泡性肝细胞脂肪变性,根据肝组织是否伴有炎症反应和纤维化分为以下类型。

①单纯性脂肪肝:根据肝细胞脂肪变性占据所获取肝组织标本量大小范围分为 4 度（$F_0 \sim F_4$）。

②酒精性肝炎肝纤维化:根据炎症程度分为 3 级（$G_0 \sim G_3$）;根据纤维化的范围和形态分为 4

期（$S_1 \sim S_4$）。

③酒精性肝硬化：肝小叶结构完全毁损，代之以假小叶形成和广泛纤维化，大体为小结节性肝硬化。根据纤维间隔有无界面性肝炎，分为活动性与静止性。

5. 临床分型

符合酒精性肝病临床诊断标准者，临床分型如下。

（1）轻型酒精性肝病：实验室检查、影像学和病理组织学检查基本正常或轻微异常。

（2）酒精性脂肪肝：影像学检查符合脂肪肝诊断标准，血清 AST、ALT 或 GGT 轻微升高。

（3）酒精性肝炎：血清 AST、ALT 或 GGT 升高，可有血清胆红素升高。重症乙醇性肝炎是指乙醇性肝炎合并上消化道出血、肝性脑病、肺炎、急性肾功能衰竭及（或）伴内毒素血症者。

（4）酒精性肝纤维化：症状和影像学不典型、未做病理组织学检查时，应结合饮酒史、肝纤维化血清学指标、GGT、AST/ALT 比值、血脂、铁蛋白、α_2 巨球蛋白、稳态模式胰岛素抵抗等综合指标判断。

（5）酒精性肝硬化：有肝硬化的临床表现和血清生化检验指标的改变。

三、治疗

1. 戒酒

为治疗基本措施。注意戒酒过程中的戒断综合征，包括乙醇依赖者出现的神经精神症状，急性发作时常有四肢抖动和出汗，重者抽搐或癫痫样发作。

2. 营养支持

制订合理的能量摄入及饮食结构调整，提供高蛋白、低脂肪饮食，适当补充维生素 B、维生素 C、维生素 K 和叶酸。

3. 肝痛辅助用药

酌情应用抗氧化、抗炎、抗纤维化药物，如多烯磷脂酰胆碱、维生素 E、水飞蓟宾及熊去氧胆酸。但不宜同时应用上述多种药物。益生菌类制剂有助于调整肠道菌群平衡，维护肝脏功能。

4. 积极防治酒精性肝硬化的并发症

如消化道出血、自发性腹膜炎、肝性脑病、肝肾综合征、肝肺综合征和肝细胞癌等。

5. 肝移植术

适用于肝硬化肝功能失代偿重症患者。

第四节 肝硬化

一、概述

肝硬化是一个病理解剖学名词，是指各种原因引起的肝细胞弥漫性坏死、再生，诱发纤维结缔组织增生、小叶结构破坏、重建假小叶形成及结节增生。在此基础上出现一系列肝功能损害与门脉高压症的临床表现。在我国肝硬化主要病因依然是病毒性肝炎，但随着居民酒精消耗量的增加，酒精性肝硬化发病率逐年升高。但一些临床研究证据显示，西方近年来并未因治疗条件的改善而使其死亡率降低，相反在苏格兰 1990 年以来却因酒精消费量的增加，男性肝硬化的死亡率较 20 世纪 90 年代之前增加了近 2 倍。其他的病因如脂肪肝、胆汁淤积、药物、营养等方面的因素长期损害所致。

在我国肝硬化及其并发症占 40 ～ 60 岁成年男性死亡原因的第 1 位，而在美国是 45 ～ 54 岁成年人的第 5 位死亡原因，而肝硬化住院患者中死亡率高达 10%。肝组织再生结节的形成是肝硬化典型的病理改变，是肝细胞坏死、纤维组织塌陷及继发的细胞外基质过度沉积、血管床变形、残余的肝实质细胞结节状再生的结果。

二、诊断

(一)形态学诊断

肝脏显著纤维化，再生结节形成，出现假小叶。

(二)临床诊断标准

1. 门脉高压表现

食管和胃底静脉曲张、痔核形成、腹腔积液、脾功能亢进等，腹壁静脉曲张较少见。

2. 肝功能不全表现

（1）体征：色素沉着、面色黝黑、面部毛细血管扩张、蜘蛛痣、肝掌、男性乳房增大、睾丸萎缩等。

（2）肝功能检查：轻重不等的贫血，白细胞和血小板降低，人血白蛋白降低、γ-球蛋白升高、凝血酶原时间延长，血清胆固醇酯减少，血清胆碱酯酶减少，肝脏的清除试验异常，谷丙转氨酶（ALT）、谷草转氨酶（AST）、胆红素的异常表示肝细胞受损，血清胆固醇减少，血清胆碱酯酶减少，γ-谷氨酰转肽酶（γ-GT）升高，反映肝纤维化的血清指标（Ⅲ型前胶原肽、透明质酸、板层素）可增高。

（3）腹腔积液。

（4）肝性脑病。

3. 影像学检查

B型超声、CT、磁共振（MRI）、放射性核素显像等检查显示肝硬化征象。

肝硬化患者症状典型诊断容易，但可以无典型的临床症状或处于隐匿性代偿期，确诊有一定困难，因此，诊断肝硬化是一综合性诊断，需通过肝功能检查，血常规检查，食管钡透或内镜检查，B超检查，肝组织学检查综合评估诊断。

三、鉴别诊断

鉴别诊断见表9-1。

表9-1 门脉高压症鉴别诊断

	肝大	脾大	腹腔积液	PU	食管胃底腹壁静脉曲张	肝功能异常
肝硬化	+	+	+	-	+	+
慢性肝炎	+	-	±	-	-	+
原发性肝癌	+	-	±	-	-	+

四、治疗

(一)饮食治疗

肝硬化患者合理饮食及营养，有利于恢复肝细胞功能，稳定病情。应给予高蛋白饮食，可以减轻体内蛋白质分解，促进肝脏蛋白质的合成，维持蛋白质代谢平衡。足够的热量与高维生素供应，既保护肝脏，又增强机体抵抗力，减少蛋白质分解。具体是每天供应蛋白1 g/kg体重及新鲜蔬菜水果等。一般主张食物热量供给的来源，按蛋白质20%、脂肪及糖类各40%分配。肝功能减退，脂肪代谢障碍，要求低脂肪饮食，否则易形成脂肪肝。高维生素及微量元素丰富的饮食，可以满足机体需要。

(二)病因治疗

根据肝硬化的特殊病因给予治疗。血吸虫病患者在疾病的早期采用吡喹酮进行较为彻底的杀虫治疗，可使肝功能改善，脾脏缩小。动物实验证实经吡喹酮早期治疗能逆转或中止血吸虫感染所致的肝纤维化。酒精性肝病及药物性肝病，应中止饮酒及停用中毒药物。

(三)一般药物治疗

根据病情的需要主要补充多种维生素。另外，护肝药物如肌苷为细胞激活剂，在体内提高ATP的水平，转变为多种核苷酸，参与能量代谢和蛋白质合成。大多数学者认为早期肝硬化患者，盲目过多用药反而会增加肝脏对药物代谢的负荷，同时未知或已知的药物不良反应均可加重对机体的损害，故对早期肝硬化患者不宜过多长期盲目用药。

（四）改善肝功能和抗肝纤维化

肝功中的转氨酶及胆红素异常多揭示肝细胞受损，应按照肝炎的治疗原则给予治疗。

（五）腹腔积液治疗

1. 限制水钠入量

每天进水量限制在 1 000 mL 左右，氯化钠 0.6 ~ 1.2 g。目前不主张进一步限钠，因患者难于耐受。

2. 利尿剂治疗

（1）适用于血清 - 腹腔积液白蛋白梯度高的患者，血清腹腔积液白蛋白梯度低的患者对限制钠摄入和利尿剂的效应较差。

（2）利尿剂的一般治疗原则：①从小剂量开始。②用药应个体化。③合理用药。④联合用药。⑤间歇、交替用药。

（3）传统的起始口服利尿剂治疗包括早晨单次服用螺内酯 100 mg，或螺内酯 100 mg + 呋塞米 40 mg。如果体重减轻和尿钠排除仍不够，单用螺内酯治疗的剂量增加到 200 mg/d；如果需要增至每天 400 mg，或呋塞米和螺内酯同时增加，这两个药物的剂量比例要保持在 2 : 5 以维持正常血钾，即分别至 80 mg/d 和 200 mg/d 以及至 160 mg/d 和 400 mg/d。呋塞米的最大剂量是 160 mg/d，螺内酯的最大剂量是 400 mg/d。现多主张保钾利尿药连续用，排钾利尿剂间歇给药方案。所谓间歇给药一般是隔日、隔两日用药 1 次或用药 4 ~ 5 d 停 2 ~ 3 d 的方法。近年有学者推荐如下方案：开始呋塞米 40 mg/d、螺内酯 100 mg/d，用药 4 ~ 5 d 无效者，则将剂量渐增至呋塞米 160 mg/d、螺内酯 400 mg/d，如仍无效则认为对利尿剂有抵抗。

如果液体负荷不重，单用螺内酯治疗法可能已足够，比单用呋塞米有效。但单用螺内酯治疗可以并发高钾血症和男子乳腺发育。螺内酯的作用可能要到治疗开始后几天才明显。在有实质性肾脏疾病存在时，由于高钾血症而对螺内酯的耐受性可能减低。氨氯吡脒和氨苯蝶啶是螺内酯的取代药物。如果出现低钾血症，暂时停止使用呋塞米。在有水肿存在时，每日体重减轻没有限制。在水肿消退后，每日体重减轻的最大值应在 0.5 kg 左右，这是为了避免由于血管内容量耗失而引起氮质血症。利尿剂敏感患者不应使用系列大量穿刺放液治疗。

（4）停止使用利尿剂的指征：①脑病。②尽管限制液体摄入，血清钠 < 120 mmol/L。③血清肌酐 > 2.0 mg/dL。④有利尿剂引起的明显并发症。⑤高钾血症和代谢性酸中毒（螺内酯）。

3. 顽固性腹腔积液的治疗

（1）顽固性腹腔积液定义：对限制钠的摄入和大剂量的利尿剂（螺内酯 400 mg/d，呋塞米 160 mg/d）治疗无效的腹腔积液，或者治疗性腹腔穿刺术放腹腔积液后很快复发。利尿治疗失败表现为仅应用利尿剂出现体重不降或下降无几，同时尿钠的排出 < 78 mmol/d，或者利尿剂导致有临床意义的并发症，如脑病、血清肌酐 > 176.8 μmol/L、血钠 < 120 mmol/L 或血清钾 > 6.0 mmol/L。

（2）系列大量穿刺放液：系列大量穿刺放液（6 ~ 10 L）对控制顽固性腹腔积液是安全、有效的。在每日饮食摄入钠 88 mmol 而没有尿钠排泄的患者，约需要每两周进行一次穿刺放液。穿刺放液的频率受到低钠饮食依从性程度的影响。腹腔积液的钠含量约是 130 mmol/L，因此一次穿刺放液 6 L 除去 780 mmol 的钠。每日饮食摄入 88 mmol 钠，非尿丧失排泄 10 mmol 钠，在尿中无钠的患者每日钠潴留 78 mmol。因此，一次 6 L 穿刺放液除去了 10 d 的潴留钠，一次 10 L 的穿刺放液除去约 17 d 的潴留钠。对尿钠排泄量超过 0 的患者，需要穿刺放液的次数应减少。需要高于每 2 周一次进行 10 L 穿刺放液的患者是不顺从低盐饮食者。

目前国内大多数学者认为，一般情况下，每排放 1 L 腹腔积液输清蛋白 10 g 对消除腹腔积液有益。Gines 等的研究结果提示，如果一次抽腹腔积液少于 4 ~ 5 L，不输白蛋白也可达到同样效果。

（3）腹腔积液浓缩回输：利用自身腹腔积液中的蛋白提高有效血容量，每次放出腹腔积液 5 000 mL，浓缩处理（超滤或透析）成 500 mL 静脉输注，应防治感染、电解质紊乱等不良反应。

（4）经颈静脉肝内门体分流术（TIPSS）：经颈静脉肝内门体分流术是由放射介入科医师安置侧 -

侧门 – 体静脉分流支架。TIPSS 是治疗顽固性腹腔积液的一种有效治疗，脑病的发生率不一定增加，而生存质量可能比系列大量穿刺放液治疗的患者佳。TIPSS 伴有抑制抗利尿钠系统、改善肾功能和肾对利尿剂的效应。

（5）腹膜 – 静脉分流术：腹膜 – 静脉分流术的远期通畅较差。它可伴有严重的并发症，包括腹膜纤维化，而且与标准治疗相比较没有生存优势。腹膜 – 静脉分流术适用于对利尿剂呈抗性而又不能进行肝移植和系列大容量穿刺术的患者。

（6）淋巴液引流术：肝淋巴液自肝包膜表面不断漏入腹腔是难治性腹腔积液的重要原因，采用胸导管 – 颈内静脉吻合术，可增加淋巴引流量，减轻腹腔积液的形成。

4. 肝移植

目前原位肝移植已成为治疗肝硬化终末期的最有效方法。术后患者的 1 年、5 年生存率分别为 80% ~ 90% 和 70% ~ 80%。除经典的原位肝移植及背驮肝移植外，肝移植的方法还有劈离肝移植、减体积肝移植、活体部分肝移植、辅助性肝移植及多器官联合肝移植等。

第五节　肝性脑病

一、概述

肝性脑病（HE）是严重肝病引起的、以代谢紊乱为基础的中枢神经系统功能失调的综合征，以行为、精神异常，意识障碍，昏迷为主要特征。肝性脑病的预后极差。

根据学术界长期以来对肝脏功能、组织解剖和与相关脏器的关系以及肝性脑病的研究，近来有学者将肝性脑病的病因基础由"严重肝病"修正为"严重的肝脏功能失调或障碍"，包括急性肝衰竭、不伴有内在肝病但有严重门体分流，以及慢性肝病 / 肝硬化 3 种主要类型，并对应于相应的临床表现。2001 年有关肝性脑病的国际会议采纳了这种分型，提出了肝性脑病的最新共识，将此临床综合征分为 A、B、C 3 种类型，实际也恰好取了分别代表"急性""分流"和"肝硬化"的英文首字母以便记忆。

肝性脑病常见于终末期肝硬化，病毒性肝炎肝硬化最多见，也可由改善门静脉高压的门体分流手术引起。在肝硬化患者中，显性肝性脑病占 30% ~ 45%，如果将亚临床 HE 也计算在内，肝硬化发生 HE 的比例可达 70%。小部分肝性脑病见于重症病毒性肝炎、中毒性肝炎和药物性肝病的急性或暴发性肝衰竭阶段。更少见的有原发性肝癌、妊娠期急性脂肪肝、严重胆道感染等。

肝性脑病特别是门体分流性脑病常有明显的诱因，常见的有上消化道出血、大量排钾利尿、放腹腔积液、高蛋白饮食、催眠镇静药、麻醉药、便秘、尿毒症、外科手术感染等。

HE 的发病机制至今未完全明了。一般认为，其发病机制与血 – 脑屏障受损、肠道毒性物质直接进入体循环、中枢神经系统神经递质改变等有关。

1. 氨中毒学说

氨代谢紊乱引起氨中毒是肝性脑病，特别是门体分流性脑病的重要发病机制。

（1）氨的形成和代谢：血氨主要来自肠道、肾和骨骼肌生成的氨，胃肠道是氨进入身体的主要门户。机体清除氨的途径有：①尿素合成。②脑、肾、肝在供能时，耗氨合成谷氨酸和谷氨酰胺。③肾形成大量 NH_4^+ 而排出 NH_3。④肺部可呼出少量 NH_3。

（2）肝性脑病时血氨增高的原因和影响氨中毒的因素：血氨增高主要是由于生成过多和（或）代谢清除过少。在肝衰竭时，肝将氨合成为尿素的能力减退，门体分流存在时，肠道的氨未经肝解毒而直接进入体循环，使血氨增高。影响氨中毒的因素有以下几种。

①摄入过多的含氮食物（高蛋白饮食）或药物，或上消化道出血时肠内产氨增多。

②低钾性碱中毒：呕吐、腹泻、利尿排钾、放腹腔积液、继发性的醛固酮增多症均可致低钾血症。低钾血症时，尿排钾量减少而氢离子排出量增多，导致代谢性碱中毒，因而促使 NH_3 通过血 – 脑屏障，进入细胞产生毒害。

③低血容量与缺氧：休克与缺氧可导致肾前性氮质血症，使血氨增高。脑细胞缺氧可降低脑对氨毒的耐受性。

④便秘：使氨、胺类和其他有毒衍生物与结肠黏膜接触的时间延长，有利于毒物吸收。

⑤感染：增加组织分解代谢从而增加产氨，失水可加重肾前性氮质血症，缺氧和高热可增加 NH_3 毒性。

⑥低血糖：葡萄糖是大脑产生能量的重要燃料。低血糖时能量减少，脑内去氨活动停滞，氨的毒性增加。

⑦其他：镇静、催眠药可直接抑制大脑和呼吸中枢，造成缺氧。麻醉和手术增加肝、脑、肾的功能负担。

（3）氨对中枢神经系统的毒性作用：一般认为氨对大脑的毒性作用是干扰脑的能量代谢，抑制丙酮酸脱氢酶活性，影响乙酰辅酶 A 合成，干扰脑中三羧酸循环，引起高能磷酸化合物浓度降低。氨还可直接干扰神经传导而影响大脑的功能。

2. γ-氨基丁酸/苯二氮䓬复合体学说

肝性脑病是由于抑制性 GABA/BZ 受体增多所致。

3. 胺、硫醇和短链脂肪酸的协同毒性作用

甲基硫醇、二甲基亚砜、短链脂肪酸均能诱发实验性肝性脑病，协同作用毒性更强。

4. 假神经递质学说

酪氨酸、苯丙氨酸在脑内生成 β-多巴胺，苯乙醇胺与去甲肾上腺素相似，但不能传递神经冲动，使兴奋冲动不能传至大脑皮层。

5. 氨基酸代谢不平衡学说

胰岛素在肝内活性降低，促使大量支链氨基酸进入肌肉，支链氨基酸减少，芳香族氨基酸增多。

二、诊断

（一）临床表现

急性 HE 常见于急性重型肝炎，有大量肝细胞坏死和急性肝衰竭，可有诱因。慢性 HE 多为门体分流性脑病，多见于肝硬化患者和（或）门腔分流手术后，以慢性反复发作性木僵与昏迷为突出表现。除出现性格和行为改变、昏睡、昏迷等症状，常伴有明显黄疸、出血倾向和肝臭，易并发各种感染、肝肾综合征和脑水肿等情况。检查时可出现扑翼样震颤、肌张力增高、腱反射亢进、巴氏征阳性等。临床可分以下四期：

一期（前驱期）：轻度性格改变和行为失常，可有扑翼（击）样震颤，脑电图多数正常。

二期（昏迷前期）：以意识错乱、睡眠障碍、行为失常为主。前驱期的症状加重。多有睡眠时间倒置，有明显神经体征，如腱反射亢进、肌张力增高、踝阵挛及 Babinski 征阳性等。此期扑翼样震颤存在，脑电图有特征性异常。患者可出现不随意运动及运动失调。

三期（昏睡期）：以昏睡和精神错乱为主，各种神经体征持续或加重，大部分时间患者呈昏睡状态，但可以唤醒。醒时可应答对话。扑翼样震颤仍可引出。肌张力增高。锥体束征常呈阳性，脑电图有异常波形。

四期（昏迷期）：神志完全丧失，不能唤醒。浅昏迷时，对疼痛刺激和不适体位尚有反应，腱反射和肌张力仍亢进和增高。由于患者不能合作，扑翼样震颤无法引出。深昏迷时，各种反射消失，脑电图明显异常。

对肝硬化患者进行常规的心理智能测验可发现亚临床性脑病。

（二）主要诊断依据

（1）严重肝病（或）广泛门体侧支循环。

（2）精神紊乱、昏睡或昏迷。

（3）肝性脑病的诱因。

（4）明显肝功能损害或血氨增高。扑翼（击）样震颤和典型的脑电图改变有重要参考价值。

三、治疗

（一）药物治疗

HE 目前尚无特效疗法，围绕肝性脑病发病机制假说中提到的因素，治疗主要集中在纠正几种物质的代谢异常。但由于肝性脑病病情的多变性和复杂性，这些处理方法几乎都受到过质疑。目前本病治疗应采取综合措施，一般包括支持治疗，积极预防并治疗并发症；确认并设法去除诱因，保持内环境稳定；减少肠源性毒物生成及吸收，促进肝细胞再生；直接或间接调节神经递质的平衡，如用支链氨基酸等。

1. 消除诱因

预防和处理肝性脑病的各种诱因非常重要。肝硬化患者不能耐受麻醉药、止痛药、镇静药。患者狂躁不安或有抽搐时，禁用吗啡及其衍生物、副醛、水合氯醛、哌替啶及速效巴比妥类，可减量使用地西泮、东莨菪碱，并减少给药次数。必须及时控制感染和上消化道出血，避免快速和大量的排钾利尿和放腹腔积液。注意纠正水、电解质和酸碱平衡失调。

2. 减少肠源性毒物生成及吸收

（1）饮食：为减少氨的来源，传统上建议肝性脑病患者应限制蛋白质的摄入，尤其是重症患者，应停止所有蛋白质的摄入，应随病情好转逐渐增加蛋白质的摄入量直至临床耐受的最大限度。目前这个建议已受到质疑。因为大多数肝硬化患者存在营养不良，长时间限制蛋白饮食会加重营养不良的严重程度。且负氮平衡会增加骨骼肌的动员，反而可能使血氨含量增高。

（2）灌肠或导泻：可用生理盐水和弱酸性溶液如稀醋酸液灌肠，以减少氨的吸收，忌用碱性溶液如肥皂水灌肠。对于急性门体分流性肝性脑病昏迷患者用乳果糖 500 mL 加水 500 mL 灌肠作为首要治疗，效果较好。

（3）抑制肠道细菌生长：植物蛋白含非吸收性纤维，被肠菌酵解产酸有利于氨的排除。

①乳果糖：是人工合成的双糖（6 半乳糖 –5 葡萄糖），在小肠内不被分解吸收，在结肠内被厌氧菌分解为乳酸和醋酸。其作用既通过降低肠腔内 pH，增加游离氢离子与氨结合成铵，排出肠道，从而减少氨的吸收；还通过促进肠道乳酸杆菌生长而使氨进入细菌蛋白质内，与此同时，使分解蛋白产尿素的细菌（大肠杆菌、厌氧菌等）相应受到抑制，从而减少氨的产生。同时，还通过缓泻作用促进氨的排出。口服剂量需要个体化，可以顿服和分次服，以患者每日排 2 ~ 3 次软便、粪便 pH 5 ~ 6 为宜。乳果糖灌肠后应保留一段时间，并使患者变换体位以使全结肠均能接触。现在乳果糖已经被当作肝性脑病的标准治疗，以至于所有新的抗肝性脑病药物在考核疗效时均以其为对照。

②微生态制剂：服用不产生尿素酶的有益菌活制剂如双歧杆菌、乳酸杆菌、肠球菌等，可抑制产尿素酶细菌的生长，并酸化肠道，对防止氨和其他有毒物质的吸收有一定好处。乳果糖可促进肠道有益菌，与微生态制剂联合使用具有互补作用，可改善肠道的微生态平衡。

③新霉素：可使 70% ~ 80% 患者好转，标准剂量为 1 g，3 ~ 4 次 /d。但是，国外研究认为，新霉素仅仅是乳果糖、拉克替醇等非吸收缓泻药的替代品，可用于对非吸收缓泻药不能耐受，或者因其他原因腹泻不能服用乳果糖和拉克替醇者。尽管新霉素吸收很少，仅仅不到 4%，仍可能引起耳和肾毒性，因此，使用时间不宜超过 1 个月。

④利福昔明（国内商品名为新生霉素）：是利福霉素衍生物，能抑制细菌 RNA 的合成。口服不吸收，用于新霉素不能耐受或肾功能损害的患者。利福昔明与乳果糖在减少肠内产氨菌方面具有协同作用，并且由于其适合于肾损害的患者，所以可用于较长时间的治疗。每 6 h 250 mg，或每 12 h 500 mg 口服。

3. 促进有毒物质的代谢清除，纠正氨基酸代谢的紊乱

（1）降氨药物。

①谷氨酸钾和谷氨酸钠：二者在 ATP 及镁离子作用下，可与氨结合形成谷氨酸胺，从肾脏排出。应用于临床已 40 余年，而现在认为该类药物只能暂时降低血氨，对脑组织内氨的浓度没有改善，并且易导致脑水肿和代谢性碱中毒而加重肝性脑病，国外已淘汰，我国一些地区仍在使用，其确切疗效仍有

争议。常用剂量为谷氨酸钠 11.5 g、谷氨酸钾 6.3 g，加入 250 ~ 500 mL 葡萄糖水中静滴，每日可重复 2 ~ 3 次。谷氨酸钾、谷氨酸钠比例视血清钾、钠浓度和病情而定，尿少时用钾剂，明显腹腔积液和水肿时慎用钠剂。

②精氨酸：盐酸精氨酸是肝脏鸟氨酸循环合成尿素过程中的中间产物，可促进尿素合成，间接参与氨的清除。以 25% 的盐酸精氨酸 40 ~ 80 mL 加入葡萄糖溶液中，每日静滴 1 次。该药为盐酸盐，呈酸性，故适用于血 pH 偏高的患者。对于 A 型 HE 患者，由于肝衰竭时缺乏鸟氨酸氨基甲酰转移酶和精氨酸酶而导致效果较差；B 型疗效较好。

③苯甲酸钠：可与肠内残余氮质如甘氨酸或谷氨酰胺结合，形成马尿酸，经肾脏排出，因而降低血氨。治疗急性门体分流性脑病的效果与乳果糖相当。剂量为每日 2 次，每次口服 5 g。

④苯乙酸：与肠内谷氨酰胺相结合，形成无毒的马尿酸，经肾脏排出，降低血氨浓度。

⑤鸟氨酸－门冬氨酸：是最近用于临床的新药。鸟氨酸能增加氨基甲酰磷酸合成酶和鸟氨酸氨基甲酰转移酶活性，其本身也是鸟氨酸循环的重要素质，促进尿素合成。门冬氨酸可促进谷氨酰胺合成酶的活性，促进脑、肝、肾的利用和消耗氨基酸以合成谷氨酸和谷氨酰胺而降低血氨。每日静脉滴注 20 g，能显著降低 HE 患者血氨。

⑥鸟氨酸－α－酮戊二酸：鸟氨酸的药理机制如前所述，α－酮戊二酸可增加氨酰胺合成酶活性，其本身还是三羧酸循环的重要物质，能与氨结合形成谷氨酸，但其疗效不如鸟氨酸－门冬氨酸。

（2）支链氨基酸（BCAA）：口服或静注以 BCAA 为主的氨基酸混合液，在理论上可纠正氨基酸代谢的不平衡，减少大脑中假性神经递质的形成，但对门体分流性脑病的疗效尚存争议。静脉使用支链氨基酸在临床上非常普遍，临床常用支链氨基酸液、六合氨基酸液等，如肝安注射液 250 ~ 500 mL 静脉滴注，每日 1 次。Als-Nielsen 等的 Cochrane 系统评价得出，与糖类、新霉素、乳果糖、限制蛋白饮食相比，口服或静脉输注 BCAA 对 HE 的改善优于对照组，但在生存率方面没有差异。

（3）GABA/BZ 复合受体拮抗药：如氟马西尼、荷包牡丹碱，BZ 受体的拮抗剂为氟马西尼。氟马西尼已试验性用于临床。推荐使用剂量为 0.5 mg 加 0.9% 生理盐水 10 mL 在 5 min 内推注完毕，再用 1.0 mg 加入 250 mL 生理盐水中滴注 30 min，对肝硬化伴发 HE 者的症状有很大改善。Als-Nielsen 等的 Cochrane 系统评价结果表明，氟马西尼可以短期改善 HE，具有促醒的作用，但对 HE 的恢复和生存率没有影响。氟马西尼可以作为慢性 HE 的一种治疗措施，但不推荐常规使用。

（4）物理型人工肝或者生物型人工肝：人工肝支持系统一直是肝衰竭治疗领域的研究热点之一。其中物理型人工肝与肾衰竭时使用的血液透析效果类似；此外，还有生物型人工肝。非生物型人工肝已在我国临床广泛应用，据报道有较好疗效。因此，在正确掌握适应证的前提下，合理、规范的应用人工肝支持系统，将其作为过渡到肝移植的桥梁，可能有助于提高肝性脑病的总体临床疗效。分子吸附再循环系统是一种新的人工肝支持系统，其可以清除血浆白蛋白结合毒素，不同情况下的肝性脑病患者都可以使用。对于急性肝衰竭患者，能减轻脑水肿，改善精神状态。对于肝硬化合并肝性脑病患者，可以减轻肝性脑病的程度。因此，分子吸附再循环系统是一项有效的肝性脑病治疗措施，尤其是对于那些经传统治疗效果不佳的患者。生物型人工肝是含有猪肝细胞、人肝细胞等的人工肝，已经运用于肝性脑病的治疗，尤其是急性肝衰竭。生物型人工肝可有效降低颅内压，减轻脑水肿，并可作为肝移植的过渡疗法。治疗肝衰竭的患者，人工肝支持系统仅限于慢性基础急性发作的情况下才有效。对于急性肝衰竭的患者，其治疗效果仍有待进一步研究。

（二）肝移植

肝移植是治疗各种终末期肝病的有效方法。对肝衰竭的患者，肝移植是最积极改善症状的治疗。出现肝性脑病的肝硬化患者，不管其肝性脑病的程度和诱因如何，预后都是不佳的。有研究报道肝性脑病第 1 次出现后，患者 1 年和 3 年的存活率分别是 42% 和 23%。这提示对肝硬化患者，只要无禁忌证，肝性脑病应该是肝移植的指征。但慢性肝性脑病的患者行肝移植后，神经系统的表现可能不会或仅有部分改善。因此，是否对持续性的肝性脑病患者，在引起脑器官损害前进行早期肝移植仍有争议。

（三）其他对症治疗

（1）纠正水、电解质和酸碱平衡失调：每日入液总量以不超过 2 500 mL 为宜。肝硬化腹腔积液患者入液量约为尿量＋1 000 mL/d。及时纠正缺钾和碱中毒，缺钾者补充氯化钾；碱中毒者可用精氨酸盐溶液静脉滴注。

（2）保护脑细胞功能：用冰帽降低颅内温度，降低能量消耗。

（3）保持呼吸道通畅：深昏迷者，应做气管切开排痰给氧。

（4）防治脑水肿：静脉滴注高渗葡萄糖、甘露醇等脱水剂以防治脑水肿。

（5）防治出血性休克。

（6）腹透和血透。

第六节　肝肾综合征

一、概述

肝肾综合征（HRS）是肝硬化或其他严重肝病时发生的一种预后极差的严重并发症，以肾功能衰竭、血流动力学改变和内源性血管活性系统激活，肾动脉显著收缩导致肾小球滤过率降低为特征，临床以少尿或无尿及血尿素氮、肌酐升高等为主要表现，但肾脏无器质性病变。

二、诊断

2007 年国际腹水俱乐部再一次对 HRS 的诊断标准进行了修订，2009 年美国肝病学会成人肝硬化腹水处理指南及 2% 年欧洲肝病学会肝硬化腹水、自发性细菌性腹膜炎、肝肾综合征临床实践指南均引用了此诊断标准，新的 HRS 诊断标准如下。

（1）肝硬化合并腹腔积液。

（2）血清肌酐 > 133 μmol/L。

（3）排除休克。

（4）停利尿剂至少 2 d 以上并经白蛋白扩容后血肌酐值没有改善（未降至 133 μmol/L 以下），白蛋白推荐剂量为：1 g/（kg·d），最大量为 100 g/d。

（5）目前或近期没有应用肾毒性药物。

（6）排除肾实质性疾病，肾实质性病变为以下标准：尿蛋白 > 0.5 g/d、尿红细胞 > 50 个/HP 和（或）超声下肾实质病变。

肝肾综合征分为两型：①肝肾综合征Ⅰ型：为急性型，以肾功能急剧恶化为其主要临床特征，其标准：2 周内血肌酐（Scr）超过原水平 2 倍至 > 226 μmol/L（2.5 mg/dL）。②肝肾综合征Ⅱ型：呈现出中等程度的肾功能损伤，Scr 133～226 μmol/L。进展较缓慢，较长时间内可保持稳定，常常自发性发生，自发性腹膜炎等可为诱发因素。

三、治疗

1. 一般支持疗法

食用低蛋白、高糖和高热量饮食，以降低血氨、减轻氮质血症，并使机体组织蛋白分解降至最低限度。肝性脑病患者应严格限制蛋白摄入，并给予泻剂、清洁灌肠以清除肠道内含氮物质。积极治疗肝脏原发病及其他并发症如上消化道出血、肝性脑病，维持水、电解质及酸碱平衡。如继发感染，应积极控制感染，宜选用三代头孢菌素，避免使用氨基糖苷类等肾毒性较大的抗生素。应密切监测尿量、液体平衡、动脉压以及生命体征。

2. 药物治疗

（1）特利加压素：2010 年欧洲肝病学会关于腹水、自发腹膜炎以及肝肾综合征的指南建议特利加压

素 [1 mg/（4 ~ 6）h，静脉推注] 联合白蛋白作为Ⅰ型 HRS 的一线用药，对于改善患者的短期生存率有较好疗效。其治疗目标是：充分改善肾功能至 Scr < 133μmol/L（1.5mg/dL）（完全应答）。如治疗 3 d 后 Scr 未能下降 25%，则应将特利加压素的剂量逐步增加，直至最大剂量 [2 mg/（4 ~ 6）h]。对于部分应答患者（Scr 未降至 133μmol/L 以下）或 Scr 未降低的患者，应在 14 d 内终止治疗。特利加压素联合白蛋白治疗对Ⅱ型 HRS 患者的有效率达 60% ~ 70%，但尚无足够数据评价该治疗对临床转归的影响。特利加压素治疗的禁忌证包括缺血性心血管疾病。对于应用特利加压素治疗的患者应密切监测心律失常的发生、内脏或肢端缺血体征以及液体超负荷。停止特利加压素治疗后复发的Ⅰ型 HRS 相对少见，可再次给予特利加压素治疗，且通常仍有效。

（2）米多君、奥曲肽、去甲肾上腺素：2009 年美国肝病学会成人肝硬化腹水处理指南关于 HRS 部分建议Ⅰ型 HRS 可应用米多君加奥曲肽，并联合白蛋白治疗；该指南同时指出去甲肾上腺素联合白蛋白在一些研究中同样有效。米多君初始剂量为 2.5 ~ 7.5 mg/8 h，口服，可增大至 12.5 mg/8 h。去甲肾上腺素使用剂量为 0.5 ~ 3 mg/h 持续静脉点滴。奥曲肽初始剂量为 100μg/8 h，皮下注射，剂量可增大至 200μg/8 h。

（3）其他药物：持续应用小剂量多巴胺 3 ~ 5μg/（kg·min）可直接兴奋肾小球多巴胺受体，扩张肾血管，增加肾血流灌注，使尿量增多，单独应用多巴胺并不能使肾小球滤过率显著改善，与白蛋白和缩血管药物联合应用才可使肾功能得到一定改善。

3. 控制腹水

支持Ⅰ型 HRS 患者应用腹腔穿刺放液的数据尚少，但如果存在张力性腹水，腹腔穿刺放液联合白蛋白输注有助缓解患者症状。对于Ⅱ型 HRS 患者，适度腹腔穿刺放液可减轻腹内压、肾静脉压力和暂时改善肾血流动力学。但大量放腹水，特别是不补充白蛋白或血浆扩容，可诱发或加重肾衰竭。

4. 经颈静脉肝内门体分流术

经颈静脉肝内门体分流术（TIPS）是应用介入放射技术建立门静脉 – 肝静脉分流，对于提高肾小球滤过率，改善肾功能有肯定疗效。虽然 TIPS 支架置入可改善部分患者的肾功能，但目前尚无足够证据支持 TIPS 用于Ⅰ型 HRS 的治疗。而有研究表明在Ⅱ型 HRS 患者中 TIPS 可改善肾功能并控制腹水。由于 TIPS 可使肝窦血流减少、诱发肝性脑病、并发门静脉和肝静脉狭窄或栓塞等严重并发症，限制了其在临床的应用。

5. 连续性肾脏替代治疗

连续性肾脏替代治疗（CRRT）是近年在血液透析基础上发展起来的一种新型血液净化技术。CRRT 具有稳定血流动力学，精确控制容量，维持水、电解质和酸碱平衡，改善氮质血症作用的血液净化技术，是治疗急、慢性肾功能衰竭的有效方法。CRRT 对 HRS 可能有一定疗效，但它仅起到血液净化作用，不能改善肝脏的合成和代谢功能。

6. 分子吸附再循环系统

分子吸附再循环系统（MARS）是改良的血液透析系统，含有白蛋白的透析液和活性炭 – 离子交换柱，可选择性清除与白蛋白结合的各种毒素及过多吸收的水分和水溶性毒素。目前认为，MARS 可以清除肿瘤坏死因子、白介素 –6 等细胞因子，对减轻炎性反应和改善肾内血液循环有益。一些患者经 MARS 治疗可改善肝肾功能，提高短期生存率。由于 MARS 只是一种过渡性治疗，多用于等待肝移植的患者。

7. 肝移植

肝移植是Ⅰ型和Ⅱ型 HRS 最有效的治疗方法。2009 年美国肝病学会成人肝硬化腹水处理指南推荐存在肝硬化、腹水、Ⅰ型 HRS 患者应尽快转诊行肝移植。HRS 患者的肝移植效果比无 HRS 的患者差。因此，在肝移植前应采用前述手段治疗，尽量恢复肾功能，以达到无 HRS 患者的疗效。对血管收缩剂有应答的 HRS 患者，可仅予肝移植治疗；对血管收缩剂无应答且需要肾脏支持治疗的 HRS 患者，一般亦可仅予肝移植治疗，因为大多数患者的肾功能在肝移植后可完全恢复。需长期肾脏支持治疗（> 12 周）的患者，应考虑肝肾联合移植。随着器官移植术的发展和术后抗排异措施的完善，目前肝移植术已趋向成熟，但因供体肝源不足，使其应用受到限制。

第七节　肝脓肿

肝脓肿是细菌、真菌或溶组织阿米巴原虫等多种微生物引起的肝脏化脓性病变。临床上常见的有细菌性肝脓肿和阿米巴肝脓肿。

一、细菌性肝脓肿

细菌性肝脓肿由化脓性细菌引起，又称化脓性肝脓肿。肝脏有门静脉和肝动脉双重血液供应，肝脏内胆道系统与肠道相通，增加了感染的可能性。引起细菌性肝脓肿最常见的致病菌是大肠杆菌和金黄色葡萄球菌，其次为链球菌、类杆菌属等。细菌性肝脓肿的感染途径以胆道为主，门脉系统及全身血液循环系统次之。肝毗邻感染病灶的细菌可循淋巴系统侵入。外伤时，细菌亦可从创口直接侵入肝脏引发脓肿。隐源性肝脓肿的发生可能与肝内已存在隐匿性病变有关。

细菌侵入肝脏后，引起局部炎症，形成单个或多个小脓肿。随着病情的发展，小脓肿扩大、融合成一个或多个较大的脓肿；同时，毒素大量吸收入血造成毒血症。当脓肿转为慢性时，脓肿周边肉芽组织增生、纤维化。肝脓肿可向肝内或邻近脏器浸润导致严重的感染并发症。

（一）诊断

1. 临床表现

（1）寒战、高热：是最常见的症状。体温可为高热，热型为弛张热，伴大量出汗、心率增快等感染中毒症状。

（2）肝区疼痛：呈持续性钝痛或胀痛。可伴有右肩放射痛或胸痛。

（3）全身症状：可有恶心呕吐、食欲减退、全身乏力、体重下降等全身症状。

（4）体格检查：肝区压痛、肝脏增大为最常见的体征。肝区及右下胸有叩痛。严重时局部皮肤红肿、皮温升高。

2. 实验室检查

（1）血象：白细胞计数和中性粒细胞百分比明显升高。

（2）生化检查：血清转氨酶可升高。

3. 辅助检查

（1）X线检查：肝阴影增大，右侧膈肌抬高，可伴有反应性胸膜炎或胸腔积液。

（2）腹部B超：可测定脓肿部位、大小及距体表深度，为首选检查方法。B超显示脓肿壁厚，呈强回声，内壁不光滑，内部为无回声液性暗区，病变后回声增强。

（3）腹部CT：平扫时可见单个或多个圆形或卵圆形低密度病灶，病灶边缘多数模糊，其中心区域CT值略高于水。增强后脓腔密度无变化，腔壁有密度不规则增高的强化，称为"环月征"或"日晕征"。

（4）腹部MRI：T_1加权像呈圆形或卵圆形低信号；T_2加权像脓腔呈高信号。

4. 并发症

（1）脓肿穿破胆道形成胆瘘。

（2）右肝脓肿向膈下穿破可形成膈下脓肿。

（3）脓肿穿破膈肌形成脓胸，甚至支气管胸膜瘘。

（4）脓肿同时穿破胆道，形成支气管胆瘘。

（5）左肝脓肿可穿入心包，发生心包积脓，甚至心包填塞。

（6）脓肿破溃入腹腔形成腹膜炎。

（7）少数脓肿穿破入胃、肠，甚至门静脉、下腔静脉等，若脓肿同时穿破门静脉和胆道，大量血液经胆道入十二指肠，可出现上消化道出血表现。

（二）治疗

1. 非手术治疗

对于急性期肝局限性炎症，脓肿尚未形成或多发小脓肿时，应行非手术治疗。

（1）积极治疗原发病灶。

（2）应用抗生素：在明确病原菌前，可先用广谱抗生素，然后根据细菌培养及抗生素药物敏感试验结果，及时调整抗生素。

（3）全身对症支持治疗，保证充分营养和能量供给。

（4）单个较大的脓肿可在 B 超引导下穿刺引流，尽可能吸尽脓液并反复冲洗脓腔。可以多次进行，必要时置管引流。

2. 手术治疗

（1）脓肿切开引流：对于较大的肝脓肿，估计有穿破可能，或已穿破并引起腹膜炎、脓胸的，以及胆源性肝脓肿需同时处理胆道疾病的，或慢性肝脓肿非手术治疗无效的，在全身应用抗生素的同时，应积极进行脓肿外科切开引流术。

（2）肝叶、肝段切除术：适用于慢性厚壁肝脓肿和脓肿切开引流后脓肿壁不塌陷、留有无效腔或窦道长期不愈，胆瘘或存在肝内胆管结石等其他肝脏疾病需要切除累及的肝叶或肝段。

二、阿米巴肝脓肿

阿米巴肝脓肿是肠道阿米巴感染的并发症，绝大多数为单发脓肿。

（一）诊断

1. 临床表现

（1）长期发热：起病多缓，有长期不规则发热、盗汗等症状，发热以间歇型或弛张型居多，有并发症时体温可达 39℃ 以上。

（2）肝区痛：为本病重要症状，常呈持续性钝痛，深呼吸及体位改变时更明显。

（3）全身症状：有食欲不振、腹胀、恶心呕吐等全身症状。慢性病例呈衰竭状态，表现消瘦、贫血、水肿，发热反不明显。

（4）体格检查：肝脏肿大和压痛，肝区叩痛。部分晚期患者肝大，质地坚硬，局部隆起，易误为肝癌。

2. 实验室检查

（1）血常规：急性期白细胞总数中度升高，中性粒细胞 0.80 左右。病程较长时白细胞总数大多接近正常或减少，贫血较明显。

（2）红细胞沉降率增快。

（3）粪便检查：少数患者粪便中可检出溶组织阿米巴。

（4）生化：碱性磷酸酶增高常见。胆固醇、白蛋白多降低。

（5）血清学检查：阿米巴抗体阳性率可达 90% 以上。

3. 辅助检查

（1）腹部 B 超可测定脓肿部位、大小及距体表深度，但与其他液性病灶鉴别较困难。若肝穿刺抽出典型脓液，或脓液中找到阿米巴滋养体，即可确诊阿米巴肝脓肿。

（2）X 线检查：可见右侧膈肌抬高，运动减弱。

（二）治疗

1. 非手术治疗

（1）抗阿米巴治疗：选用组织内杀阿米巴药为主，辅以肠内杀阿米巴药以根治。目前大多首选甲硝唑，剂量 1.2 g/d，疗程 10 ～ 30 d。

（2）早期选用有效药物治疗，不少肝脓肿已无穿刺的必要。对恰当的药物治疗 5 ～ 7 d、临床情况无明显改善，或肝局部隆起显著、压痛明显，有穿破危险者采用穿刺引流。穿刺最好于抗阿米巴药物治疗 2 ~ 4 d 后进行。穿刺部位最好在超声波探查定位下进行。每次穿刺应尽量将脓液抽净。

（3）抗生素治疗：有混合感染时，视细菌种类选用适当的抗生素全身应用。

2. 手术治疗

（1）经皮肝穿刺置管引流：适用于多次穿刺吸脓未见缩小者。

（2）手术切开引流：经抗阿米巴药物治疗及穿刺引流后高热不退或脓肿破溃入胸腹腔并发脓胸或腹膜炎者。

（3）肝叶、肝段切除术适用于慢性厚壁肝脓肿和脓肿切开引流后脓肿壁不塌陷、留有无效腔或窦道长期不愈者。

第八节　原发性肝癌

一、概述

原发性肝癌以肝细胞癌最多见，肝母细胞瘤和胆管细胞癌少见。肝细胞癌最常见病因是乙型和丙型慢性病毒性肝炎，其次是肝硬化和黄曲霉素。肝癌男性多见，发病率随年龄增加而增加。肝内转移是最常见的转移方式，此外尸检提示 40% ~ 57% 的肝癌患者存在肝外转移，其中肺转移（> 50%）最常见。症状性肝癌预后差，应针对高危人群做好预防和筛查工作。

二、诊断

1. 临床表现

（1）症状：肝癌早期无特殊症状或体征。晚期通常出现典型临床症状，最常见症状是右季肋部或上腹部疼痛，其次为体重下降，虚弱，腹胀，非特异胃肠道症状等。

（2）体征：最常见体征包括肝大、腹水、发热、脾大、黄疸和肝脏血管杂音等。肝癌经常伴有肝硬化，如肝硬化患者突然出现无法解释的病情变化应考虑肝癌。

2. 实验室检查

血清肿瘤标志物：肝癌最常用的标志物是 AFP（甲胎蛋白）。AFP > 500 ng/mL 通常提示肝癌，但如果肝硬化患者影像学检查提示肝脏肿块直径 > 2 cm 并提示肝癌时，AFP > 200 ng/mL 即可诊断。AFP 值越高则肝癌的可能性越大，AFP 值进行性上升也高度提示肝癌。AFP 20 ~ 500 ng/mL 尚可见于肝硬化，慢性病毒性肝炎，急性肝坏死后肝脏再生，转移性肝癌和生殖细胞肿瘤等。AFP 敏感性仅为 39% ~ 64%，其他肿瘤标记物尚未证实优于 AFP。AFP 需联合影像学检查来诊断肝癌，但 AFP 的升高提示患者需要接受进一步检查。

3. 辅助检查

（1）影像学检查：影像学检查对肝癌的诊断至关重要。

（2）超声检查：敏感性为 48%，特异性为 97%。大约 2/3 有症状的肝细胞癌是高回声团块，其余的则是高低回声混合占位，小肝癌多为低回声。超声多普勒技术可有效显示肝脏血管和胆管系统，超声造影技术的应用可以更好地鉴别肝脏良恶性结节病灶。

（3）增强 CT 扫描：敏感性为 67.5%，特异性为 92.5%。多排螺旋 CT 动态增强扫描可以分为平扫期、动脉期、门脉期和延迟相。平扫期病灶大多数表现为低密度，部分为等密度或高密度。肝细胞癌典型表现是动脉期肿块的 CT 值迅速上升超过正常肝实质，达到峰值后迅速下降，门脉期和延迟相病灶 CT 值继续下降而正常组织 CT 值逐渐上升。如果病灶直径 > 2 cm 即可以诊断肝癌，如果病灶直径在 1 ~ 2 cm 则需要联合 MRI 和超声等检查来进一步确诊。CT 中的富血管病灶（即动脉期增强，门脉期和延迟相与周围肝组织密度相同）除肝癌外，还需要鉴别异型性增生结节，动脉 - 门脉分流，或不典型血管瘤等，如果病灶 > 1 cm 但血清 AFP < 200 ng/mL 应进行活检，如病灶 < 1 cm 应接受密切随访。

（4）增强 MRI 扫描：敏感性为 80.6%，特异性为 84.8%，可能略优于 CT。多使用造影剂，其表现类似 CT 表现，T_1 加权像的低强度信号是其典型表现。

（5）肝动脉造影：肝癌病灶血管丰富，但肿瘤的动脉管径不规则，并不逐渐变细，小分支往往呈现异常的形态。肿瘤内的动静脉异常吻合可以表现为肝静脉早期充盈，反向充盈门静脉，毛细血管排空延迟等。在计划对肝癌进行栓塞化疗前必须进行血管造影。

（6）腹腔镜检查：主要用于明确有无腹膜和其他肝外转移，明确肝脏非瘤部分是否存在肝硬化并在直视下取得肝组织活检。

（7）组织学检查：可通过经皮活检或细针穿刺，经超声或 CT 引导活检可以提高阳性率。但针刺活检可能会有针道肿瘤扩散的危险，许多学者建议仅在肝动脉造影无法明确诊断或是已明确存在肝外病灶时考虑组织学检查。

三、治疗

肝癌首选外科治疗，选择治疗方式时应综合考虑患者的肝功能情况以及有无肝外转移。

1. 肝移植（OLT）

适用于无法切除但局限于肝脏的肿瘤，或肝功能差，有门脉高压而无法接受切除手术的患者，对于后者，肝移植优于其他治疗方式。肝移植后需要终身免疫抑制治疗，手术费用高，肝源紧张。

2. 肝部分切除

适用于局限于肝脏、单个肿瘤且直径 < 5 cm、位于可切除部位、未侵犯血管、具有足够储备肝功能的患者。切除手术难度大，复发率高。

3. 经皮乙醇（PEI）和醋酸注射（PAI）

适用于单个肿瘤且直径 < 5cm 或 3 个以下肿块且每个直径 < 3 cm，也用于等待肝移植、不愿 / 不能手术治疗的患者，禁忌证包括腹水、未经纠正的凝血功能障碍和肝外转移。有引起肿瘤针道转移的风险。

4. 射频消融治疗（RFA）

适用于直径 < 3 cm 的肿瘤，其 3 年总生存率、无病生存率、有效率及复发率均优于 PEI。其他消融治疗还包括微波消融、冷冻消融等。

5. 经动脉化疗栓塞（TACE）

适用于肝功能相对较好（Child A-B），但瘤体较大或位于中心位置而无法进行其他治疗的肿瘤。术后常见不良反应有一过性发热、肝区疼痛。禁忌证为门静脉主干堵塞，对于此类患者，动脉内注射放射性核素如 ^{131}I，^{188}Re 标记的碘油或 90γ 标记的微球体是可选择的治疗方式。

6. 分子靶向治疗（索拉非尼）

该药物是一种口服多激酶抑制剂，具有抗增殖和抗血管增生的作用，适用于有肝外转移患者，可以改善患者预后。

7. 化疗

应答率在 15% 以下，在对照研究中并未证实有效。

微信扫码
◆临床科研
◆医学前沿
◆临床资讯
◆临床笔记

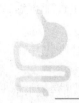

第十章 胆道疾病

第一节 急性胆囊炎

一、概述

急性胆囊炎是细菌感染，化学刺激及胆囊缺血等原因引起的胆囊急性炎症。急性胆囊炎有急性结石性胆囊炎和急性非结石性胆囊炎。以胆囊炎的临床病理学特征进行分类，急性胆囊炎可分为急性单纯性胆囊炎、急性化脓性胆囊炎、急性坏疽性胆囊炎和胆囊穿孔 4 种类型。

病因及发病机制如下。

（1）胆囊结石：结石梗阻／嵌顿于胆囊管或胆囊颈，损伤胆囊颈部黏膜，致局部水肿、炎性改变，从而导致胆囊炎，甚至坏死。

（2）细菌感染：可由全身感染或局部病灶之病菌经血行、淋巴、胆道、肠道，或邻近器官炎症扩散等途径侵入，或寄生虫的侵入及其带入的细菌，致病菌主要为革兰阴性杆菌，以大肠埃希菌最为常见，其他致病菌还有肠球菌、绿脓杆菌、厌氧菌等。

（3）胆汁中高浓度的胆盐或胰液反流进入胆囊，具有活性的胰酶，均可刺激胆囊壁发生明显炎症变化。

（4）血管因素：由于严重创伤、烧伤、休克、多发骨折、大手术后等因血容量不足、血管痉挛，血流缓慢，使胆囊动脉血栓形成，致胆囊缺血坏死，甚至穿孔。

（5）其他：食物过敏、糖尿病、结节性动脉周围炎、恶性贫血等，可能与胆囊炎发病有关。

二、诊断

1. 临床表现

（1）症状：

①胆绞痛：典型发作过程是右季肋部或上腹部突发性绞痛或持续性剧痛阵发性加重，疼痛常放射至右肩胛下区，于进食脂肪餐或饱食后发生；患者辗转不安，常伴有恶心、呕吐、厌食等。

②部分患者可有轻度黄疸，提示可能同时存在胆总管梗阻（有胆总管结石或胆囊颈压迫所致胆总管扩张梗阻 –Mimzi's 综合征可能）。

③多数患者有中等度发热，可有寒战、纳差、腹胀。

④当有胆囊坏死、穿孔时可出现高热、寒战、腹痛加剧，严重者可出现烦躁、谵妄，甚至昏迷、休克等表现。

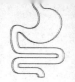

（2）体征：

①右上腹压痛，Murphy 征阳性，可有肌紧张和反跳痛，30% ~ 50% 患者可触及肿大胆囊。

②部分患者可有巩膜黄染。

③当出现脉搏加速、呼吸加快、血压下降及弥漫性腹膜炎等表现时，提示病情加重，有发生胆囊坏疽或穿孔可能。

2. 实验室检查

（1）血白细胞：总数及中性粒细胞数增高，可出现核左移。

（2）血总胆红素可升高。

（3）血清淀粉酶：当伴发胰腺炎时可升高。

3. 辅助检查

（1）B 型超声波检查：有确诊意义，可确定有无结石存在，表现为胆囊内强回声及后方的声影；胆囊增大、胆囊壁水肿而呈"双边"征，严重者出现胆囊周围渗液或包裹性积液。

（2）腹部 CT 检查：对 B 超检查后仍不能明确诊断者有帮助。适用于了解胆系肿瘤，是否合并胰腺病变，及胆总管下段有无结石等。

（3）磁共振及胰胆道成像（MRI + MRCP）：适用于伴有梗阻性黄疸的患者，了解有无胆总管梗阻及梗阻原因。

三、治疗

积极地保守治疗为主，控制病因与改善症状，尽可能避免急诊手术。

1. 禁食

必要时行胃肠减压，静脉补充液体和电解质，合理的能量支持。

2. 应用解痉止痛药

如山莨菪碱、丁溴东莨菪碱等；镇痛剂使用需注意勿掩盖病情变化，以免遗漏胆囊穿孔诊断。

3. 抗生素

主要选择针对革兰阴性杆菌和厌氧菌的抗生素，如头孢曲松、头孢哌酮舒巴坦、喹诺酮类、甲硝唑等抗菌药物。

4. 其他治疗

对于有糖尿病的患者要注意控制血糖，纠正酮症。急性期慎用利胆药。

5. 手术治疗

（1）急性胆囊炎、胆囊结石是胆囊切除术的适应证。可依患者情况选择腹腔镜下手术或开腹手术。如患者全身状况允许，可行胆囊切除术，应争取应用抗生素等手段使胆囊炎症得到有效控制，症状缓解，待炎症吸收消退后择期手术。

（2）胆瘘造瘘术：如患者病情危重，手术条件差，胆囊炎症重，非手术效果欠佳，可选择该术式，以引流为主，使炎症进展得到遏制。

（3）如胆囊穿孔，胆囊周围积脓，炎性包裹及粘连较重，可切开引流，控制炎症。

6. 并发症治疗

如急性胆囊炎同时合并胆总管结石、胆总管梗阻，可同时行 ERCP 十二指肠乳头切开取石或者术中胆总管切开取石。

第二节　慢性胆囊炎

一、概述

慢性胆囊炎是胆囊的慢性炎性病变，是急性胆囊炎反复发作的结果。胆囊结石是引起慢性胆囊炎的主要原因，由于胆囊结石引起胆囊长期反复发作炎症，导致胆囊功能减退，甚至完全丧失功能。无结石的慢性胆囊炎患者在国人中也不少见，是由于胆固醇的代谢发生紊乱，而致胆固醇沉积于胆囊的内壁上，引起胆囊慢性炎症。

二、诊断

1. 临床表现

（1）症状：多数表现为胆源性消化不良，厌油腻食物，上腹部饱胀、不适，嗳气，胃部灼热等；部分患者表现为间歇发作的右上腹或右季肋处隐痛，有时放射至右肩胛下、右腰部。结石梗阻胆囊管时，可呈胆囊炎急性发作，但当结石移动、梗阻解除，疼痛即迅速好转。

（2）体征：查体可无阳性体征。部分患者右上腹肋缘下或剑突下有轻压痛，或压之有不适感；胆囊管慢性梗阻所致胆囊积液者可扪及肿大的胆囊。

2. 辅助检查

（1）B 型超声波检查：超声波检查是慢性胆囊炎的基础诊断方法和重要手段，除了可探查出胆囊结石和沉积物、胆囊外形改变外，还可观察胆囊壁有无毛糙、增厚等征象，亦可间接测评胆囊收缩功能。

（2）核素胆囊显像检测胆囊收缩功能较为准确，如不显像也可佐证胆囊炎可能。

（3）CT 检查：作为鉴别诊断的手段，优于 B 超检查。尤其对于胆囊壁明显增厚的病例可用以与胆囊癌鉴别。

三、治疗

1. 非手术治疗

针对一些有胆囊结石的慢性胆囊炎可以限制脂肪类饮食、口服利胆药物和溶石药（如熊去氧胆酸）治疗。

2. 手术治疗

大部分伴有胆囊结石的慢性胆囊炎需手术治疗；无结石的慢性胆囊炎如症状长期存在不易缓解且胆囊功能减退或消失也应选择手术治疗。

（1）胆囊切除术：适合于长期有临床症状、胆囊功能减退或消失、伴有或不伴有胆囊结石的慢性胆囊炎；慢性胆囊炎有恶变者，可采用腹腔镜下胆囊切除；如胆囊与周围粘连较重，萎缩和界限欠清的胆囊炎，或者有腹腔镜手术禁忌的患者则行开腹胆囊切除术。

（2）腔镜下或腹部小切口胆囊切开取石（保留胆囊）手术：该手术适用于胆囊功能较好，胆囊内结石少的患者，但有结石再发生及结石残留可能，也有术中造成结石排入胆总管造成胆总管梗阻或胆道感染的风险。

第三节　胆石症

一、概述

胆石症指胆囊、胆管等胆道系统的任何部位发生结石的疾病。本病随着年龄的增长发病率也增高，在同一年龄组中，女性患者发病率高于男性。目前主要以结石剖面结构和结石化学成分为基础分为胆固醇结石、胆色素结石及混合性结石。胆固醇结石质较硬，多发生在胆囊内，80% 以上的胆囊结石为胆固醇结石。胆固醇结石的形成，主要是由于肝细胞合成的胆汁中胆固醇处于过饱和状态，以及胆汁中的蛋白质促胆固醇晶体成核作用，另外应归因于胆囊运动功能损害，它们共同作用，致使胆汁淤滞，促发胆石形成；胆色素结石多似泥沙状，好发于胆管系统，以肝内胆管较多见，细菌感染是原发性胆管结石形成的主要原因；混合性结石含钙较多，其剖面呈层状，可位于胆囊或胆管内。若按结石部位可分为胆囊结石，肝内、肝外胆管结石等类型。

二、诊断

根据患者的病史、临床表现、体征及辅助检查等一般可做出诊断。

（一）临床表现

胆石症的三大主要症状是腹痛、发热与黄疸，临床表现常因患者胆结石发生的部位不同，而有所差异。

1. 胆囊结石

临床症状多与结石的大小、部位，是否有梗阻、伴发炎症等因素有关。①单发胆囊结石，多无症状。②当胆囊结石嵌顿于胆囊颈部、胆囊管时，可出现胆绞痛，当结石排入胆总管时，也可出现胆绞痛。疼痛多表现为右上腹、中上腹绞痛，疼痛向腰背部、右肩部、肩胛部放射，可伴有大汗，部分患者有恶心、呕吐等。疼痛一般呈阵发性，可持续 1 ~ 2 h，若持续 6 h 以上不缓解，多考虑有继发急性胆囊炎的可能。若结石嵌顿时间过长，胆囊内的胆汁由于出口受阻而淤滞，使内压增高，部分炎性介质参与使其黏膜损伤，若压迫到动脉可引致胆囊的坏死或穿孔。③发热：部分可伴有发热。④体检时，上腹部压痛、反跳痛，可有 Murphy 征阳性。

2. 肝外胆管结石

胆管结石可来自胆囊，亦可原发于胆管。多有症状，主要为胆道梗阻及继发胆道感染，部分患者可有：①胆绞痛：表现为右上腹、中上腹绞痛，疼痛可向腰背部、右肩部、右肩胛部放射。②发热：可伴有发热。③黄疸：黄疸的深浅与嵌顿程度有关。④体检时：右上腹压痛，肝区叩痛。

3. 肝内胆管结石

结石原发于左右肝管分叉以上处，临床表现常因结石出现部位不同而有所差异，散在于肝内胆管的小结石腹痛可不明显。

（1）右上腹疼痛：急性发作时，可有肝区疼痛，多呈持续性，常放射至右肩和右肩胛区。

（2）发热或黄疸：当结石引起局部梗阻及继发胆道感染时，部分患者可有一过性发热及黄疸。

（3）体检时，可有肝大，局部有压痛。若结石排入胆总管，其临床表现与肝外胆管结石相同。

4. Mirizzi 综合征

当结石在胆囊颈部或胆囊管嵌顿使胆总管、肝总管出现狭窄或梗阻时，可并发胆管炎、黄疸及肝功能损害。

5. Charcot 征

当结石阻塞胆管且继发有胆管炎时，可出现胆绞痛、发热寒战及黄疸三联征，重者可有全身的感染或感染性休克。

（二）辅助检查

1. B 超检查

B 超是最基本、最重要的检查，对直径 > 2 mm 的结石确诊率高，可显示为强回声光团，后方伴声影。

（1）胆囊结石：超声表现为胆囊内单个或多个实性强回声的光团，随体位可动，后方可有结石声影。

（2）肝外胆管结石：超声表现可为肝外胆管有不同程度的扩张，有时其强回声的光团不易动，其后方伴声影，与胆管壁分界清。

（3）肝内胆管结石：超声表现为肝内出现单个或多个强回声的光团或索条状光带，后方可有声影，若结石阻塞远端小胆管可显示为囊状、小管状或多叉样的扩张，可有胆管增厚、回声增强、肝实质不均匀增粗。由于 B 超是无创、经济、可重复的检查手段，常作为诊断胆囊结石的首选方法。

2. 胆囊造影

口服胆囊造影法，可显示出胆囊阴性结石以及了解胆囊的大小、形状及收缩功能。胆囊造影法诊断胆囊结石准确率有 60%，目前，此法较少用。对肝内胆管结石并胆管梗阻者也不宜采用此方法。

3. 经内镜逆行性胆胰管造影（ERCP）

应用十二指肠镜插入至十二指肠降段，通过十二指肠乳头开口处插管，并经该导管逆行注入造影剂

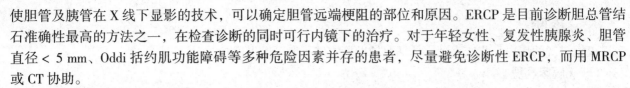

使胆管及胰管在 X 线下显影的技术，可以确定胆管远端梗阻的部位和原因。ERCP 是目前诊断胆总管结石准确性最高的方法之一，在检查诊断的同时可行内镜下的治疗。对于年轻女性、复发性胰腺炎、胆管直径 < 5 mm、Oddi 括约肌功能障碍等多种危险因素并存的患者，尽量避免诊断性 ERCP，而用 MRCP 或 CT 协助。

4. 磁共振胰胆管造影（MRCP）

磁共振胰胆管造影是利用磁共振成像技术使胰胆管显影，胆结石在磁共振胰胆管成像时表现为充盈缺损。MRCP 检查具有无创伤、不需造影剂、不需插管等优点，可以显示肝内胆管，检出结石的敏感性较高，对于肝内胆管结石的诊断，MRCP 检查是最理想的方法之一。目前，MRCP 成为胰胆管系统疾病诊断的首选方法。

5. 经皮肝穿刺胆道造影（PTC）

经穿刺针直接将胆道造影剂注入肝内胆管，能清晰地显示胆道系统的情况，可了解胆管内病变的部位、程度以及范围，有助于黄疸的鉴别。此方法用于肝内外胆管结石的定位，对于胆管有无梗阻的判断有重要价值，临床上逐渐替代静脉胆道造影。但 PTC 是一种损伤性检查方法，可能会出现胆汁外漏、出血、气胸及急性胆管炎等并发症，主要并发症是胆汁性腹膜炎和腹腔内出血。

6. 电子计算机 X 射线断层扫描（CT）

胆结石在 CT 检查中，可表现为高、中或低密度，为单发或多发，高密度结石多为胆色素结石，CT 值 50 Hu 以上，低密度结石多为胆固醇结石，CT 值在 40 Hu 以下。胆管结石可有胆管内异常密度的占位显示，有胆管扩张。

7. 超声内镜（EUS）

EUS 检查是将微型高频超声探头安置在内镜前端，是一种很有价值的非介入性诊断手段，采用微细超声探头，能通过普通胃镜活检孔插入到十二指肠乳头开口及胆总管或胰管内进行管腔内超声内镜检查。EUS 在胆总管结石诊断方面，不论胆管是否扩张，不论结石大小，都明显优于 B 超和 CT，尤其是小结石的诊断，而比 ERCP 更少侵袭性，更安全。

8. 术中或术后直接胆道造影

胆道手术中可用胆囊穿刺法、经胆囊管插管法、胆总管穿刺法，可经胆囊管或直接穿刺胆总管，注入造影剂，显示肝内、肝外胆管影像，可显示胆管有无结石影及胆管有无狭窄，以决定是否需要探查胆总管。若术前未行 ERCP 或 PTC，则术中胆道造影很有必要。术毕在拔除 T 形管前，行 T 管逆行胆道造影，可了解胆道有无残余结石影及有无狭窄或梗阻。术中胆道造影的价值在于造影正常可避免不必要的胆总管切开，减少胆道残余结石率，正确判断胆道解剖关系，避免胆道损伤。

9. 胆道镜

在胆道手术中，从探查胆总管的切口处插入胆道镜，观察胆总管下端有无结石等，可了解胆总管下端出口的方位及形态，将胆道镜向上导入肝内，观察肝内胆管有无结石等情况。术后可经 T 管或皮下空肠盲袢等插入胆道镜观察胆管内有无狭窄、梗阻或残余结石等情况。胆道镜在诊断方面的优点是能够直视胆管内部真实面貌，并对可疑病灶取活体组织以行病理确诊。

（三）实验室检查

当胆石症患者有胆道梗阻及并发胆道感染时，则胆红素代谢、血清酶学、肝功能等表现为异常。一般出现血白细胞计数、胆红素升高，常伴一过性 ALT、AST 升高，AKP、γ-GT 亦升高，若并发急性胰腺炎时，血、尿淀粉酶可升高。

（四）诊断依据

部分胆囊结石患者可无症状，在体检 B 超时被发现系胆囊结石而做出诊断。而部分患者有上腹痛，结合 B 超或 CT 可做出诊断。因胆总管结石诊断较为困难，B 超或 CT 诊断的敏感性较低，若行 MRCP 或 EUS 可明确诊断。疑胆总管结石并有感染者，可行 ERCP 以明确诊断并治疗。

三、鉴别诊断

1. 先天性胆总管扩张

由于胆总管扩张、胆管远端狭窄并继发感染，可有右上腹疼痛、恶心呕吐、黄疸、发热等，与胆石症相似，行 B 超检查易做出鉴别诊断；通过 ERCP 术，可显示出扩张的胆总管。

2. 急性胰腺炎

有上腹部疼痛，伴恶心呕吐或黄疸，症状有时类似胆石症。本病可有血、尿淀粉酶升高，行 B 超检查有助于鉴别诊断。

3. 消化性溃疡并穿孔

胃、十二指肠溃疡穿孔的早期症状可类似于胆石症，表现为右上腹部剧烈疼痛，其腹痛范围较大，行腹部平片和腹腔穿刺术有助于明确诊断。

4. 急性肠梗阻

可有腹痛、恶心、呕吐或大便秘结，可与胆石症相鉴别。但急性肠梗阻有腹胀、肠鸣音高调或气过水音，腹部 X 线平面可见肠管积气及气液平面。

5. 肝脓肿

可有右肝区痛、发热及消化道症状，可类似胆石症。但肝脓肿的发热及寒战较为突出，有比较明显的全身消耗症状，B 超检查有助予鉴别诊断。

6. 胆道蛔虫症

常表现为突然发作的上腹部剧烈绞痛，可伴有钻顶感，间歇期可不痛，腹部柔软而疼痛不明显。

7. 右侧肾结石

常表现为肾绞痛，疼痛常自腰部或腹部开始，向大腿内侧或外生殖器放射，伴有排尿困难及血尿等症状，B 超检查有助于鉴别诊断。

8. 高位急性阑尾炎

右上腹疼痛或伴恶心、呕吐、发热。但高位阑尾炎的腹痛可能先始于上腹或中腹，右下腹也常有压痛，B 超检查有助于鉴别诊断。

9. 胰头癌、胆管癌及壶腹周围癌

以梗阻性黄疸为主要表现，黄疸呈进行性，超声显示无回声，CT、MRCP、ERCP 等可显示为胆管局部受浸润而狭窄。

10. 黄疸型肝炎

胆石症合并感染时多数病例有黄疸及谷丙酸转氨酶升高，在起病初期，尤其是在肝炎的病原学诊断未确立之前及病因未明的肝炎，临床上易与黄疸型肝炎相混淆，通过肝炎的有关病原学检验，B 超检查等有助于鉴别诊断。

11. 急性心肌梗死

其疼痛有时可放射至右上腹或中上腹，血液检查有心肌酶潜的升高，心电图检查见异常 Q 波，ST 段抬高、T 波倒置等有助于鉴别诊断。

四、治疗

（一）消炎利胆，解痉对症治疗

胆石症合并急性炎症时应卧床休息，禁食，必要时胃肠减压，静脉输液，补充维生素及电解质等。腹痛剧烈可用解痉止痛剂如硝酸甘油、阿托品或哌替啶等，一般禁用吗啡，它可使 Oddi 括约肌痉挛而增加胆管内的压力。消炎药可用头孢类、甲硝唑、奥硝唑等，可视血或胆汁培养及药物敏感试验情况应用抗生素。

若胆道无明显梗阻，可用分泌性利胆药，如茴三硫（国嘉胆维他）25 mg，3 次 /d，可促进胆汁分泌增多。

（二）胆结石的非手术疗法

1. 口服药物溶石疗法

口服药物溶石并不能溶解所有的结石，对胆固醇结石有效，溶石治疗的药物有鹅去氧胆酸及其衍生物熊去氧胆酸。适应证为：①胆囊结石直径在 15 mm 以下。②胆囊结石为含钙较少的 X 线可透过的胆固醇结石。③胆囊管通畅，胆囊功能良好。④患者肝脏功能正常。⑤无妊娠；老年或其他疾病不能耐受手术的患者。禁忌证为胆结石伴有明显的胆绞痛、发热与黄疸等临床表现的患者，胆囊功能异常者，妊娠患者。

（1）鹅去氧胆酸（CDCA）：口服鹅去氧胆酸后，胆汁酸池可扩大，肝脏分泌胆固醇减少，胆囊内胆汁中胆固醇转为非饱和状态，使胆囊内胆固醇结石有可能得到溶解或消失。但该药对肝脏有一定的毒性反应，如谷丙转氨酶可升高，可有腹泻。常用剂量为每日 10 ~ 15 mg/kg，分 3 ~ 4 次，于日间及睡前服用。

（2）熊去氧胆酸（UDCA）：口服熊去氧胆酸使胆汁中胆汁酸组分变化，可抑制 HMG-CoA 还原酶的活性，使胆固醇分泌减少，还可使胆固醇与卵磷脂耦合形成多层的微脂粒，以液晶相方式溶解胆固醇，其溶解胆固醇能力较强。其溶石作用强于鹅去氧胆酸，不良反应少于鹅去氧胆酸。常用剂量为每日 8 ~ 13 mg/kg，分 3 ~ 4 次，予日间及睡前服用。

（3）乐活可：口服乐活可后，胆汁中胆固醇饱和指数下降，利于胆固醇结石溶解，也可抑制 HMG-CoA 还原酶的活性，其单独应用效果欠佳，若与鹅去氧胆酸或熊去氧胆酸合用，则有较好效果。

（4）他汀类：为 HMG-CoA 还原酶抑制剂，可抑制胆固醇的合成，对胆固醇结石有溶解作用。可用洛伐他汀 20 mg，1 ~ 2 次 /d；普伐他汀 20 mg，1 ~ 2 次 /d；辛伐他汀 10 ~ 40 mg，1 ~ 2 次 /d；氟伐他汀 20 ~ 40 mg，1 ~ 2 次 /d。不良反应有胃肠道症状、失眠、皮疹和转氨酶增高等。

治疗期间每半年做 B 超或口服胆囊造影 1 次，以了解结石的溶解情况。由于此种溶石治疗的药物有一定的不良反应，服药时间长，如停药后 3 个月，胆汁中胆固醇又将重新变为过饱和状态，结石可复发；若结石溶解后突然停药，约 50% 患者的结石可复发。一般 6 个月至 4 年可有复发。

2. 直接接触溶石法

将溶石治疗的药物直接注入结石局部，行灌注治疗溶石。常采用的有经皮经肝胆管插管或经肝胆囊插管方法、经鼻胆管灌注治疗、经 T 形管灌注治疗，可用于胆管结石。

最早使用的药物有胆酸钠、肝素、乙醚、氯仿等，因不良反应大而未广泛应用，目前采用的溶石药物因胆固醇结石及胆色素结石的成分不同而有以下几种。

（1）可溶解胆固醇结石的药物。

①单辛酸甘油酯：主要用于胆管残余结石的治疗，溶石较慢，需数天到数周，主要不良反应为腹痛、恶心、呕吐或腹泻等。

②甲基叔丁醚（MTBE）：快速的胆固醇溶解剂，溶石能力较单辛酸甘油酯强。MTBE 有较多不良反应：进入十二指肠可引起十二指肠炎、溃疡或出血；进入血液可引起全身毒性，如嗜睡、恶心、呕吐等，重者可有低血压、溶血、肾功能损害等。甲基叔丁醚可使橡胶制品或导管溶解或软化，故不用橡胶类管。

③丙酸乙酯：丙酸乙酯对肠黏膜的毒性小于甲基叔丁醚，溶石效果优于甲基叔丁醚。

（2）可溶解胆色素结石的药物。

①二甲基亚砜：是胆色素结石的主要溶解剂，未发现明显不良反应。

②依地酸二钠（EDTA）复合溶液：依地酸二钠能结合胆色素结石中的钙镁等多种金属离子，与胆红素结石形成可溶性复合物，分解胆石中的糖蛋白网状物质，使胆色素结石崩解，对人体无明显毒性，胃肠道只吸收微量，若长期使用可影响微量元素的吸收，常与胆酸、肝素等配合使用。

此类溶石治疗的药物均为溶液，系直接通过各种导管（如 PTCD 导管，T 管等）灌注而进入胆道系统，起溶石作用，不能口服，其效果不尽相同。

（三）胆结石的碎石治疗术

1. 体外冲击波震波碎石（ESWL）

ESWL 方法治疗胆囊结石的主要适应证为胆囊内胆固醇结石，口服胆囊造影显示为阴性结石，结石直径在 12 ~ 15 mm 者不超过 3 枚，直径在 25 mm 以下者仅 1 枚，胆囊收缩功能正常，通过此法，可使胆囊结石粉碎而排出。其禁忌证为胆囊造影阳性结石，胆囊萎缩、壁厚，胆囊急性炎症，胆囊畸形等使结石不易定位，严重的心、肺、肝、肾等疾病，有妊娠的患者。

ESWL 方法治疗胆管结石的主要适应证为胆管结石手术后残留结石或胆管结石引起腹痛、黄疸等，B 超等检查有胆管结石并予定位；其禁忌证为胆管结石充满，胆管急性炎症，胆管狭窄或畸形。

2. 体内碎石

应用胆道镜，十二指肠镜置管溶石或碎石。

（1）内镜下机械碎石术：通过内镜活检孔插入碎石器，在 X 线下，注意将碎石网篮通过结石处后，打开网篮套住结石，经手柄操作，使网篮夹碎结石并拉出。其适应证为肝外胆管残留或复发性结石，患者胆囊切除不带有 T 管；胆管残留结石，患者胆囊切除术后带有 T 管，T 管窦道未成或 T 管取石失败者；胆管结石患者，胆囊未切除，老年患者、外科手术高危人群，结石伴乳头嵌顿等。机械碎石时，应避免在胰腺段胆管内碎石，而应在胆总管中段进行。

（2）液电碎石术：胆道镜见结石后，在 X 线观察下，使电极接触结石，通过孔道应用盐水使胆道充满，调节碎石机功率使结石碎开。

（3）激光碎石术：胆道镜见较大结石，通过钳口使激光光导纤维对准结石发射使结石碎裂。

（四）胆总管结石的内镜下取石

胆总管结石的内镜下取石包含内镜下十二指肠乳头括约肌切开取石术（EST），内镜下乳头气囊扩张术（EPBD），内镜下鼻胆管引流术（ENBD）。

禁忌证为患者全身状况极差，心、肺、肝、肾及脑部病变或功能衰竭；食管、贲门、幽门或十二指肠球部狭窄，十二指肠镜难以通过者；有严重凝血机制障碍或出血性疾病患者。

EST 是将十二指肠镜插入并观察患者十二指肠乳头及开口，经此插入导管注入造影剂，在 X 线透视下观察胰管、胆管及胆囊显影并拍片，以确定胆总管结石的大小、数量、部位和胆管狭窄程度等，进行十二指肠乳头括约肌切开术。插入乳头切开刀，将切开刀自乳头开口处沿胆总管方向插入并切开乳头，切开后，观察有无胆汁流出，有无结石排出。< 1 cm 的结石可能自行排出，也可用 EPBD 气囊取出；< 1.5 cm 的结石，应用碎石网篮夹碎结石并拉出；> 1.5 cm 的结石，在机械碎石后，应用碎石网篮或气囊取出结石；胆总管的巨大结石，若机械碎石遇到困难，可用 ENBD，行体外冲击波震波碎石，再用取石术。

EPBD 是十二指肠镜进入十二指肠后经乳头向胆总管内插入柱状气囊导管，使气囊充盈，以一定的压力扩张胆总管下段及 Oddi 括约肌，再应用碎石、取石术将胆总管内结石取出。

ENBD 是通过十二指肠镜，将鼻胆管置入胆管适当部位，从患者一侧鼻腔引出，使胆管阻塞处或病变部位胆汁引流至体外的内镜下治疗术。

（五）经皮经肝胆道镜取石（PTCS）

PTCS 是指通过经皮肝穿胆道引流术（PTCD）所形成的窦道，插入胆道镜进行取石治疗的技术。

适应证为上部胆管或胆管末端狭窄，胆总管结石，肝内胆管结石，乳头周围憩室。

禁忌证为化脓性胆管炎，高度黄疸，严重心、肝、肾机能衰竭和大量腹水者，严重凝血机制障碍或出血性疾病患者。经皮经肝胆道镜取石术结石取净率达 80%，严重的胆管狭窄是影响治疗效果的主要因素。

（六）经皮经肝胆囊镜取石

经皮经肝胆囊镜检查（PTCCS）是先在 B 超引导下行经皮经肝胆囊穿刺置管造影、引流术，待瘘道形成，可行胆囊胆道镜检查及取石治疗。

（七）T 管取石术

包含 X 线下经 T 管窦道取石及 T 管胆道镜取石术。行 T 管造影，了解结石的部位、大小、形状与数量，在 X 线监视下，经 T 形管插入导丝，拔出 T 形管，再经导丝插入取石网篮。张开网篮，网住结石后收紧网篮，取出结石，再放置 T 形管进行引流。禁忌证：T 形管道过长、过于弯曲或胆道急性炎症，严重心、肝、肾机能衰竭和大量腹水患者，严重凝血机制障碍或出血性疾病患者。

（八）手术疗法

外科治疗可依患者结石部位不同而采用不同术式。

第四节　胆管癌

一、概述

胆管癌系指发生在左、右肝管至胆总管下端的肝外胆管癌。胆管癌的发病西方国家为 2/10 万，国内 40 所医院的 1 089 例肝外胆管癌中胆囊癌为 272 例（24.8%），胆管癌 826 例（75.2%），而胆管癌中 58.4% 为高位胆管癌。高位胆管癌占肝外胆管癌的 58.4% ~ 75.0%。

二、病理

1. 按形态分

胆管癌依据肿瘤大致形态可分四型。

（1）硬化型：临床最为常见，硬化型癌沿胆管浸润，致使胆管壁增厚，并向管外浸润，形成纤维性硬块。肿瘤有明显的向胆管周围组织、神经淋巴间隙、血管、肝实质浸润趋向，当肿瘤阻塞管腔时，周围组织与肝实质往往已经受累，切除时应考虑同时做肝切除。

（2）结节型：瘤体小呈局限结节样生长凸入管腔，多见于中部胆管，癌的生长有局限化趋势，切除率高。

（3）乳头型：较少见，胆管黏膜肿物呈息肉样突出至管腔内，此型较少向周围组织与肝实质浸润，如能早期切除成功率高。

（4）弥散型：沿胆管壁广泛浸润，管壁增厚，管腔狭窄，管周结缔组织有明显炎症反应，与硬化性胆管炎难以鉴别。此型多见于溃疡性结肠炎患者，一般无治愈机会。

2. 按部位分

按肿瘤在肝外胆管的部位分为四种。

（1）高位胆管癌：也称肝门胆管癌肿瘤来自肝总管，左、右肝管，我国肝门胆管癌占胆管癌的 58% ~ 75%。

（2）中部胆管癌：肿瘤位于胆囊管入口至十二指肠上缘的胆总管内，占 22.6%。

（3）下部胆管癌：十二指肠上缘以下至壶腹部以上的胆管肿瘤，占 19.6%。

（4）弥漫型胆管癌：为广泛浸润的胆管瘤，难以确定肿瘤起始部位，难以切除，预后不佳。

3. 其他

肝门胆管癌，Bismulh（1998）将其分为四型。

（1）Ⅰ型：肿瘤位于总肝管。

（2）Ⅱ型：肿瘤位于左、右肝管联合分叉部。

（3）Ⅲa型：汇合部累及右肝管。

（4）Ⅲb型：汇合部累及左肝管。Ⅲ型汇合部同时累及左右两侧肝管。

三、诊断

（一）临床表现

根据病程可分为黄疸前期和黄疸期。

1. 黄疸前期

出现黄疸前 80% 的患者有上腹不适，食欲缺乏，体重下降，此组症状称 MAL 综合征，是胆管癌的前期症状。肝管分叉以上肿瘤初期仅侵犯一侧肝管，上腹轻痛，无黄疸，血胆红素不高，一侧肝大，CT、B 超显示一侧肝内胆管扩张。

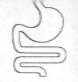

2. 黄疸期

除乳头状癌可间歇性黄疸外，一般均为进行性加重，即大便白、瘙痒、尿色深、体重明显下降。

（二）相关检查

1. 超声检查

B超、彩色多普勒和内镜腔内超声三种联合应用可确定肿瘤的部位、大小，提示肿瘤沿胆管浸润的程度及与肝动脉、门静脉的关系，除外肝转移灶的存在。

2. CT/MRI

CT不比联合超声优越，可显示肝萎缩或代偿性增大的情况，MRI与CT有相同的效果。

3. MRCP

MRCP能显示病变部位，特别是对高位胆管癌肝内脾管受累情况有特殊的功效，特点为无创伤。

4. PTC/ERCP

PTC可提供肝内胆管扩张，肝外胆管及胆囊完全萎缩的特异图像，汇合部完全梗阻时，需多单元胆管穿刺造影才能显示肿瘤上部扩张的全貌。ERCP对于诊断壶腹周围的癌变价值较大，对完全梗阻的胆管癌只能显示肿瘤下端影像。

5. PTBD

常规PTBD降低胆红素，从而降低并发症与死亡率的论点，未得到临床前瞻性研究的证实。3周引流不足以使胆红素降至正常。

四、治疗

胆管癌特别是高位胆管癌预后差，下部胆管癌和中部胆管癌向下浸润时手术方法同胰头癌。胆管癌对化疗、放疗并不敏感，外科仍是治疗该病的最有效手段，术式有手术切除术、旁路内引流术、置管术。

1. 切除术

除有恶病质，严重腹腔积液以及肝肾功能、凝血功能严重障碍，肿瘤广泛转移者外，均应手术。一般认为对高位胆管癌手术方式以肿瘤局部切除，加肝叶切除。做肝管空肠吻合，对Ⅲ、Ⅳ型患者，可考虑半肝切除。

2. 旁路内引流术

高位胆管癌，尤其是分化较好的硬化性胆管腺癌，具有生长慢、转移晚的特点。多数患者并非死于癌肿的广泛转移，而是死于肝胆管梗阻所引起的化脓性胆管炎和（或）继发的肝脓肿。如能解除梗阻则可以有较长生存期。对肿瘤来源于一侧肝管，患侧半肝长期梗阻而致萎缩，而对侧肝增生肥大者，单独引流代偿侧肝管即可。目前临床上多采用经肝圆韧带径路显露第3段胆管方法，简单易行，是一种理想的暴露肝内胆管的方式，文献报道成功率达80%。起源于左肝管的高位胆管癌需引流右侧肝内胆管，经胆囊床穿刺切开右侧肝内胆管与胆囊形成内瘘，然后再做胆囊空肠吻合。肝内胆管空肠吻合内引流原则是：①术前应行MRCP或PTC以了解阻塞部位、范围及左、右肝管交叉情况。②寻找梗阻以上近端扩张的正常胆管，尽量远离肿瘤。③胆肠黏膜对黏膜吻合，必要时可置支架管。④引流空肠要有足够长度，以免逆行胆道感染。⑤肝管空肠吻合口不要有张力。

3. 胆道置管引流术

年龄过大，营养状态不良，A/G倒置，凝血酶原时间延长及有深度黄疸者伤口愈合能力差，显露肝内胆管时切开肝实质难以止血且术后有发生胆肠吻口漏的危险。此类患者宜采用手术创伤较小的胆道置管引流术，采用U管、T管或Smith广泛引流方法将肝门部胆管肿瘤的阻塞部扩张后，分别向左、右肝管或一侧肝管置入导管，导管远端置于胆总管内，缝合胆总管切口。平均生存期为8.1～11个月。

4. PTC或内镜置管引流术

高位胆管癌采用内镜技术内置管难度甚大，成功率很低，经PTC外置管仅可暂时起到部分胆管减压作用，且可致胆管感染、败血症、胆道出血、肝脓肿、导管脱落等并发症，一般用于晚期不宜手术探查的患者。最长 5 年生存率为 35% ~ 44%（Pinson 切除 25 例），平均生存 8.1 ~ 11 年。

第五节　胆囊癌

一、概述

肿囊癌的人口发病率，美国 2.5 万 /10 万，中国 5.3/10 万，占消化道肿瘤的 3%，恶性肿瘤的 1%。胆囊癌女性发病率高，男女之比约 1 ：（2 ~ 5）。高发年龄为 50 ~ 70 岁，50 岁以上人群的发病率为 5% ~ 9%，而低于 50 岁者仅 0.3% ~ 0.7%；50 岁以上患者占胆囊癌总数的 83.3%。

胆囊癌的确切原因不详。其危险因素有：①胆囊结石和胆囊炎：胆囊癌常和胆结石和胆囊炎同时并存，并存率达 54.3% ~ 96.9%；单发大结石尤其危险，结石的直径 > 3 cm 时，致癌的危险性较对照组高 10 倍。②胆囊腺瘤：是公认的癌前病变，癌变率达 10%；其中乳头状腺瘤高达 36%。③胆囊息肉样病变的癌变尚有争议，新近报道腺体增生症亦可以癌变。④胆总管囊肿和胰胆管汇合异常（APBDJ）。⑤其他：环境中的致癌物质、雌激素、伤寒携带者、胆囊造瘘术后等。

二、病理

肿瘤组织分型以腺癌为最常见，占 71.1% ~ 90%，鳞状细胞癌约 10%，肉瘤、类癌等罕见。浸润型（或硬化型）腺癌最多见，约占腺癌的 70%，它是由柱状上皮细胞组成，含有多量纤维组织，质地较硬。早期表现为一局限性硬结，有时可误诊为慢性胆囊炎。癌肿位于胆囊颈部时，可使胆囊阻塞；位于胆囊体部时，可使胆囊呈葫芦样变形。晚期可使胆囊内腔完全闭塞，成为一实质性肿瘤。乳头状腺癌约占 20%，其中有些病例是在乳头状腺瘤或息肉恶变的基础上形成的这种肿瘤可向胆囊腔内生长，质较软，肿瘤表面易发生坏死、溃疡、胆囊胀大，囊壁变薄，类似胆囊积脓或胆囊积水。

黏液型（或胶质型）腺癌约占 8%。胆囊壁往往有广泛的浸润，肿瘤软而呈胶状，易形成溃疡，较容易溃破，导致胆囊穿孔。肿瘤细胞内含有大量假黏液蛋白，使细胞核处于细胞的边缘，呈指环状。

鳞状细胞癌不多见，常可浸润整个胆囊壁。由多边形细胞排列成鱼鳞状，细胞与细胞之间常有明显的细胞间桥，有核分裂，并常有角化形成。从组织学上看，胆囊鳞状细胞癌往往是在腺上皮的鳞状上皮化生的基础上形成的。

胆囊癌的恶性度高，发展较快，转移早。从解剖学看，胆囊与肝脏紧密相连，胆囊壁具有丰富的淋巴管，有利于肿瘤早期向肝脏及肝门部淋巴结扩散。早期胆囊癌可浸润至肝缘，再经门静脉系统，在肝内广泛转移。也可以很早转移到胆囊颈部、肝门、胃小弯或胰十二指肠等处的淋巴结。晚期则可发生远处转移。胆囊癌还常侵犯胆总管，引起阻塞性黄疸，如黄疸出现，说明病情已发展至晚期，一般手术切除的可能性小，预后差。

三、临床分期

按肿瘤侵犯胆囊壁的程度及扩散的范围分为以下几种：

Ⅰ 期：局限于胆囊黏膜，即原位癌。

Ⅱ 期：侵及胆囊肌层。

Ⅲ 期：侵及胆囊全层。

Ⅳ 期：侵及胆囊全层，伴有淋巴结转移。

Ⅴ 期：肝脏局部侵犯或其他邻近脏器转移。

四、诊断

（一）临床表现

胆囊癌发病隐匿，症状不典型，加之伴有胆石症、胆囊炎，常常被医患忽视，就诊时多属中晚期。

胆囊癌病程 10 d ～ 11 年，平均 4.3 个月。

1. 症状

（1）上腹胀痛，最常见，多为持续性胀痛，可伴有右肩背部的疼痛。

（2）黄疸占 33.3%。

（3）消化道症状，如厌食、恶心、厌油等。部分患者可有腹泻。

（4）消瘦，乏力，倦怠，发热，甚者高热。

（5）上腹肿物：为肿大的胆囊。

（6）侵犯邻近脏器和转移所致的相应症状。

2. 体征

（1）右上腹肿物。

（2）黄疸。

（3）其他：腹水，皮下出血点，腹壁静脉曲张等。

（二）相关检查

胆囊癌虽临床表现无特异性，但随着现代 B 超、CT、MRI 等影像学、细胞生物学及内镜诊断技术等的进展，胆囊癌的术前诊断率已明显提高（约 80%）。

1. B 超检查

（1）结节肿块型：常与胆囊息肉相混淆，基底宽，直径 > 1 cm，恶性可能性大，肿瘤后期可充满胆囊腔。

（2）囊壁增厚型：表现为囊壁的不均质增厚，局部僵硬，囊腔可变小，正常胆囊壁厚不超过 3 mm，慢性胆囊炎时可超过 5 mm，但非癌性增厚多为均匀一致，而不是局限性增厚。

（3）广泛浸润型：癌肿累及肝胆管可致肝内胆管扩张等胆道梗阻的征象，淋巴转移至胆囊管上下，胰十二指肠上、后方，可表现为孤立或融合成团的低回声团。

2. CT、MRI 断层扫描

CT、MRI 主要用于评价胆囊癌的侵犯范围，如肝脏及其他邻近脏器受累及淋巴转移情况。CT 对胆囊癌术前的诊断率为 60% ～ 74%。MRI 对 B 超、CT 有补充诊断价值，肿瘤原发灶与胆囊外转移灶在 T_1 加权像表现为低强度，在 T_2 加权像表现为高强度，有利于判断肿瘤侵犯的范围。

3. X 线胆系造影

口服或静脉胆囊胆道造影虽然简单易行，但对于早期诊断意义不大。ERCP、PTC 经皮经肝胆囊双重造影和内镜进行胆囊薄层造影，可提高胆管和胆囊的显影率，影像满意，有利于胆囊癌的诊断。其影像学表现为以下三种。

（1）胆囊管显影良好，多为早期病变，典型病例可见胆囊充盈缺损或与囊壁相连，基底较宽的隆起病变。

（2）胆囊不显影，多属中晚期病变。

（3）胆囊不显影并肝内或肝外胆管狭窄，充盈缺损及梗阻上方肝胆管扩张已是晚期征象。

4. 肿瘤的细胞生物学检查

收取胆囊胆汁进行脱落细胞学检查的方法主要是经十二指肠镜进行插管至胆道行十二指肠引流，阳性诊断率为 40% ～ 60%。在腹腔镜引导下胆囊穿刺及经皮经肝胆囊穿刺不仅可以引流胆囊内胆汁行脱落细胞学检查，胆汁 CEA 测定，甚至可以留置引流管反复多次地收取胆汁以提高诊断率。

除了脱落细胞学检查外，临床通常用 B 超或 CT 引导下的针吸细胞学或组织学检查，阳性诊断率可达到 80% ～ 90%。

用于胆囊癌诊断的肿瘤标记物除了 CEA 外，还有 CA19-9、CA50、YH206，检测物可来自血清、瘤组织及胆囊胆汁。

五、鉴别诊断

1. 慢性胆囊炎、胆囊结石症

临床确诊慢性胆囊炎、胆囊结石症并不困难，但对某些病例鉴别主要取决于病理组织学检查。

2. 原发性肝癌

胆囊癌，特别是伴有肝脏转移时，常易误诊为肝癌。肝癌的特点是：①有肝炎或长期肝病史而无相应的胆囊或胆道病史。②年龄上肝癌组相应低于胆囊癌组。③对 AFP 阴性的原发性肝癌可采用其他肝癌标志物和 B 超、CT、选择性肝动脉造影、MRI 等检查。

目前临床诊断的正确率已达到 95%，因此两者鉴别并无困难。

六、治疗

随着对胆囊癌的发生、发展、转移规律等生物学特性的不断深入研究，手术方法、适应证、根治范围等也逐渐趋于合理，疗效明显提高。

1. 单纯胆囊切除

适用于病变局限于黏膜的早期胆囊癌无须清扫淋巴结。但这一类型的早期病例术前几乎无法诊断，术中也很难发现，多在术后病理切片时才得以证实。

2. 扩大胆囊切除术

指同时楔形切除胆囊床的肝组织和区域淋巴结清扫，适用于病变已超过黏膜但未及浆膜的早期病例。胆囊癌累及肝脏在 1 cm 以内行局部肝切除，1 ~ 2 cm 行第五段肝切除，超过 2 cm 时应行右半肝切除。临床观察已侵及黏膜下、尚未累及浆膜的一组病例，行扩大胆囊切除术后病理证实区域淋巴结转移为 45%，肝脏受累 27%。Ogura 复习 1 686 例胆囊癌的资料表明胆囊原位癌和已侵犯肌层者，根治术后 1 年生存率分别为 82% 和 72.5%。

3. 邻近脏器部分切除

根据病变侵犯周围脏器状况分别或联合切除肝十二指肠韧带淋巴结、胰十二指肠、肝中叶或结肠肝曲等。

4. 姑息性手术

适用于晚期病变广泛、年老、体衰并胆道梗阻或急性胆囊炎、胆管炎无法行根治术的病例。可根据病情行经皮经肝内置管外引流或内引流术。以求缓解症状、延长生存期。

5. 术中、术后放射治疗胆囊癌

胆囊癌术后常有局部复发，晚期病例难以根治，因此近年来有报道应用术中放疗可提高疗效。

由于早期胆囊癌术前诊断率低，术中也只有少数病例明确诊断，不少病例需在胆囊切除术后病理检查时才发现。为提高早期胆囊癌的疗效，有些学者主张术后病理发现肿瘤已侵入黏膜下肌层或浆膜者应再次开腹行根治性手术。胆囊结石、胆囊息肉样病与胆囊癌的密切关系已被公认，早期胆囊癌与结石或息肉并存时，常被结石或息肉掩盖，诊断十分困难。从消除胆囊癌可能的发病因素和早期治疗、改善预后的观点考虑，下列情况应行胆囊切除或定期随访：①长期反复发作有症状的胆囊结石病。尤其年龄超过 50 岁或伴有胆囊壁局部或普遍增厚者应及时手术。无症状的结石应定期随访，B 超复查。②直径 > 10 mm 的息肉样病变或虽 < 10 mm，但若单发、不规则、基底宽者原则上应行手术。< 10 mm 有蒂无症状或多发息肉也应定期随访、B 超复查。③长期慢性胆囊炎所致胆囊壁钙化形成"瓷胆囊"，恶变率高，应切除胆囊。④因胆囊造瘘后恶变机会较多，曾行胆囊造瘘仍有慢性胆囊炎症状者应再手术切除胆囊。

无论何种原因行胆囊切除，切下胆囊后应常规剖开胆囊标本检查，发现可疑病变即时冰冻切片。术后标本常规病理检查，以便及时发现和合理治疗胆囊癌。

参考文献

［1］叶丽萍，毛鑫礼，何必立，等. 消化内镜诊疗并发症的处理［M］. 北京：科学出版社，2018.

［2］王天宝，尉秀清，崔言刚，等. 实用胃肠恶性肿瘤诊疗学［M］. 广州：广东科学技术出版社，
2016.

［3］典晓东，邓长生. 老年胃肠病学［M］. 北京：人民卫生出版社，2017.

［4］贾玫，王雪梅. 消化系统疾病［M］. 北京：北京科学技术出版社，2014.

［5］林三仁. 消化内科学高级教程［M］. 北京：人民军医出版社，2016.

［6］李益农，陆星华. 消化内镜学［M］. 北京：科学技术出版社，2014.

［7］姚礼庆，徐关东. 实用消化内镜手术学［M］. 武汉：华中科技大学出版社，2013.

［8］戈之铮，刘文忠. 消化道出血的诊断和处理［M］. 北京：人民卫生出版社，2014.

［9］安阿玥. 肛肠病学［M］. 北京：人民卫生出版社，2015.

［10］贾玫，王雪梅. 消化系统疾病［M］. 北京：北京科学技术出版社，2014.

［11］叶丽萍，张金顺. 消化内镜新技术治疗图谱［M］. 北京：科学出版社，2016.

［12］陈筱菲，黄智铭. 消化系统疾病的检验诊断［M］. 北京：人民卫生出版社，2016.

［13］李荣宽，陈骏，王迎春. 消化内科处方分析与合理用药［M］. 北京：军事医学科学出版社，
2014.

［14］刘晓政. 新编临床消化内科疾病诊疗精要［M］. 西安：西安交通大学出版社，2014.

［15］郑嘉岗，许树长，徐雷鸣. 消化内镜工程技术与临床应用［M］. 上海：科学技术出版社，
2015.

［16］张俊勇. 消化系统疾病临床诊疗学［M］. 上海：科学技术文献出版社，2013.

［17］高峰玉，解祥军，陈宏辉，等. 实用临床胃肠病学［M］. 北京：军事医学科学出版社，
2015.

［18］王云祥，王锡山. 胃肠肝胰肿瘤淋巴系统解剖与临床［M］. 北京：人民卫生出版社，2015.

［19］辛维栋. 临床常见肝胆疾病诊治与护理［M］. 青岛：中国海洋大学出版社，2015.

［20］孙忠人，赵旭，谷慧敏. 实用肝胆病临床手册［M］. 北京：中国中医药出版社，2015.